Aigner, Wanka, Hoffelner, Zell (Hg.)

Erste Hilfe und Notfallmanagement

Alexander Aigner
Sophie-Theres Wanka
Alexander Hoffelner
Walter Zell (Hg.)

Erste Hilfe und Notfallmanagement

Ein Lehrbuch für Gesundheits- und Krankenpflegeberufe

4., vollständig überarbeitete und erweiterte Auflage

facultas

Eine geschlechtergerechte Schreibweise wird in diesem Buch vorwiegend durch die Verwendung der Schreibung mit Stern * realisiert.

Bibliografische Information Der Deutschen Nationalbibliothek

Die Deutsche Nationalbibliothek verzeichnet diese Publikation in der Deutschen Nationalbibliografie; detaillierte bibliografische Daten sind im Internet über http://dnb.d-nb.de abrufbar.

facultas Verlag, Wien, Österreich
Umschlagfoto: © AnnaFrajtova, istockphoto.com
Lektorat: Sabine Schlüter
Satz und Abbildungen: Florian Spielauer
Druck: Finidr
Printed in the EU
ISBN 978-3-7089-2364-2
E-ISBN 978-3-99111-852-7

Inhalt

5. Kapitel: Akuter Brustschmerz 68

6. Kapitel: Akute Atemnot 78

7. Kapitel: Akutes Abdomen 88

8. Kapitel: Traumatologische Notfälle 96

9. Kapitel: Neurologische Notfälle 107

Danksagung

Wir bedanken uns bei Herrn Mag. Andreas Ollinger für die Möglichkeit der Erweiterung und schriftlichen Darlegung dieses Lehrbuchs – vor allem, dass er uns bei diesem Projekt auf unterschiedliche Weise großartig unterstützt und sein Vertrauen geschenkt hat.

Des Weiteren bedanken wir uns bei den Kolleg*innen, die bereits die Vorauflage erstellt haben – ohne deren Expertise wäre unser roter Faden nicht entstanden. Für das tolle Foto sowie die Grafikvorbereitung und -erarbeitung bedanken wir uns bei Fabian Scherzer und Susanne Begh.

Wir bedanken uns auch bei Frau Dr.in Birgit Deutinger und Peter Ebner für die fachliche Unterstützung.

Die Danksagung gilt auch allen Unterstützer*innen und mitwirkenden Händen, die geholfen haben, dieses Buch zu verwirklichen.

Vielen lieben Dank!

Die Autoren und Herausgeber*innen

Hinweise zum Gebrauch des Buches

Wichtige Worte im Text sind **fett** gedruckt.

Fallbeispiele ...

... Merksätze ...

... und Fragen zur Überprüfung des Wissens sind orange hinterlegt.

Definitionen sind blau hinterlegt.

Think Boxen sind grün hinterlegt.

Key Facts sind violett hinterlegt.

Vorwort

Plötzlich in Not geratenen Menschen Erste Hilfe zu leisten, ist nicht nur ein humaner Akt Mitmenschen gegenüber, sondern gesetzlich festgeschriebene Pflicht. Das häufigste Motiv, sich vor dieser Pflicht zu drücken, ist nicht mangelnde menschliche Anteilnahme, sondern die Furcht, einen Fehler zu machen und damit sein Gewissen zu belasten oder sich hinterher Beschuldigungen oder gar eine Klage einzuhandeln. Der größte Fehler ist jedoch, wegzuschauen und keine Hilfe zu leisten. Tatsächlich ist die Unterlassung der Hilfe der einzige Fehler, der auch Lai*innen angelastet werden kann.

Angehörige von Gesundheitsberufen sehen sich nach Hilfeleistung im Notfall noch eher einer Kritik ausgesetzt als Lai*innen und sind daher – mit etwas Berechtigung – von der Furcht, bei der Erste-Hilfe-Leistung etwas falsch zu machen, nicht ausgenommen. Von ihnen wird erwartet, dass sie vor allem am Arbeitsplatz nicht nur bei der Routine, sondern auch im Notfall kompetent agieren, aber auch in Situationen im täglichen Leben außerhalb ihres beruflichen Bereiches.

Ersthelfer*innen diese Furcht vor Fehlern bei der Erste-Hilfe-Leistung zu nehmen, ist das Anliegen dieses Lehrbuches. Es soll die wichtigsten Zusammenhänge aufzeigen, die im Fall eines Traumas oder einer akuten Erkrankung von Bedeutung sind, und jenes Wissen vermitteln, das für eine kompetente Erste Hilfe vonnöten ist, auch wenn zunächst keine oder nur beschränkte Hilfsmittel zur Verfügung stehen.

Anderen Menschen zu helfen, wenn sie dieser Hilfe bedürfen, gibt auch den Helfer*innen einen zutiefst existenziellen Sinn. Dass Sie diese Erfahrung stets ungetrübt von Zweifeln am eigenen Handeln machen können, wünschen Ihnen

die Herausgeber*innen dieses Buches

1. Kapitel: Rechtliche Grundlagen der Ersten Hilfe

Andrej Grieb

Begriff der Ersten Hilfe

Der Begriff „Erste Hilfe“ ruft bei vielen Menschen das Bild eines Verkehrsunfalles mit einer großen Zahl an beteiligten Personen und Fahrzeugen hervor. Erste Hilfe umfasst aber die sofortigen und vorläufigen Hilfsmaßnahmen bei Gefahr für Gesundheit und Leben eines Menschen, sei es im Zuge eines Unfallgeschehens, einer Erkrankung oder einer Vergiftung. Der Begriff bezieht sich v. a. auf die Möglichkeit aller Menschen, auch ohne spezielle Ausbildung in einem Gesundheitsberuf, mit einfachen Handgriffen und Hilfsmitteln die Zeit bis zum Eintreffen speziell geschulter, notfallmedizinischer Hilfe zu überbrücken. Damit wird vielfach überhaupt erst die Chance für das Überleben geschaffen oder aufrechterhalten.

Key Facts

Erste Hilfe ist nicht nur eine moralische Verantwortung, sondern grundsätzlich für alle Menschen auch eine Rechtspflicht. Es ist daher wichtig, diese Pflicht zu erfüllen, aber auch die Grenzen zu kennen. Zum einen kann man von niemandem Unzumutbares wie Selbstaufopferung verlangen. Andererseits haben vor allem Angehörige der Gesundheitsberufe eine erhöhte Verantwortung, ihre besonderen Fähigkeiten im Rahmen des Erlernten und ihrer Befugnisse auch einzusetzen. Dabei stehen sie unter Arbeitnehmerschutz, selbst wenn die Hilfe freiwillig, z. B. im Rahmen einer Rettungsorganisation, geleistet wird. Aber auch hier ist diese Pflicht durch den Patientenwillen begrenzt.

Erste Hilfe – warum eigentlich?

Seit Jahrtausenden herrscht in Kulturen und Religionen auf der ganzen Welt das Verständnis, dass es Menschenpflicht ist, zu helfen, wo Leben und Gesundheit anderer in Gefahr sind. War Hilfe ursprünglich auf die eigene Familie, die Freunde oder das Dorf eingeschränkt, wurde später immer wieder die Idee aufgebracht, dass man jedem helfen müsse – ob Freund*in oder Feind*in. Das Gleichnis vom barmherzigen Samariter im Neuen Testament handelt davon. So gründete Henri Dunant das Rote Kreuz nach seiner schrecklichen Erfahrung bei der Schlacht von Solferino und setzte sich dafür ein, dass allen Verwundeten geholfen werde. Allerdings zeigt der Alltag, dass viele einfach vorbeigehen und wegsehen, wenn jemand in Not ist – eine Tatsache, die leider heute wie damals gilt.

In einer vom Roten Kreuz bereits vor längerer Zeit beauftragten Market-Studie gaben nur 26 % der Österreicher*innen an, sie würden „auf jeden Fall“ Erste Hilfe leisten; immerhin 32 % führten an, sie würden „eher doch“ Erste Hilfe leisten. Das Rote Kreuz selbst schätzt die realen Zahlen deutlich niedriger ein – etwa 10 % der Bevölkerung würden demnach tatsächlich helfen. Und das, obwohl heute allgemein bekannt ist, dass bei einem

Notfall gerade die ersten Minuten – und damit die Spanne bis zum Eintreffen der professionellen Rettungskräfte – über Leben und Tod entscheiden können.

Bei Angehörigen der Pflegeberufe ist die Bereitschaft, zu helfen, ohne Zweifel besonders hoch, aber auch die Erwartungshaltung diesen Personen gegenüber ist hoch: Meinen viele Menschen, man müsse helfen, wobei sie es aus den verschiedensten Motiven – seien es Angst, Unsicherheit, Nachlässigkeit oder Gleichgültigkeit – dann aber doch nicht tun, so meinen sie umso mehr, dass doch diejenigen helfen müssten, die Profis in der Patientenversorgung sind.

Diejenigen, die sich ein Herz fassen und helfen, wo Hilfe benötigt wird, werden vielleicht immer in der Minderheit sein. Umso wichtiger ist es, zu dieser Gruppe von Menschen zu gehören – sei es aus Gewissensgründen, als Vorbild oder einfach aufgrund der gesetzlichen Pflicht.

Gesetzliche Pflichten zur Erste-Hilfe-Leistung

Erste-Hilfe-Pflicht im Strafrecht

Das österreichische Strafgesetzbuch (StGB) kennt zwei Delikte – d.h. kurz gesagt: strafbare Handlungen – im Zusammenhang mit dem Unterlassen einer Erste-Hilfe-Leistung: Das **„Imstichlassen eines Verletzten“** (§ 94 StGB) und die **„Unterlassung der Hilfeleistung“** (§ 95 StGB).

Der Unterschied zwischen den beiden Delikten liegt in der Ursache für die Notsituation: Imstichlassen eines*einer Verletzten bedeutet, dass man die erforderliche Hilfe nicht leistet, obwohl man den*die Betreffende*n selbst verletzt oder sonst an der Gesundheit geschädigt hat. Hier kommt es also darauf an, dass man den schlechten Gesundheitszustand eines anderen selbst verursacht hat.

Fallbeispiel

Die Pflegekraft will einen Patienten auf der Station entsprechend der Pflegeplanung mobilisieren, der Patient erleidet dabei jedoch einen Kreislaufkollaps. Selbst wenn die Pflegekraft vor der Mobilisierung noch sorgfältig den Blutdruck gemessen hat, hat sie den Kollaps verursacht.

Die **Verursachung** bewirkt eine besondere Verpflichtung. Daher ist das Delikt mit wesentlich höheren Strafen bedroht als die Unterlassung der Hilfeleistung. Imstichlassen ist strafbar – unabhängig davon, ob die Verletzung widerrechtlich, schuldhaft oder keines von beiden war. Verletzt man also z. B. jemanden in Notwehr, so muss man trotzdem grundsätzlich Hilfe leisten; ebenso wenn die Verletzung oder Gesundheitsschädigung durch einen zulässigen medizinischen Eingriff entsteht.

Fallbeispiel

Eine demente Patientin auf der Station wird aggressiv und geht auf eine Pflegekraft los. Diese stößt die Patientin von sich weg, um diesen Angriff abzuwehren. Dabei kommt die Patientin zu Sturz und erleidet eine Platzwunde. Der Angriff ist damit abgewendet, die Patientin ist nun aber versorgungsbedürftig.

Das Delikt „Unterlassung der Hilfeleistung" (§ 95 StGB) liegt dann vor, wenn man einen „Unglücksfall" oder eine „Gemeingefahr" zwar gar nicht verursacht hat, aber die „Rettung eines Menschen aus der Gefahr des Todes oder einer beträchtlichen Körperverletzung oder Gesundheitsschädigung" **offensichtlich erforderlich** ist. Strafbar macht sich also, wer ignoriert, dass ein nicht bloß geringfügiger Schaden an Leib und Leben droht. Das heißt, es muss klar sein, dass Hilfe benötigt wird, um eine Gefahr für Leib und Leben abzuwenden.

Erste-Hilfe-Pflicht im Straßenverkehr

Die Straßenverkehrsordnung von 1960 (StVO) verpflichtet „alle Personen, deren Verhalten am Unfallort mit einem Verkehrsunfall in ursächlichem Zusammenhange steht", u. a. dazu, „sofort anzuhalten" und, wenn „Personen verletzt worden" sind, Hilfe zu leisten (§ 4 Absatz 1 und 2 StVO).

Fallbeispiel

Sitzt jemand gerade in seinem stehenden Auto und es fährt oder läuft jemand in das Auto hinein, ist der Lenker verpflichtet, alle notwendigen Maßnahmen zu treffen, die zur Vermeidung von Schäden für Personen oder Sachen zu befürchten sind. Das bedeutet nicht nur, dass der Lenker die Unfallstelle absichern muss, sondern auch, dass er die erforderlichen Einsatzorganisationen alarmieren und sich um die anderen am Unfall beteiligten Personen kümmern muss.

Wer dazu nicht fähig ist, hat „unverzüglich für fremde Hilfe zu sorgen" und die Exekutive zu verständigen (§ 4 Absatz 2 StVO).

Wenn die Unfallbeteiligten der Pflicht zur Ersten Hilfe nicht nachkommen (können), trifft die Pflicht zum Helfen auch alle Unfallzeug*innen, soweit zumutbar; ansonsten haben auch sie für fremde Hilfe zu sorgen. Die gleiche Verpflichtung sieht die Straßenverkehrsordnung für alle Personen vor, die am Unfallort (nur) die Folgen wahrnehmen, außer wenn „die eigene Hilfeleistung oder die Besorgung fremder Hilfe offensichtlich nicht mehr erforderlich ist" (§ 4 Absatz 3 StVO).

Außerdem gibt es auch eine allgemeine Pflicht, „die Herbeiholung einer Hilfe bei einem Verkehrsunfall zu ermöglichen" (§ 4 Absatz 4 StVO).

Erste-Hilfe-Pflicht im Zivilrecht

Das Zivilrecht regelt u. a. die Voraussetzungen für Schadenersatz aufgrund eines sorgfaltswidrigen Verhaltens und ist daher auch die Grundlage für die Frage der rechtlichen Verantwortung in der Ersten Hilfe.

Wie im Strafrecht sieht auch hier die Rechtsordnung vor, dass alle Menschen sich sorgfältig verhalten sollen. Daher stellt sich auch im Zivilrecht die Frage, wie sich ein sorgfältiger Mensch in einer Notsituation verhält bzw. verhalten hätte. Dabei wird zum Vergleich aber nicht auf herausragende Persönlichkeiten abgestellt, sondern auf die konkrete Person mit ihrem Wissen und ihrer Lebenserfahrung. Außerdem wird berücksichtigt, was man von einer solchen Person an Pflichtbewusstsein erwarten kann.

Ist man also fahrlässig – das meint: im Vergleich zur pflichtbewussten Person unaufmerksam – und verursacht man dadurch bei jemand anderem einen Schaden, ist man dafür grundsätzlich auch zivilrechtlich verantwortlich. Oft ergibt sich bereits daraus, dass man gegen ein Gesetz wie z. B. die StVO verstoßen hat. Aber auch hier gelten Ausnahmen wie die schon erwähnte Notwehr oder die anschließend erwähnte Grenze der Zumutbarkeit.

Grenzen der Ersten Hilfe

Zumutbarkeit

Ist eine Hilfeleistung „nicht zuzumuten", dann ist man beim „Imstichlassen" eines*einer Verletzten und der „Unterlassung der Hilfeleistung" entschuldigt. Das ist der Fall, wenn die Hilfe „nur unter der Gefahr des Todes oder einer beträchtlichen Körperverletzung oder Gesundheitsschädigung oder unter Verletzung anderer überwiegender Interessen möglich wäre" (§ 94 Absatz 3; vgl. ähnlich § 95 Absatz 2 StGB).

Fallbeispiel

Nach dem Zusammenstoß zweier Fahrzeuge steht das Fahrzeug des Unfallgegners in einer Lacke von ausgeronnenem Benzin, die brennt.

Überwiegende/andere Interessen

Durch das Gesetz wird niemand verpflichtet, sich selbst in Gefahr zu bringen, auch wenn die betreffende Person zuvor die Verletzung einer anderen Person verursacht hat. Es ist schließlich niemandem geholfen, wenn es aufgrund der Hilfeleistung noch mehr Verletzte gibt. Das setzt allerdings nicht die Pflicht zur Hilfeleistung außer Kraft, sondern beschränkt sie auf **zumutbare Maßnahmen** wie die Verständigung von Einsatzkräften, das Absichern der Unfallstelle oder vielleicht das Anleiten anderer Personen, wenn man selbst körperlich nicht in der Lage ist, alle Maßnahmen durchzuführen.

„Überwiegende" Interessen (bei der Unterlassung: „andere ins Gewicht fallende Interessen") erlauben ebenfalls, die Hilfeleistung zu unterlassen. Bei der Abwägung helfen sicherlich Menschlichkeit und gesunder Menschenverstand.

Fallbeispiel

Man kümmert sich nach dem Unfall um seine eigenen kleinen Kinder, damit diese nicht aus dem Auto steigen und auf die Straße laufen.

In der Straßenverkehrsordnung sind Zeug*innen und Passant*innen ebenfalls nur verpflichtet, die ihnen „zumutbare Hilfe" zu leisten. Eine solche Ausnahme enthält das Gesetz für den*die Unfallverursacher*in zwar nicht ausdrücklich, man kann die Unzumutbarkeit aber wohl ähnlich wie im Strafrecht argumentieren.

Der Patientenwille

Selbstbestimmungsrecht

Es gibt aber noch eine weitere sehr wesentliche Grenze der Hilfeleistung, nämlich das Selbstbestimmungsrecht des Menschen.

Der freie Wille der hilfsbedürftigen Person ist zu respektieren. Man darf daher niemanden „zwangsbeglücken", sondern soll nur dann gleich helfen, wenn die Person offenbar nicht mehr in der Lage ist, sich zu äußern. Ist eine Person, die möglicherweise Hilfe benötigt, aber noch ansprechbar, kann man leicht klären, ob sie überhaupt Hilfe benötigt oder erhalten will. Gerade aus diesem Grund wird eine Person zuerst **gezielt angesprochen** – um diesen Umstand zu klären.

Fallbeispiel

Auf einer Parkbank liegt eine Person. Dabei kann es sein, dass die Person Pause macht und daher Ruhe haben will oder dass es ihr aus irgendeinem Grund so schlecht geht, dass sie nicht mehr weiterkann.

Damit kann man einerseits erfahren, ob es einer Person körperlich schlecht geht, andererseits oft aber auch, ob die Person noch in der Lage ist, ihren eigenen Zustand richtig einzuschätzen oder nicht und ob man eventuell schon deshalb die Rettung verständigen sollte.

Andererseits darf man Hilfe aber auch nicht so missverstehen, dass man etwa zum Mittäter oder zur Mittäterin an einem Selbstmord wird. Jede Art von aktiver Sterbehilfe ist jedenfalls verboten!

In gewissen Grenzen hat aber jedermann das Recht, auch auf eine dringend notwendige Hilfeleistung zu verzichten. Dies wird z. B. Schwerstkranke im Endstadium ihrer Erkrankung betreffen: Wenn sie den ausdrücklichen Wunsch, nun in Frieden zu Hause zu sterben, klar äußern, darf dies nicht etwa durch Reanimation vereitelt werden.

Eigenmächtige Heilbehandlung

Das Selbstbestimmungsrecht gehört ebenso wie das Recht auf körperliche Unversehrtheit zu den geschützten Gütern unserer Rechtsordnung. Eine Behandlung ohne Einwilligung ist daher auch mit gerichtlicher Strafe bedroht. Eine „eigenmächtige Heilbehandlung" begeht, „wer einen anderen **ohne dessen Einwilligung**, wenn auch nach den Regeln der medizinischen Wissenschaft, behandelt" (§ 110 Absatz 1 StGB).

Ist eine Person in einem Notfall gar nicht mehr zu einer Zustimmung in der Lage, ist ein*e Helfer*in nur zu bestrafen, wenn die vermeintliche Gefahr nicht bestanden hat und er*sie das bei sorgfältigem Verhalten hätte erkennen können. Allerdings wird der*die Täter*in nicht von Amts wegen durch die Polizei und die Staatsanwaltschaft verfolgt, sondern nur auf Verlangen der behandelten Person („Privatanklagedelikt").

Patientenverfügung

Auch wenn die Erste-Hilfe-Leistung an sich an eine Einwilligung gebunden ist, hat im Zweifelsfall – wenn der*die Patient*in sich nicht oder nicht mehr äußern kann – immer das rasche Helfen Vorrang. Damit die freie Willensentscheidung nicht auf diese Art verhindert wird, wurde in Österreich das Instrument der „Patientenverfügung“ geschaffen. Patient*innen können damit festlegen, **welche Behandlungen** sie für den Fall **ablehnen**, dass sie zum Zeitpunkt der Behandlung nicht (mehr) entscheidungsfähig sind.

Das Patientenverfügungs-Gesetz (PatVG) aus 2006 unterscheidet je nach Form und Wirksamkeit zwei Arten von Verfügungen: **„Verbindliche Patientenverfügungen“** müssen nach ärztlicher und rechtlicher Aufklärung förmlich bei Notar*innen, Rechtsanwält*innen oder rechtskundigen Mitarbeiter*innen von Patientenvertretungen oder eines Erwachsenenschutzvereins errichtet werden. Dies wird auf der Verfügung dokumentiert (§§ 4 und 5 PatVG). Das Dokument muss von der verfügenden Person und einem Arzt*einer Ärztin (samt Name und Anschrift) nach entsprechender Aufklärung über die Folgen einer Behandlung oder ihrer Ablehnung unterschrieben sein. Die Verfügungen gelten befristet (auf maximal acht Jahre). Kann sie der*die Patient*in „mangels Entscheidungsfähigkeit nicht erneuern“, so gelten sie darüber hinaus weiter (§ 7 PatVG). Eine Patientenverfügung kann in ELGA erfasst oder auch in ein eigenes elektronisches Register aufgenommen werden.

Daneben gibt es noch die **„beachtliche Patientenverfügung“**: Wurden nämlich nicht alle Formvorschriften eingehalten, so ist eine Patientenverfügung zwar nicht verbindlich, aber doch „für die Ermittlung des Willens des Patienten beachtlich“ (§ 8 PatVG).

Definition

Eine Patientenverfügung ist eine Willenserklärung, mit der Patient*innen eine medizinische Behandlung ablehnen, die dann wirksam werden soll, wenn die Person zum Zeitpunkt der Behandlung nicht entscheidungsfähig ist (§ 2 Absatz 1 PatVG).

Fallbeispiel für eine Patientenverfügung gegen Erste Hilfe

„Für den Fall, dass aufgrund meiner tödlichen Erkrankung durch eine solche Maßnahme nicht mehr erreicht werden kann als eine Verlängerung meines Sterbevorganges, lehne ich eine Notfallbehandlung oder Wiederbelebung ab.“

Allerdings bleibt eine **medizinische Notfallversorgung davon unberührt**, sofern der mit der Suche nach einer Patientenverfügung verbundene Zeitaufwand das Leben oder die Gesundheit des Patienten*der Patientin ernstlich gefährdet (§ 12 PatVG). Außerdem ist zu bedenken, dass man im Zweifel mit einer Reanimation beginnen muss, wenn sogar schon das Durchlesen der Patientenverfügung zu lange dauern würde und man sich außerdem vielleicht nicht sicher ist, ob die Patientenverfügung zu derjenigen Person gehört, die gerade vor einem liegt.

Vorsorgevollmacht und Erwachsenenvertretung

Mit der Zunahme pflegebedürftiger Personen wird es immer wichtiger, dass diese rechtzeitig festlegen, welche medizinischen Maßnahmen sie wünschen oder nicht wünschen, so wie bei der Patientenverfügung, oder dass sie **jemanden bestimmen**, der auch **medizinische Entscheidungen** treffen darf, wenn sie sich dazu nicht mehr äußern können. Eine derartige Vorsorgevollmacht ist ebenfalls in ein Register einzutragen und an eine Reihe von Formvorschriften gebunden, um Missbrauch zu verhindern. Sie kann ebenso wie eine Patientenverfügung jederzeit widerrufen werden, ist aber nicht befristet. Solange der*die Patient*in sich selbst noch äußern kann, entscheidet er oder sie selbst; kann er*sie das nicht mehr, muss dieser Umstand ärztlich bestätigt werden, womit im Register die Vorsorgevollmacht aktiviert werden kann. Erst ab diesem Zeitpunkt kann die bevollmächtigte Person für den Patienten*die Patientin im Rahmen dieser Vollmacht auch medizinische Entscheidungen treffen.

Ansonsten besteht noch 1. die Möglichkeit einer vom Patienten*von der Patientin selbst gewählten Erwachsenenvertretung, 2. die gesetzliche Erwachsenenvertretung durch bestimmte nächste Angehörige oder schließlich 3. nach Überprüfung in einem Verfahren die gerichtliche Erwachsenenvertretung. Solche Vertretungen gelten immer nur für drei Jahre und müssen dann auf die Notwendigkeit einer Verlängerung geprüft werden. Sie beziehen sich immer nur auf genau festgelegte Bereiche wie z. B. finanzielle oder eben medizinische Angelegenheiten.

Unterbringung psychiatrisch erkrankter Personen

Heikel ist schließlich noch die Situation bei psychiatrisch erkrankten Personen. Verhalten sich diese für **sich selbst oder für andere gefährlich**, sind die Rettung und die Polizei zu alarmieren. In dieser Situation kann eine zwangsweise Einweisung entweder bei Gefahr im Verzug direkt durch die Polizei oder durch einen Amtsarzt*eine Amtsärztin erfolgen. Im Krankenhaus ist dann über die weiteren Maßnahmen und eine stationäre Behandlung „ohne eigenes Verlangen" des Patienten*der Patientin zu entscheiden (§§ 8 und 9 Unterbringungsgesetz [UbG]).

Sterbeverfügung

Seit 2022 gibt es für Personen, die an einer unheilbaren, zum Tod führenden Krankheit sowie auch an anhaltenden Symptomen leiden, die Möglichkeit, nach entsprechender ärztlicher Aufklärung und weiteren Voraussetzungen, **sich selbst** mit bestimmten Medikamenten **zu töten** und sich dabei auch von anderen, genau bestimmten Personen helfen zu lassen. Jede sonstige Unterstützung außerhalb dieser besonderen Vorschriften ist aber weiterhin strafbar.

Ist man als Pflegeperson mit der mobilen Betreuung einer Person betraut, bei der eine solche Verfügung vorliegen könnte, dann ist dafür Sorge zu tragen, dass im Notfall keine Fragen bezüglich Patientenverfügung, Vorsorgevollmacht oder Erwachsenenvertretung auftreten. Dazu sollte außerdem die Erreichbarkeit außerhalb von normalen Bürozeiten, also v. a. in der Nacht und an Wochenenden, dokumentiert sein.

Ende der Hilfeleistung

Eine weitere Grenze der Erste-Hilfe-Leistung ist gegeben, wenn eine solche ganz eindeutig und für jeden erkennbar **keinen Sinn** mehr ergibt, etwa weil bei einer Person ein Zustand vorliegt, der auch für Lai*innen erkennbar mit dem Weiterleben nicht mehr vereinbar ist. Wo man nicht mehr helfen kann, gibt es auch keine „erforderliche Hilfe" mehr.

Die **Todesfeststellung** ist eine Diagnose und daher **ausschließlich von Ärzt*innen** zu treffen. Diese sind auch die Einzigen, die dazu ausreichend ausgebildet sind. Selbst Angehörige der Gesundheitsberufe erlernen dies in ihrer Ausbildung nicht. Typische, oft mit dem Tod in Verbindung gebrachte Zeichen wie Hautverfärbungen, Körperstarre und sogar abgestorbenes Körpergewebe können auch bei lebenden Personen vorkommen. Im Zweifel ist daher gerade bei Ausfall von Lebensfunktionen mit lebensrettenden Sofortmaßnahmen zu beginnen und die Rettung zu verständigen.

Da es sich bei der Feststellung des Todes um eine Diagnose handelt, ist es nur zur Berufsausübung berechtigten Ärzt*innen gestattet, eine solche zu stellen. Für die amtliche Feststellung und die Ausstellung eines Totenscheines sind Amtsärzt*innen oder dazu befugte Ärzt*innen zuständig. Bis dahin gilt ein Mensch offiziell noch nicht als tot. Für alle anderen Personen besteht das Risiko, sich zu täuschen. Das hätte entsprechende – auch strafrechtliche – Konsequenzen. Im Zweifelsfall ist daher die Erste-Hilfe-Leistung immer bis zum Eintreffen ärztlicher Hilfe fortzusetzen!

Was zu tun ist – und was nicht

Erste Hilfe ist Pflicht – moralisch, menschlich und rechtlich. Aber was genau darf man tun? Und welche Maßnahmen sind verboten? Diese Fragen tauchen in fast jedem Erste-Hilfe-Kurs auf. Die Antwort darauf lautet:

Tun darf man grundsätzlich nur, **was man gelernt hat und auch wirklich kann!** Dazu gehört, dass man eine Tätigkeit so gut beherrscht, dass man auch mit auftretenden Schwierigkeiten fertig werden kann.

Was aber, wenn man mehr gelernt hat, als man tun darf – etwa weil der entsprechende Berufsabschluss noch ausständig ist? Dürfen vielleicht sogar Schüler*innen der Krankenpflege bereits erlernte Maßnahmen im Notfall anwenden – oder lieber doch nicht?

Die Antwort ist einfach: Nein, sie dürfen es nicht. Der entsprechende Abschluss dient gerade dazu, festzustellen, ob man tatsächlich schon so weit ist, das Erlernte entsprechend anwenden zu können. Bis dahin ist es eben vielleicht nur teilweises Wissen oder Können, das etwa eine Körperverletzung zur Folge haben kann. Außerdem wendet man dieses Wissen bis zum Abschluss der Ausbildung in einem Praktikum immer unter Aufsicht an. Das bedeutet, dass es immer noch jemanden gibt, zu dem man gehen kann, wenn man die Situation doch nicht alleine beherrscht.

Beherrscht man die Maßnahme allerdings tatsächlich, so wird zumindest strafrechtlich kein Vorwurf zu machen sein. Der Verstoß gegen berufsrechtliche Grenzen ist zwar rechtswidrig, er kann zur Rettung von Leben oder Gesundheit als höherwertige Rechtsgüter aber ausnahmsweise gerechtfertigt sein (rechtfertigender oder übergesetzlicher Notstand).

Darüber hinaus kann es noch zu der Situation kommen, dass man nicht allen helfen kann und sich daher für eine hilfsbedürftige Person entscheidet und diese rettet. Da jedes Menschenleben gleich wertvoll ist, man aber nicht alle retten kann, nennt man eine derartige Situation im Strafgesetzbuch den **„entschuldigenden Notstand“** (§ 10 Absatz 1 StGB). Allerdings gibt es dabei noch Einschränkungen, v. a. darf man die Situation nicht fahrlässig falsch eingeschätzt haben.

Situationen dieser Art können sich z. B. auch im Falle eines Brandes in einer Betreuungseinrichtung ergeben. Dann wird man bereits zu Beginn der Tätigkeit dort darauf achten müssen, die entsprechenden Notfallpläne oder die besonderen Vorschriften für den Strahlenschutz im Krankenhaus zu studieren und den Anweisungen der Feuerwehr zu folgen.

Erste Hilfe ohne Ausbildung

Die Pflicht zur Hilfeleistung kann immer nur so weit gehen, als eine Person überhaupt **in der Lage ist, zu helfen** (siehe auch den vorhergehenden Abschnitt). Wer (als Laie) Erste Hilfe z. B. nie gelernt hat, von dem wird man vielleicht nicht mehr verlangen können, als einen Notruf abzusetzen. Der Notruf selbst könnte allerdings auch weitere Hilfsmaßnahmen möglich machen: Seit einigen Jahren benützen die Rettungsleitstellen nämlich ein Kommunikationssystem, mit welchem bis zum Eintreffen des Rettungsmittels standardisierte Anleitungen zur Hilfeleistung erteilt werden.

Die besondere Stellung von Angehörigen der Pflegeberufe

Fallbeispiel

In einer Bushaltestelle sinkt plötzlich ein älterer Herr von der Bank. Die ebenfalls wartende Pflegeassistenz erkennt den Notfall und beginnt mit einer Reanimation. Sie fragt die Umstehenden auch, ob noch jemand Erste Hilfe beherrscht und fordert sie auf, die Rettung zu verständigen und im Internet zu suchen, ob ein Defi in der Nähe ist.

Vielleicht ist ein weiterer Ersthelfer vor Ort und es kann möglichst früh mit einer effizienten CPR begonnen werden. Aber auch die anderen Wartenden ohne jegliche Qualifikation können sinnvoll eingebunden werden.

Wer aufgrund seines Berufes oder seiner Position laut Gesetz über eine Ausbildung in Erster Hilfe verfügen müsste (also Angehörige von Gesundheitsberufen, aber z. B. auch betriebliche Ersthelfer*innen), diese Kenntnisse aber nicht hat und deshalb nicht oder nur mangelhaft Hilfe leistet, für den kann diese fehlende Befähigung **straf- oder schadenersatzrechtliche Konsequenzen** haben. Der strafrechtliche Maßstab ist dabei immer eine Person mit den Fähigkeiten des Täters*der Täterin und die daran anschließende Frage, wie sich diese Person – in der juristischen Terminologie wird sie Maßfigur genannt – in der strittigen Situation sorgfältig verhalten hätte. Dieses Verhalten wird dann als Maßstab herangezogen.

Das bedeutet für Angehörige der Gesundheitsberufe auch, dass man sich nicht damit rechtfertigen kann, die Maßnahmen der Ersten Hilfe nicht zu beherrschen und deshalb nicht zu helfen, z. B. weil die Ausbildung schon so lange her ist und/oder keine entsprechende Fortbildung erfolgte. Der Gesetzgeber erwartet mit Recht von jenen Personen, bei denen Erste Hilfe zum Berufsbild gehört bzw. Ausbildungsinhalt ist, dass sie diese Inhalte auch entsprechend beherrschen. Nachlässigkeiten oder Fehler können auch nicht mit dem Hinweis gerechtfertigt werden, dass „alle das so machen" oder das in der Organisation oder in der Branche so üblich sei. Von Angehörigen der Pflegeberufe wird ein Gericht nämlich stets die **erforderliche –** und nicht bloß die „übliche" – **Sorgfalt** erwarten. Fehlerhafte oder unterlassene Hilfe kann Angehörigen der Gesundheitsberufe (z. B. Ärzt*innen, Pflege- oder Sanitätspersonal) in Gerichtsverfahren sehr wohl zum Vorwurf gemacht werden.

Wer Erste Hilfe beherrschen sollte, von dem wird dies also auch erwartet. In den Fachgesetzen der Gesundheitsberufe wie dem Gesundheits- und Krankenpflegegesetz (GuKG) sind heute sehr weitgehend eine Ausbildung in Erster Hilfe und teilweise auch eine **Pflicht zur Hilfeleistung** festgeschrieben. Angehörige der Gesundheits- und Krankenpflegeberufe „dürfen im Falle drohender Gefahr des Todes oder einer beträchtlichen Körperverletzung oder Gesundheitsschädigung eines Menschen ihre fachkundige Hilfe nicht verweigern“ (§4 Absatz 3 GuKG). Sie trifft also, ähnlich wie Ärzt*innen nach dem Ärztegesetz, die besondere gesetzliche Pflicht, bei Notfällen entsprechend ihrer Ausbildung zu helfen. Man ist, so könnte man sagen, als diplomierte Gesundheits- und Krankenpflegeperson immer ein wenig „im Dienst“. Welche Hilfeleistung wird aber konkret erwartet?

Bereits vor mehr als 20 Jahren wurde der §14a GuKG über „lebensrettende Sofortmaßnahmen“ ins GuKG eingefügt. Diese Bestimmung stellt klar, dass auch für Gesundheits- und Krankenpflegepersonal die grundlegenden Maßnahmen der Ersten Hilfe zum Berufsbild gehören. Damit ist ausdrücklich geregelt, dass der gehobene Dienst für Gesundheits- und Krankenpflege die eigenverantwortliche Durchführung lebensrettender Sofortmaßnahmen umfasst, „solange und soweit ein Arzt nicht zur Verfügung steht. Die Verständigung eines Arztes ist unverzüglich zu veranlassen“.

Der zweite Absatz dieser Bestimmung, die inzwischen gleichlautend auch für Pflege-/fach-/assistent*innen (§83 und §83a GuKG) gilt, zählt auf, was „insbesondere“ – also nicht nur – unter solchen lebensrettenden Sofortmaßnahmen zu verstehen ist:

> *„1. die Herzdruckmassage und die Beatmung (mit einfachen Beatmungshilfen), die Durchführung der Defibrillation mit halbautomatischen Geräten oder Geräten im halbautomatischen Modus sowie die Verabreichung von Sauerstoff.“*

Die Ausbildung in der allgemeinen Gesundheits- und Krankenpflege beinhaltet auch das Unterrichtsfach „Erste Hilfe, Katastrophen- und Strahlenschutz“ (§42 Ziffer 13 GuKG).

Schutz der Helfer*innen – Unfallversicherung bei Erste-Hilfe-Leistungen

Menschliches Leben und Gesundheit zu retten, hat in der österreichischen Rechtsordnung einen hohen Stellenwert. Das Allgemeine Sozialversicherungsgesetz (ASVG) stellt daher **Unfälle beim Hilfeleisten den Arbeitsunfällen gleich**. Helfer*innen stehen damit beitragsfrei unter dem besonderen Versicherungsschutz der gesetzlichen Unfallversicherung. Dies ist relevant, wenn man in der Freizeit Erste Hilfe leistet.

Konkret gilt der Versicherungsschutz „bei der Rettung eines Menschen aus tatsächlicher oder vermuteter Lebensgefahr oder dem Versuch einer solchen Rettung, bei Herbeiholung eines Arztes oder eines Sanitäters im Sinne des Sanitätergesetzes oder einer Hebamme zu einer dringenden Hilfeleistung, bei der Suche nach vermissten Personen, bei der Hilfeleistung in sonstigen Unglücksfällen oder allgemeiner Gefahr oder Not [...]“ (§176 Absatz 1 Ziffer 2 ASVG).

Freiwillige Helfer*innen von bestimmten Rettungsorganisationen sind gesondert geschützt (§176 Absatz 1 Ziffer 7 ASVG).

Think Box

Erste Hilfe ist in Österreich eine oft vernachlässigte Pflicht. Angehörige von Gesundheitsberufen sind besonders zur Leistung von Erster Hilfe verpflichtet. Dabei darf das Selbstbestimmungsrecht des Menschen nicht außer Acht gelassen werden: Einem Menschen, der keine Hilfe will, darf man nicht helfen. Eine Möglichkeit, diesen Wunsch auszudrücken, ist die Patientenverfügung. Unfälle, die im Rahmen von Erste-Hilfe-Leistungen erfolgen, sind durch den Versicherungsschutz der Unfallversicherung abgedeckt, der sonst nur bei Arbeitsunfällen gilt.

Fragen zur Überprüfung des Wissens

1. Warum müssen Menschen Erste Hilfe leisten?
2. Gibt es für Angehörige der Pflegeberufe besondere Verpflichtungen?
3. Müssen Menschen unter allen Umständen Erste Hilfe leisten?
4. Welche Grenzen der Ersten Hilfe kennen Sie?
5. Was ist eine Patientenverfügung?
6. Was ist eine Sterbeverfügung?
7. Was ist, wenn Sie als Ersthelfer*in verletzt werden?
8. Was gehört zu den lebensrettenden Sofortmaßnahmen?
9. Welche besonderen Regeln bei der Versorgung psychiatrisch erkrankter Personen gibt es?

2. Kapitel: Allgemeines Notfallmanagement

Alexander Aigner, Manfred Zottl

Grundlagen

Alexander Aigner

Key Facts

Notfallmanagement ist eine Vorgehensweise, um medizinische Notfälle effizient und effektiv zu bewältigen.

Human Factors sind jene Leistungen des medizinischen Personals, die einen Einfluss auf die Patient*innen und deren Sicherheit haben.

Schulungen im Bereich Notfallmanagement sind wichtig und essenziell, da sie ein wichtiger Qualitätsfaktor im Bereich des innenklinischen Settings sind.

Fallbeispiel

Susanne ist eine kürzlich ausgebildete diplomierte Gesundheits- und Krankenpflegerin und absolviert ihren ersten Arbeitstag auf einer internen Station. Am ersten Tag erhält sie von der zugewiesenen Praxisanleiterin eine Stationsführung und eine Einschulung hinsichtlich der wichtigsten Unterweisungen, welche für den Tagesablauf relevant sind. Vor allem erklärt man ihr, wo sich der Notfallwagen und der Defibrillator für die Station befinden. Susanne sieht sich diese Ausrüstung genauer an, weil für sie natürlich die Wichtigkeit im Vordergrund steht, bei einem Notfall die richtige Ausrüstung zu kennen und auch zu verwenden. Sollte es zu einem Notfall auf der Station kommen, müssen die Abläufe und das Notfallmanagement jeder Fachgruppe genau definiert sein, um einen reibungslosen Ablauf gewährleisten zu können.

- Welche Probleme können auftreten, wenn das Notfallmaterial nicht vollständig ist?
- Welche Aufgabe kann eine diplomierte Gesundheits- und Krankenpflegerin bei einem Notfall übernehmen?

Definition

Notfallmanagement im Krankenhaus bezeichnet das Konzept und die Vorgehensweise, die angewendet werden, um eine effektive und effiziente Reaktion auf medizinische Notfälle zu gewährleisten. Es umfasst die Planung, Organisation, Schulung und Überwachung von Prozessen, die notwendig sind, um auf akute Krankheitsbilder, Verletzungen oder lebensbedrohliche Ereignisse, die Patient*innen betreffen, schnell und angemessen zu reagieren.

Das Notfallmanagement im Krankenhaus umfasst viele Aspekte einschließlich Aufnahme, Triage, Diagnose, Behandlung, Pflege und Überwachung von Patient*innen. Dazu gehören auch die Koordination mit anderen Fachbereichen/Schnittstellen, die Übermittlung von Informationen an Angehörige sowie die Erstellung von Berichten und Statistiken betreffend Notfallmanagement.

Zur Durchführung des Notfallmanagements gibt es meist ein Team, das aus speziell geschultem Personal besteht, wie Notfallmediziner*innen, Anästhesist*innen, Pflegepersonal, Pflegeassistent*innen und Techniker*innen, die im Umgang mit Notfallsituationen geschult sind und schnell reagieren können. Eine schnelle Reaktion und die koordinierte Zusammenarbeit aller Beteiligten sind entscheidend, um Leben zu retten und eine optimale Versorgung der Patient*innen zu gewährleisten.

Human Factors in der Notfallmedizin

In der Notfallmedizin beziehen sich Humanfaktoren auf die Faktoren, die die **Leistung von medizinischem Personal** und die **Sicherheit der Patient*innen beeinflussen** können. Hierbei geht es darum, wie Menschen in Stresssituationen, wie sie in Notfällen auftreten, auf die Umgebung und Technologie reagieren.

Humanfaktoren in der Notfallmedizin können viele verschiedene Faktoren umfassen, wie z. B. die Gestaltung von Geräten und Instrumenten, die Ausbildung und Schulung von medizinischem Personal, die Organisation von Abläufen und die Kommunikation zwischen den Mitgliedern des Notfallteams. Wenn diese Faktoren nicht gut berücksichtigt werden, können sie zu Fehlern führen und die Sicherheit der Patient*innen beeinträchtigen. Daher ist es wichtig, dass das Personal im Bereich der Notfallmedizin geschult ist und über ein tiefes Verständnis der Humanfaktoren verfügt, um sicherzustellen, dass Notfälle effektiv und effizient behandelt werden. Beispielsweise können Schulungen und Simulationen in der Notfallmedizin dabei helfen, die klinischen und nicht-klinischen Fähigkeiten des medizinischen Personals zu verbessern und die Zusammenarbeit im Notfallteam zu fördern. Die Einbeziehung von Humanfaktoren bei der Handhabung von medizinischen Geräten und Systemen kann ebenfalls dazu beitragen, die Sicherheit von Patient*innen und Personal in der Notfallmedizin zu verbessern.

Think Box

Notfallmanagement im Krankenhaus bezeichnet das Konzept und die Vorgehensweise, die angewendet werden, um eine effektive und effiziente Reaktion auf medizinische Notfälle zu gewährleisten. Daher werden Schulungen und Simulationen (Trainings, Reanimationsschulungen etc.) immer wieder angeboten und auch trainiert. Notfallmanagement ist ein wichtiger Bestandteil im innenklinischen Setting und daher für jede Berufsgruppe, die mit oder an Patient*innen arbeitet, verpflichtend, weil sie die Überlebenschancen der Patient*innen im innerklinischen Bereich erhöht.

Patientensicherheit und klinisches Risikomanagement

Manfred Zottl

Zu Beginn ein Fallbeispiel:[1]

Fallbeispiel (Fallnummer 113667 – Kaugummi)

Ein Fußballspieler erleidet eine sehr schmerzhafte Knöchelverletzung. Die letzte Mahlzeit ist fünf Stunden her, klare Flüssigkeit wurde in den Trainingspausen laufend getrunken. Es fällt die Entscheidung, eine Analgosedierung zur Reposition und Schienung zu verabreichen. Während das Midazolam verabreicht wird, fragt der Trainer den Notarzt, ob der Patient nicht vielleicht noch seinen Kaugummi ausspucken solle.

Kaugummi ausgespuckt, nichts passiert.

Wenn Ihnen so etwas in Ihrer Berufspraxis einmal passiert, dann werden Sie das vermutlich nie wieder vergessen. Sie werden jedes Mal, wenn es um den Atemweg geht, denselben überprüfen und „nach dem Kaugummi suchen". Sie haben erlebt, dass von Situationen, bei denen ein Kaugummi übersehen wird, eine Gefahr ausgehen kann. Sie haben gelernt, und Sie werden dieses Wissen allen Ihren zukünftigen Student*innen, Praktikant*innen oder neuen Kolleg*innen weitergeben. Weil Sie damit rechnen, dass so etwas wieder passieren kann.

Key Facts

Patientensicherheit bedeutet nicht bloß, dass nichts passiert. Es ist vielmehr eine Anstrengung auf allen Ebenen der Organisation. Der „Globale Aktionsplan Patientensicherheit" der WHO definiert sie folgendermaßen:

„Patientensicherheit ist ein Rahmen organisierter Aktivitäten zur Schaffung von Kulturen, Prozessen, Verfahren, Verhaltensweisen, Technologien und Umgebungen in der Gesundheitsversorgung, die Risiken konsequent und nachhaltig senken, das Auftreten vermeidbarer Schäden reduzieren, Fehler unwahrscheinlicher machen und die Auswirkungen von Schäden verringern, wenn sie doch auftreten." (Globaler Aktionsplan für Patientensicherheit 2021–2030; Bundesministerium für Gesundheit 2021; dt. Übersetzung)

So läuft es meist auf der persönlichen Ebene ab. Auf der Organisationsebene (Station, Abteilung, Bereich) nennen wir ein Ereignis, das wieder passieren kann (und von dem wir annehmen, dass es dann schädliche Auswirkungen nach sich zieht), Gefahr. Das „Damit-Rechnen" läuft hier strukturierter ab. Wir schätzen die Gefahren nach zwei Aspekten ein:

- Wie wahrscheinlich ist es, dass diese Gefahr eintritt? Passiert das täglich, monatlich, jedes zehnte Mal? Das nennt man **Eintrittswahrscheinlichkeit**.

1 Die Fallbeispiele sind einer Meldeplattform für Beinahe-Zwischenfälle – cirsmedical.at – entnommen und gekürzt.

- Was ist der schlimmste Schaden, der dabei entstehen kann? Glücklicherweise wird es meist glimpflich ablaufen, aber wenn es katastrophal verläuft – was ist dann das (realistisch vorstellbare) Schlimmstmögliche? Das nennt man (größtmögliches) **Schadensausmaß**.

Eine derart bewertete Gefahr nennt man **Risiko**.

Beispiel

Sie haben auch das Risiko, im Lotto zu gewinnen (sofern Sie spielen). Personen, die regelmäßig spielen, berichten, dass sie etwa alle zwei Wochen gewinnen. Im Falle eines Jackpots kann die Gewinnsumme schon einmal 8 Millionen Euro betragen. Das bestehende Risiko ist also: 2× im Monat – 8 Millionen Euro. Aber natürlich gewinnen Sie nicht 2× im Monat 8 Millionen Euro.

Risiken, die positive Auswirkungen nach sich ziehen können, nennt man in diesem Zusammenhang **Chancen**.

Den systematischen Umgang mit Risiken nennt man **Risikomanagement (RM)**. Damit wird folgender Zweck erfüllt:

- Alle relevanten Gefahren werden erhoben und nach Eintrittswahrscheinlichkeit und Schadensausmaß bewertet. So werden aus Gefahren **Risiken**.
- Wir fokussieren auf jene Risiken, die eine **hohe Eintrittswahrscheinlichkeit** und ein **hohes** (mögliches) **Schadensausmaß** aufweisen. Wir „sieben" gleichsam die wirklich gefährlichen Risiken aus.
- Diese priorisierten Risiken analysieren wir nach ihren **Ursachen** – und diesen Ursachen versuchen wir durch wirksame Maßnahmen zu begegnen. Wirksam bedeutet in diesem Zusammenhang: das Eintreten unwahrscheinlicher machen (idealerweise das Risiko überhaupt ausschalten) und/oder das mögliche Schadensausmaß reduzieren.

Bei unserem Kaugummi-Beispiel würde dies – grob zusammengefasst – bedeuten:

- Zunächst müssen wir die Gefahr sinnvoll benennen. Im Beispiel geht es um einen Kaugummi in Zusammenhang mit einer möglichen Verlegung des Atemweges. Aber es könnte auch etwas anderes sein, das den Atemweg verlegt, z. B. ein Nikotin-Säckchen („Snus"). Also nennen wir unsere Gefahr „Fremdkörper in der Mundhöhle vor Analgosedierung/Narkose".
- Danach schätzen wir Eintrittswahrscheinlichkeit und Schadensausmaß ein: Wie oft ist in dieser Situation ein Fremdkörper vorhanden? Jedes zehnte Mal? Jedes 50. Mal? Was ist das Schlimmste, das passieren kann? Wohl das Ersticken des Patienten*der Patientin. Es besteht hier also ein hohes Risiko.
- Danach versuchen wir die relevanten Ursachen für das Risiko zu erfassen (in diesem Fall sind sie sehr vielfältig) und geeignete Maßnahmen dagegen zu finden (Inspektion der Mundhöhle/des Atemwegs vor Analgosedierung/Narkose).

Um Risikomanagement in einer Gesundheitsorganisation zu betreiben, müssen die Gefahren bzw. Risiken zunächst einmal gefunden und identifiziert werden, damit man sie weiterbearbeiten kann. Dies erfolgt innerhalb der Organisation gleichsam in zwei Richtungen – durch die Mitarbeiter*innen von „unten hinauf" (bottom-up) und durch die Führung von „oben herab" (top-down).

Key Facts

Im Zusammenhang mit der Patientensicherheit werden im Gesundheitswesen zwei zentrale Begriffe verwendet:

- das „unerwünschte Ereignis – UE“: ein unbeabsichtigtes negatives Ergebnis, das auf die Behandlung zurückgeht und nicht der bestehenden Erkrankung geschuldet ist;
- das „vermeidbare unerwünschte Ereignis – VUE“: ein auf einen Fehler zurückzuführendes unerwünschtes Ereignis.

In Deutschland geht man davon aus, dass etwa 0,1% der Spitalspatient*innen an VUEs sterben – das wäre ca. jeder 20. Sterbefall im Krankenhaus. Diese Zahlen machen uns deutlich, wie wichtig Patientensicherheit in all ihren Facetten und Ausprägungen ist (vgl. Schrappe, 2018, S. 237 ff., 331).

Ein Beispiel für die Bottom-up-Variante ist **CIRS** (critical incident reporting system). Das ist ein anonymes, (meist) webbasiertes Meldesystem für kritische Ereignisse (critical incidents), die zu keinem Schaden geführt haben, aber ein großes mögliches Schadenspotenzial aufweisen. Ein CIRS kann begrenzt zugänglich sein (z. B. für die Mitarbeiter*innen eines bestimmten Krankenhauses), es gibt aber auch ein österreichweites System – www.cirsmedical.at (dort finden Sie viele weitere Informationen zu CIRS). Jene Personen, die in das jeweilige CIRS eingeben können, nennt man Meldekreis.

Auch unser Kaugummi-Fallbeispiel ist aus cirsmedical.at. Üblicherweise werden Eingaben in ein CIRS zunächst durch beauftragte „Meldekreismanager*innen“ darauf hin überprüft, ob es sich wirklich um einen „critical incident“ handelt. Dazu gibt es für jedes CIRS ein Regelwerk, was jeweils bearbeitet werden kann und was nicht (so werden z. B. Beschuldigungen und Beleidigungen etc. gelöscht). Die relevanten Eingaben werden anonymisiert, damit keine Rückschlüsse auf bestimmte Personen möglich sind – denn in einem CIRS geht es nicht darum, wer was gemacht hat bzw. wem genau was beinahe passiert wäre. Man stellt sich vielmehr folgende Fragen: Könnte das wieder passieren? Mir selbst oder bei uns? Was kann ich (können wir) tun, damit so etwas nicht noch einmal passiert – auch jemand anderem nicht?

Meist können die Meldungen, nachdem sie anonymisiert wurden, vom jeweiligen Meldekreis (z. B. im Intranet) eingesehen werden. Von diesen Meldungen lassen sich **Risiken ableiten**, die weiterbearbeitet werden können. So wird die eigene Einrichtung – sofern man das konsequent verfolgt – immer sicherer. Aus den Eingaben in das österreichweite System cirsmedical.at kann man Folgendes ableiten: Könnte das auch bei uns passieren? Kann ich/meine Einrichtung daraus etwas lernen?

Aber es gibt auch noch eine andere Art von Risiko. Dazu ein weiteres Fallbeispiel aus cirsmedical.at (gekürzt):

Fallbeispiel (Fallnummer 233601 – falschen Patienten zur OP gebracht)

Ein nachgemeldeter Patient wird in den OP abgerufen, die Stationspflegekraft sucht ihn im Stationszimmer auf. Der Zimmernachbar gibt sich für den Patienten aus. Die Stationspflegekraft übergibt diesen Patienten dem Patientenbegleitservice, auch dort stellt er sich falsch vor.

Beim Einschleusen in den OP-Bereich stellt er sich erneut falsch vor und hat auch die Unterlagen des erwarteten Patienten dabei. Erst im Vorraum fällt der Anästhesiekraft während der Patientenidentifikation auf, dass es sich um den falschen Patienten handelt, weil sie bewusst nochmals auf das Patientenarmband schaut.

Patient wird aus dem OP-Bereich umgehend wieder ausgeschleust, von der Stationspflegekraft wieder abgeholt und auf die Station gebracht. Der richtige Patient wird in den OP gebracht.

Hinter dieser Meldung steckt das Risiko „Patientenverwechslung". Allerdings ist dieses Risiko gut bekannt und schon oft aufgetreten. Man weiß, dass daraus ein großer Schaden resultieren kann. Und man weiß mittlerweile genau, was man tun muss, um eine Verwechslung zu verunmöglichen (in diesem Fall eine sichere Patienten-Identifikation: Patient*in mit dem Familiennamen ansprechen; nach Vornamen und Geburtsdatum fragen; mit dem Identifikationsarmband abgleichen).

Solche gut bekannten und immer wieder auftretenden Risiken, die eigentlich ausgeschaltet sein müssten (weil man genau weiß, was zu tun ist, um sie zu vermeiden oder rechtzeitig zu entdecken), nennt man **„Never Events"**. Die Schweizer Stiftung Patientensicherheit hat 2021 eine Liste der „Never Events" veröffentlicht:

- Eingriffsverwechslung
- Implantation eines falschen Medizinproduktes
- AB0- oder HLA-inkompatible Transfusion und Transplantation
- Unbeabsichtigtes Belassen von Fremdkörpern
- Fehldosierung Hochrisiko-Medikament
- Falscher Verabreichungsweg Arzneimittel
- Zu schnelle Verabreichung Hochrisiko-Medikament
- Metallische Objekte im MRI-Magnetfeld
- Verbrennungen und Verbrühungen
- Verlust von biologischem Material
- Schädigung durch Patientenfixierung
- Beschickung einer Magensonde, deren Fehllage nicht ausgeschlossen wurde

Diese „Never Events" werden detailliert beschrieben und mit Programmen zur Vermeidung und rechtzeitigen Entdeckung versehen. Diese Programme können in angepasster Form in jeder Einrichtung implementiert werden.

Auf diese Art erfolgt Risikomanagement top-down (durch Bearbeitung der Never Events) und bottom-up (durch laufende Identifizierung neu aufgetretener Risiken – z. B. durch CIRS).

Risikomanagement ist eine Säule von Patientensicherheit. Eine zweite Säule ist die **Resilienz in den Abläufen und Prozessen**. Unter Resilienz versteht man in diesem Zusammenhang, „... wie Menschen – allein oder gemeinsam – mit [...] Situationen zurechtkommen, indem sie ihre Leistung an die Bedingungen anpassen. Die Leistung einer Organisation ist resilient, wenn sie unter erwarteten und unerwarteten Bedingungen gleichermaßen aufrechterhalten werden kann" (vgl. Hollnagel, 2018, S. 14; Übers. M. Z.).

Um diese Art von Resilienz zu erreichen, sind drei Aspekte zu beachten:

1. Zu fix **definierten Zeitpunkten** wird **überprüft**, ob alles so ist, wie es sein soll – also ob die eigene Vorstellung der Wirklichkeit auch der tatsächlichen Realität entspricht. (Das klingt seltsam, aber man muss bedenken, dass bei jeder Verwechslung von Patient*innen oder Medikamenten die Handelnden davon überzeugt waren, „das Richtige“ zu tun. Sie waren gleichsam in einer anderen Wirklichkeit.) So werden Abweichungen frühzeitig erkannt und können rechtzeitig korrigiert werden. Beispiele für solche Checks sind die sichere Patienten-Identifikation, der Medikamentencheck vor der Gabe oder das Team-Time-Out unmittelbar vor Operationsbeginn.
2. Es ist geregelt, wie Unklarheiten und mögliche Abweichungen während der Abläufe – gleichsam zwischen den Checks – **angesprochen und geklärt** werden. Man nennt dies **„Speak-up“**. Oftmals fallen gerade den „weniger Beteiligten“ (Schüler*innen, Student*innen, Praktikant*innen etc.) Abweichungen zuerst auf. Wenn dies angesprochen wird, gibt es dann ein Hierarchiegefälle, welches durch ein gut eingeführtes „Speak-up“ ohne Zeitverzögerung überwunden werden kann.
3. Nachdem eine Abweichung erkannt worden ist, kann man **angemessen reagieren**:
   - Eine für den weiteren Ablauf notwendige Bedingung ist nicht erfüllt und wird nachgeholt, einer Entscheidung zugeführt oder der Prozess wird gestoppt.
   - Eine Abweichung wird entdeckt und korrigiert – der Prozess kann weiterlaufen.
   - Eine kritische Abweichung wird entdeckt – der Prozess wird gestoppt.

Besonders bei unerwarteten Abweichungen müssen unter Umständen Ziele und Prioritäten neu gesetzt werden. Wirksam ist dabei die „10-Sekunden-für-10-Minuten-Regel“. Dabei werden die nächsten zehn Sekunden genutzt, um die nächsten zehn Minuten zu planen.

Patientensicherheit und klinisches Risikomanagement können nur dann wirksam werden, wenn alle Beteiligten – Mitarbeiter*innen und Führungskräfte, Expert*innen und Berufsanfänger*innen – zu einem **offenen Umgang mit Gefahren und Fehlermöglichkeiten** bereit sind. Das Ansprechen von möglichen Abweichungen und Fehlern ist keine Schuldzuweisung, sondern gegenseitige Unterstützung und Dienstleistung, die zu einer sicheren und angemessenen Versorgung unserer Patient*innen beiträgt.

Think Box

Gefahren ansprechen, ohne zurechtgewiesen zu werden. Fragen stellen, ohne als dumm hingestellt zu werden. Die eigene Sichtweise einbringen können, ohne Konflikte „zu ernten“. Ein solches Arbeits- und Teamumfeld nennt man „psychologisch sicher“.

In psychologisch sicheren Umgebungen sind die Menschen davon überzeugt, dass andere nicht negativ auf sie reagieren, wenn sie einen Fehler machen oder um Hilfe bitten. Stattdessen wird Aufrichtigkeit erlaubt und erwartet.

Hier werden Fehler – weil man sie durch Hinweise von Kolleg*innen rechtzeitig entdeckt – nicht zu Schäden, sondern zu Lernchancen.

Edmondson, A. C. (2020). Die angstfreie Organisation: Wie Sie psychologische Sicherheit am Arbeitsplatz für mehr Entwicklung, Lernen und Innovation schaffen. München: Verlag Franz Vahlen.

Fragen zur Überprüfung des Wissens

1. Was ist der Unterschied zwischen Gefahr und Risiko?
2. Für welche Ereignisse ist CIRS ein Meldesystem?
3. Was ist ein „Never Event"? Nennen Sie ein Beispiel.
4. „Systematische Checks" und „Speak-up" - was ist der Unterschied?
5. Was bedeutet „psychologische Sicherheit" im Zusammenhang mit Patientensicherheit?

CRM - Crew Resource Management

Alexander Aigner

Key Facts

CRM ist mittlerweile ein wichtiger Bestandteil in der Notfallmedizin geworden. Damit werden Fehler und Risikos minimiert. CRM-Trainings umfassen Simulationen von realistischen Szenarien, um die Fähigkeiten und Zusammenarbeit von verschieden Personen trainieren zu können sowie Problemlösungen zu verbessern.

Die 15 Regeln des CRM können auch als Checkliste oder Hilfe in einem Notfall essenziell sein.

Fallbeispiel

Auf einer internen Station in einem Pavillon-Spital arbeitet Herr Markus K. Er ist vor Kurzem Pflegefachassistent geworden und macht schon selbständig Dienste auf der Station. Auf seiner derzeitigen Station gibt es einen Patienten, der gerade von der Chirurgie zurückgekommen ist, wo er eine Gastroskopie hatte. Der Patient ist noch etwas sediert und nicht richtig wach. Markus fragt bei der Übergabe, ob alles in Ordnung gewesen sei und bringt den Patienten dann in sein Zimmer. Dort bemerkt er plötzlich, dass der Patient nicht mehr richtig atmet und immer bläulicher im Gesicht wird. Markus löst sofort den Herzalarm aus und holt Unterstützung. Seine Kollegin Sabine S. kommt dazu und beide beginnen mit den Notfallmaßnahmen. Markus übernimmt die Beatmung am Kopf und leitet Sabine an, weitere Maßnahmen durchzuführen. Er beschreibt alles ganz genau und bespricht mit ihr die weitere Vorgehensweise. Markus hat sich in der Früh den Notfallwagen genau angesehen, damit alles wieder am aktuellen Stand ist - deshalb weiß er auch genau, was sich wo im Notfallwagen befindet. Der Herzalarm trifft ein; Markus macht eine genaue Übergabe und führt die Beatmung weiterhin fort.

CRM steht für Crew Resource Management und ist eine Methode, die ursprünglich in der Luftfahrtindustrie entwickelt wurde, um die Zusammenarbeit zwischen der Besatzung zu verbessern und das **Risiko von Fehlern zu minimieren**. In der Notfallmedizin wird CRM verwendet, um ein Team, welches im Gesundheitswesen tätig ist, zu unterstützen – ein Team, das zusammenarbeiten muss, um einen Patienten*eine Patientin optimal versorgen zu können.

CRM ist ein wichtiger Bestandteil der Notfallmedizin, besonders des Rettungsdienstes, und konzentriert sich darauf, die **Zusammenarbeit** zwischen den verschiedenen Mitgliedern des Rettungs-/Notfallteams zu **verbessern**, wo verschiedene Kompetenzen und Personen zusammentreffen, um die Sicherheit und Effektivität der Patientenversorgung zu maximieren. Dies umfasst die Verbesserung der Kommunikation, die Stärkung des Teamworks, die Förderung von Führung und Entscheidungsfindung sowie die Identifizierung von Risiken und die Implementierung von Maßnahmen zur Reduktion des Risikos.

CRM-Training in der Notfallmedizin umfasst in der Regel Simulationen von realistischen Szenarien, die die Teammitglieder durchspielen, wobei sie ihre Fähigkeiten zur Zusammenarbeit und Problemlösung verbessern können. Diese Trainings können dazu beitragen, die Sicherheit der Patientenversorgung zu erhöhen und Vertrauen sowie Effektivität des Teams zu stärken. Sie sind mittlerweile ein wichtiger Bestandteil in der Ausbildung geworden.

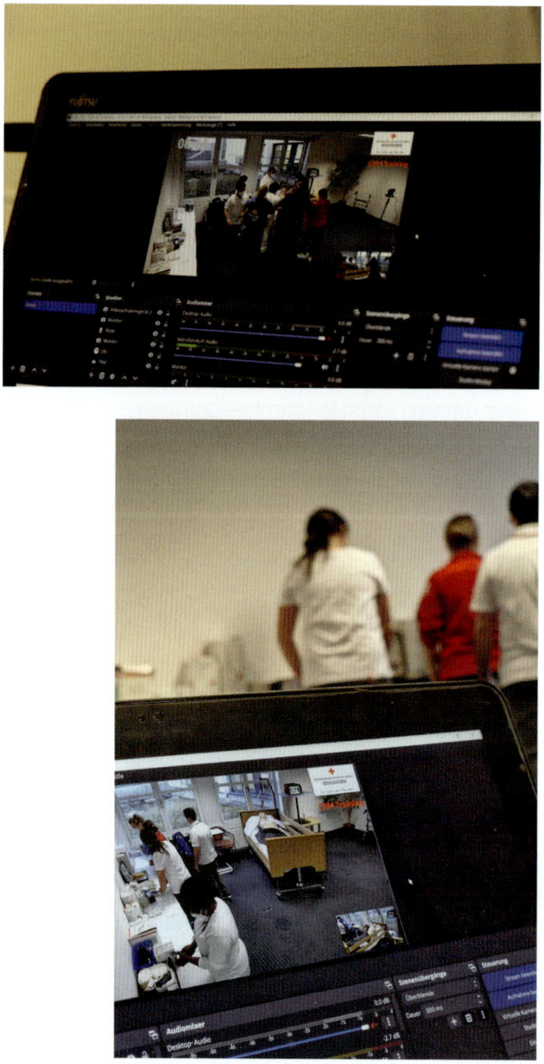

Abb. 1: **CRM-Training**

Es gibt **15 Regeln**, welche das CRM umfasst:

1. Kenne deine Arbeitsumgebung.
2. Antizipiere und plane voraus.
3. Fordere Hilfe lieber früher als später an.
4. Übernimm die Führungsrolle oder sei ein gutes Teammitglied mit Beharrlichkeit.
5. Verteile die Arbeitsbelastung.
6. Mobilisiere alle verfügbaren Ressourcen (Personen und Technik).
7. Kommuniziere sicher und effektiv – sag, was dich bewegt.
8. Beachte und verwende alle vorhandenen Informationen.
9. Verhindere und erkenne Fixierungsfehler.
10. Habe Zweifel und überprüfe genau („double check"– nie etwas annehmen).
11. Verwende Merkhilfen und schlage nach.
12. Reevaluiere die Situation immer wieder (wende das 10-Sekunden-für-10-Minuten-Prinzip an).
13. Achte auf gute Teamarbeit – unterstütze andere und koordiniere dich.
14. Lenke deine Aufmerksamkeit bewusst.
15. Setze Prioritäten dynamisch.

Unterschied Intensivstation und Überwachungsstation

Key Facts

Intensivstationen sind Abteilungen, wo Patienten*innen mit einem hohen, einem lebensbedrohlichen Risiko behandelt werden. Auf diesen Spezialabteilungen arbeitet speziell geschultes/ausgebildetes Personal.

Eine Überwachungsstation oder IMCU (Intermediate Care Unit) ist eine Abteilung, auf der Risikopatient*innen überwacht werden können.

Der Unterschied zwischen einer Überwachungsstation und einer Intensivstation besteht im Schweregrad der Erkrankung/Verletzung jener Patient*innen, die dort behandelt werden.

Die **Intensivstation** (auch Intensivpflegestation oder Intensivbehandlungsstation genannt) ist jene Abteilung eines Krankenhauses, in der Patient*innen mit schweren und **potenziell lebensbedrohlichen** Erkrankungen oder Verletzungen überwacht und behandelt werden. Dazu gehören beispielsweise Patient*innen nach größeren Operationen, mit schweren Infektionen, mit Herz-Kreislauf-Erkrankungen oder mit multiplem Organversagen. Die Intensivstation ist mit speziellen Geräten und Überwachungsmonitoren ausgestattet, und das medizinische Personal besteht aus speziell geschulten Ärzt*innen und Pflegekräften.

Die **Überwachungsstation** (auch Intermediate Care Unit oder IMC genannt) ist jene Abteilung eines Krankenhauses, die zwischen der normalen Station und der Intensivstation liegt. Hier werden Patient*innen überwacht, die einen **höheren Pflegebedarf** haben als jene auf der Normalstation, aber nicht so schwer erkrankt oder verletzt sind wie Patient*innen auf der Intensivstation. Dazu gehören beispielsweise Patient*innen mit akutem Koronarsyndrom oder Schlaganfall oder Patient*innen nach größeren Operationen. Die Überwachungsstation ist mit speziellen Überwachungsmonitoren ausgestattet, und das medizinische Personal besteht aus Pflegekräften und Ärzt*innen mit spezieller Fortbildung.

Der Unterschied zwischen Intensiv- und Überwachungsstation liegt v. a. in der Schwere der Erkrankungen oder Verletzungen, die dort behandelt werden. Auf der Intensivstation werden Patient*innen mit lebensbedrohlichen Erkrankungen behandelt, während die Überwachungsstation für Patient*innen mit höherem Pflegebedarf als auf der Normalstation, aber ohne lebensbedrohliche Erkrankungen oder Verletzungen vorgesehen ist.

Notruf

Key Facts

Man sollte sich ausreichend Zeit für einen Notruf nehmen, da dies ein wichtiger, ein entscheidender Punkt im Bereich Notfall/Erste Hilfe ist. Es arbeiten immer mehrere Personen an einem Notruf, damit die richtige Steuerung des Einsatzes erfolgt.

Die Notrufnummer für die Rettung in Österreich ist 144. In Europa kann der Euronotruf unter 112 überall gewählt werden (hier wird Englisch gesprochen).

Stellen Sie beim Notruf das (Mobil-)Telefon auf „Lautsprecher". Dadurch haben Sie während des Telefonierens beide Hände frei, um die Anweisungen der Leitstelle zu befolgen.

In einem Notfall ist bereits das Absetzen des Notrufs ein entscheidender, wichtiger Punkt. Wenn jemand den Notruf wählt, leistet er bereits besondere Erste Hilfe und holt damit dringende Hilfe, die bei einem Notfall entscheidend ist.

Ein Notruf benötigt **Zeit** und muss **gut abgesetzt** werden, damit die richtigen Einsatzkräfte zum Einsatzort kommen.

Die erste wichtige Frage ist: „Wo genau ist der Notfallort?" Dabei wird die **Adresse** genau abgefragt und durch mehrmaliges Nachfragen verifiziert, um die Einsatzkräfte genau zum Notfallort senden zu können. Je genauer die Adresse angegeben wird, desto schneller und sicherer kommen die Einsatzkräfte zum Notfallort.

Dann wird die **Rückrufnummer** erfragt. Obwohl die Telefonnummer immer automatisch angezeigt wird, überprüft der*die Calltaker*in nochmals die Rückrufnummer – für den Fall, dass das Gespräch abreißt, Rückfragen entstehen oder das Rettungsteam vor Ort den Notfall nicht finden kann.

Weiters wird der **Grund des Anrufes** bzw. des Geschehens genauestens erfragt, um rasch und korrekt erkennen zu können, ob und um welche Art von Notfall es sich handelt. Hier wird auch das passende Rettungsmittel festgestellt und v. a. können die Leitstellenmitarbeiter*innen den Notfall besser eingrenzen und durch gezielte Fragen oder Hilfe den*die Anrufer*in unterstützen.

Auch wenn bei Ihnen der Eindruck entsteht, dass das Notrufgespräch sehr lange dauert, alarmiert der*die Disponent*in (ein*e zweite*r Mitarbeiter*in) bereits im laufenden Gespräch die Rettungskräfte.

Folgende wichtige Notrufnummern gibt es in Österreich:

- **122 Feuerwehr**
- **133 Polizei**
- **144 Rettung**
- **112 Euronotruf**
- **01/406 43 43 Vergiftungsinformationszentrale**
- **141 Ärztenotdienst**
- **1450 Gesundheitshotline**

Das Herzalarm-Team

Key Facts

Ein Herzalarm-Team ist ein speziell ausgebildetes Team, welches im innerklinischen Setting bei einem Notfall alarmiert wird. Ziel des Herzalarm-Teams ist es, so schnell wie möglich beim Patienten*bei der Patientin zu sein.

Das Herzalarm-Team (auch als Reanimationsteam bezeichnet) ist ein **spezialisiertes Team** von medizinischem Personal, das **in einem Krankenhaus** im Notfall alarmiert wird, wenn ein*e Patient*in z. B. einen Herzstillstand erleidet oder sich in akuter Lebensgefahr befindet. Das Team besteht normalerweise aus Ärzt*innen, Pflegekräften (Intensivpfleger*innen) und anderen medizinischen Fachkräften, die speziell ausgebildet sind, um in solchen Situationen schnell und effektiv zu handeln.

Sobald ein Herzstillstand erkannt wird, wird auf der Station mittels Telefon oder Tastensystem im Raum ein Herzalarm ausgelöst und das Team alarmiert, das dann zum Patienten*zur Patientin eilt. Ziel des Herzalarm-Teams ist es, den Patienten*die Patientin so schnell wie möglich wiederzubeleben und ihm*ihr die bestmögliche Chance auf eine vollständige Genesung zu geben. In vielen Fällen kann das schnelle Eingreifen des Teams dazu beitragen, das Leben des Patienten*der Patientin zu retten und die Wahrscheinlichkeit bleibender Hirnschäden zu reduzieren. Daher ist entscheidend, dass ein Krankenhaus einen effektiven Herzalarm-Prozess/-Ablauf hat und dass regelmäßig trainiert wird, um im Ernstfall schnell und effektiv handeln zu können.

Krankenhaushygiene

Key Facts

Durch angemessenes, professionelles Verhalten und die Kenntnis der Keimübertragungswege können Krankenhausinfektionen für Patient*innen und Mitarbeiter*innen weitgehend vermieden werden.

Ein wesentlicher Aspekt der präventiven Maßnahmen in einem Krankenhaus betrifft die Krankenhaushygiene. Für die Krankenhaushygiene hat die Erkennung, Verhütung und Bekämpfung von Krankenhausinfektionen entscheidende Bedeutung.

Die wichtigsten Überträgerinnen von Keimen sind die **Hände**. Daher ist stets auf eine korrekte Händehygiene zu achten. Vor und nach jedem Kontakt mit Patient*innen ist eine Desinfektion mit einem alkoholischen Hände-Desinfektionsmittel durchzuführen. Fingernägel sind kurz zu halten. Während des Dienstes ist auf Nagellack und künstliche Fingernägel zu verzichten. Lange Fingernägel können nicht ausreichend gereinigt werden, erhöhen die Verletzungsgefahr und beschädigen Schutzhandschuhe. Das Tragen von Schmuck ist im Dienst verboten. Neben der Gefahr der dadurch verursachten Verunreinigung kann er zu Verletzun-

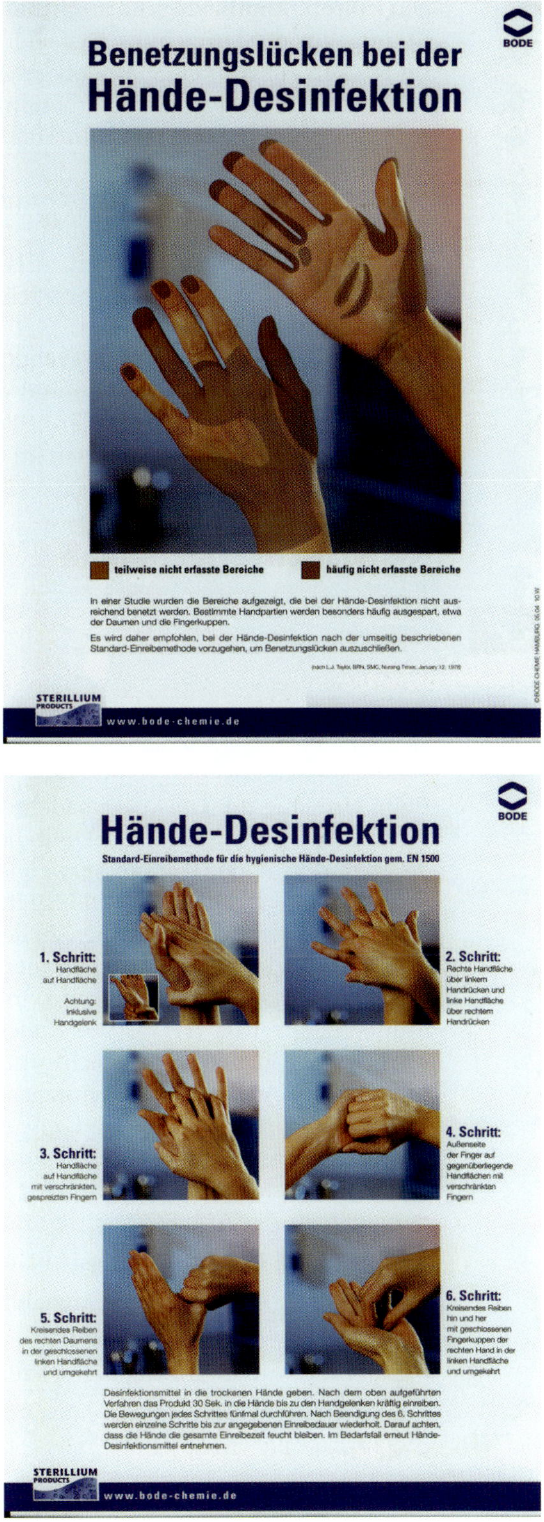

Abb. 2: **Händedesinfektion**

gen führen. **Kopfhaare** sind aufgrund ihrer elektrostatischen Aufladung fast immer mit Keimen aus der Umgebung besiedelt. Daher sollte langes Haar während der Dienstzeit im Nacken zusammengebunden getragen werden. Bei bestimmten Tätigkeiten wie beispielsweise großflächigem Verbandwechsel oder in hygienischen Risikobereichen wie etwa Operationssälen muss ein Haarschutz getragen werden, der Kopf- und Barthaar vollständig bedeckt.

Eine Reihe von gesetzlichen Grundlagen und Verordnungen regelt den Schutz der Beschäftigten vor der Gefährdung ihrer Sicherheit und Gesundheit bei Tätigkeiten mit biologischen Arbeitsstoffen. Arbeitsmedizinische Vorsorgeuntersuchungen tragen dazu bei, gesundheitliche Beeinträchtigungen, die durch Infektionserreger verursacht werden, zu verhindern.

Als erste Maßnahme der **Präventionstätigkeit** wird neben einer allgemeinen Anamnese und dem körperlichen Befund die **Impf- und Arbeitsanamnese** erhoben. Es wird auch nach früher erlittenen oder bestehenden Infektionskrankheiten gefragt. Gegen einige ernste Infektionskrankheiten im Gesundheitsdienst gibt es wirksame Impfstoffe. So sollen alle Mitarbeiter*innen gegen Hepatitis A und B sowie gegen Tetanus geimpft sein.

Nadelstichverletzungen

Key Facts

Auch Spritzer von Körperflüssigkeiten auf die Haut und besonders auf Schleimhäute bergen eine nicht unerhebliche Infektionsgefahr.

Beim Umgang mit Injektionsnadeln, Kanülen oder anderen spitzen, scharfen oder zerbrechlichen Gegenständen besteht die Gefahr, sich zu verletzen. Sind diese Gegenstände vorher an Patient*innen verwendet oder mit Körperflüssigkeiten verunreinigt worden, besteht erhebliche Infektionsgefahr.

Nadelstichverletzungen zählen zu den **häufigsten Arbeitsunfällen** bei Mitarbeiter*innen im Gesundheitswesen. Dabei können infektiöse Erreger übertragen werden, praktisch bedeutsam sind v. a. die Hepatitisviren B (HBV) und C (HCV) sowie das humane Immundefizienzvirus (HIV). Die **Nadelstichverordnung (NastV)** setzt die EU-Richtlinie 2010/32/EU in nationales Recht um und regelt konkretisierend zu bestehenden Vorschriften im Arbeitnehmerschutzgesetz (ASchG) und der Verordnung biologische Arbeitsstoffe (VbA) den sicheren Umgang mit scharfen und spitzen medizinischen Instrumenten im Krankenhaus- und Gesundheitssektor und an vergleichbaren Arbeitsplätzen.

Die Nadelstichverordnung fordert Maßnahmen zur Verbesserung der Arbeitsbedingungen bzw. der Arbeitsorganisation wie

- Aufstellung von Entsorgungsbehältern nahe beim Arbeitsplatz
- Einrichtung einer Instrumentenablage mit einheitlicher Ausrichtung aller spitzen/scharfen Instrumente
- getrennte Aufbewahrung der spitzen/scharfen Instrumente
- Einrichtung/Verbesserung eines Verletzungsmeldesystems
- Maßnahmen gegen Zeitdruck
- Maßnahmen gegen überlange Schichten oder
- Abwechslung zwischen belastenden und weniger belastenden Tätigkeiten

Zur Vermeidung von Nadelstichverletzungen

Nadeln oder Skalpelle darf man **nie in die Hülle zurückstecken**, denn das ist die häufigste Ursache für Verletzungen. Sie sind sofort an Ort und Stelle in einem stichfesten und verschließbaren Behälter zu entsorgen, ohne die Nadel von der Spritze zu trennen.

Die weitere Vorgehensweise nach einer Nadelstichverletzung richtet sich nach dem **Risiko der Übertragung eines Infektionserregers**. Ist bekannt, bei welchem Patienten*welcher Patientin die Nadel verwendet wurde, sind sofort Anamnese und Blutabnahme zwecks Untersuchung auf Hepatitis und HIV durchzuführen. Um eventuelle rechtliche Ansprüche zu wahren, ist eine detaillierte **Dokumentation** des Vorfalls bzw. seiner Konsequenzen unerlässlich. In den hausinternen Verhaltensanweisungen ist genau festzuhalten,

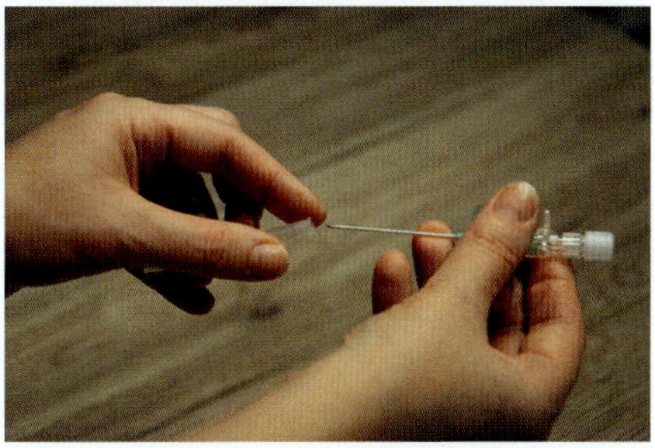

Abb. 3: **Recaping-Nadelstichverletzung**

- wem diese Dokumentation obliegt (z. B. Betriebsärzt*innen, Hygienefachkräften, Sicherheitsvertrauenspersonen etc.) und
- welche Daten registriert werden müssen.

Alle Nadelstichverletzungen, auch Bagatellverletzungen, sollen hausintern registriert und dokumentiert werden, um Schwachstellen im Entsorgungssystem oder Mängel beim Wissen um Schutzmaßnahmen feststellen zu können.

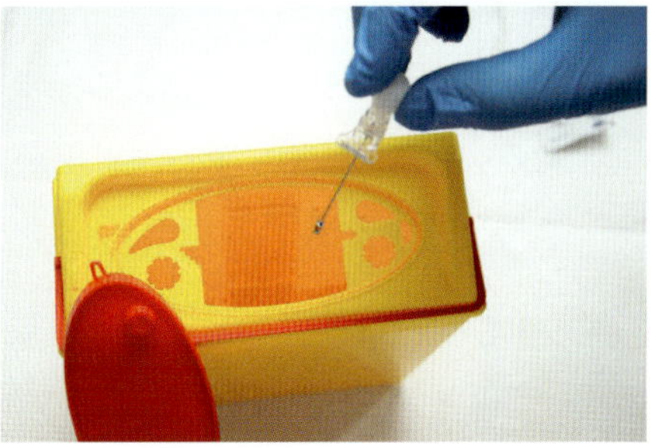

Abb. 4: **Kontamed-Box**

Welche **Maßnahmen** sind bei einer Nadelstichverletzung zu ergreifen?

1. Bringen Sie die Wunde sofort und ausreichend lange (bis zu 5 Minuten) durch Stauen zum Bluten. Verwenden Sie außerdem ein alkoholhaltiges Hautantiseptikum, das Sie mindestens 30 Sekunden einwirken lassen.
2. Nehmen Sie sofort Kontakt mit den Hygienebeauftragten oder den Betriebsärzt*innen auf, um zu besprechen, ob oder welche weiteren Maßnahmen (z. B. post-expositionelle Prophylaxe zum Schutz vor HBV oder HIV) erforderlich sind.

Think Box

Risiko- und Crew-Ressource-Management sind zwei wichtige Qualitätspunkte im Bereich der Medizin. Diese Konzepte spielen auch in anderen sicherheitskritischen Branchen, wie der Notaufnahmen oder im Rettungsdienst, eine Rolle.

Der Notruf ist einer der wichtigen Säulen in der Ersten Hilfe: Je schneller er getätigt wird, desto höher ist die Wahrscheinlichkeit, dass auch schnell Hilfe kommt, was für das Outcome – d. h. für die Patient*innen – entscheidend ist.

Die Krankenhaushygiene ist ein äußerst wichtiger Aspekt des Gesundheitswesens, der darauf abzielt, die Verbreitung von Infektionen und Krankheiten in Gesundheitseinrichtungen, wie Krankenhäusern und Kliniken, zu minimieren und die Sicherheit von Patient*innen, Mitarbeiter*innen und Besucher*innen zu gewährleisten. Daher ist es auch wichtig, die Richtlinien und Vorschriften der Krankenhaushygiene einzuhalten.

?

Fragen zur Überprüfung des Wissens

1. Wo wird das Notfallmanagement im Gesundheitswesen eingesetzt?
2. Was ist das Ziel eines Notfallmanagements?
3. Was bedeutet „Human Factors“ in der Notfallmedizin?
4. Wie können Fehler in der Notfallmedizin verhindert werden?
5. Woher kommt das CRM?
6. Wie ist ein CRM-Training aufgebaut?
7. Nennen Sie mindestens drei der CRM-Regeln!
8. Wie unterscheiden sich eine Intensivstation und eine Überwachungsstation (Intermediate Care Unit) voneinander?
9. Wie ist ein Herzalarmteam aufgebaut?
10. Wie können Nadelstichverletzungen vermieden werden?

3. Kapitel: Das kleine ABC der Medizinprodukte

Alexander Aigner

Der periphere Venenkatheter

Key Facts

In einem Notfall ist es wichtig, das entsprechende Medizinprodukt zu kennen, vor allem welches Medizinprodukt für welchen Notfall am besten geeignet ist. Je besser man das Medizinprodukt kennt, desto einfacher ist die Anwendung im Notfall. Medizinprodukte sind wichtige Bestandteile des alltäglichen Gesundheitslebens und aus diesem nicht mehr wegzudenken. Da sie sich ständig ändern, ist es wichtig, immer einen guten Überblick über die wichtigsten Medizinprodukte zu haben und zu wissen, wie sie angewendet werden.

Der **schnellste und sicherste Zugangsweg** ist meist der periphere Venenkatheter. Ein peripherer Venenkatheter (kurz PVK) ist ein dünner, flexibler Kunststoffschlauch, der in eine periphere Vene eingeführt wird, um den Zugang zum Blutkreislauf für die Verabreichung von Medikamenten, Flüssigkeiten oder Blutprodukten zu ermöglichen. Der PVK wird normalerweise in einer Vene an der Hand, am Arm oder am Fuß eingeführt und kann für kurze Zeit oder mehrere Tage am Patienten*an der Patientin bleiben.

Welches **Material** wird dafür benötigt?

- Händedesinfektion und Einmalhandschuhe
- Stauschlauch oder Blutdruckmanschette, um den venösen Abfluss zu behindern und dadurch die Venen besser hervortreten zu lassen
- Tupfer mit Desinfektionsmittel, um die Einstichstelle zu desinfizieren
- Venenverweilkanüle in der gewünschten Dicke (von dick nach dünn: orange, grau, weiß, grün, rosa, blau, gelb) – je dicker die Kanüle ist, desto schneller kann dadurch infundiert werden
- Pflaster, um den Venenkatheter zu fixieren
- Spritze mit NaCl-Lösung (0,9 %), um die Lage des PVK zu verifizieren
- evtl. Dreiwegehahn, um das Verabreichen von Infusionen und Medikamenten zu vereinfachen
- evtl. Infusion, um den PVK zu spülen

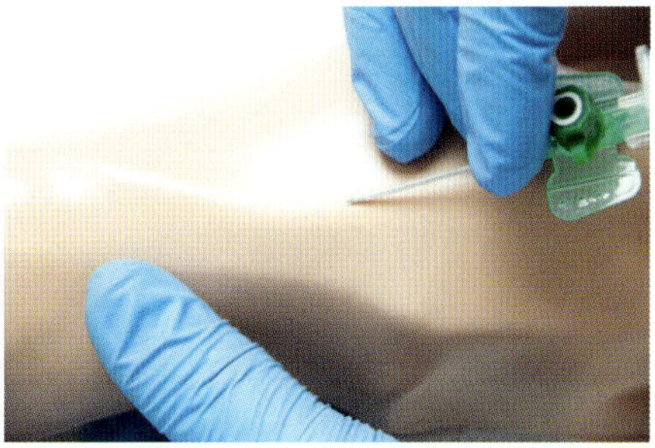

Abb. 5: **Venenverweilkanüle**

Wie geht man beim **Legen** eines peripheren Venenkatheters vor?

Die Assistenz besteht aus dem Anlegen des Stauschlauches bzw. der Blutdruckmanschette, die bis knapp unterhalb des systolischen Wertes aufgepumpt wird. Anschließend wird die Stelle, an der punktiert werden soll, mit einem Alkotupfer desinfiziert.

Nachdem die Venenverweilkanüle in die Vene gestochen wurde, ist sie sicher zu fixieren, entweder mit speziell dafür vorgesehenen PVK-Pflastern oder mit Leukoplast. Danach ist sicherzustellen, dass die Abwurfbox (= Kontamedbox) für den Mandrin zur Verfügung steht. Auf Wunsch ist NaCl oder Ähnliches zum Spülen aufzuziehen und in der Spritze zu reichen. Anschließend wird das Medikament – oft in Form von Infusionen – gereicht.

Welche **Komplikationen** können beim peripheren Venenkatheter auftreten?

Manche Medikamente (z. B. Katecholamine) müssen kontinuierlich über Motorspritzen verabreicht werden. Ist nicht gewährleistet, dass das Medikament tatsächlich kontinuierlich in die Blutbahn gelangt, weil z. B. durch die Lage der Patient*innen die Möglichkeit besteht, dass die periphere Vene abgedrückt wird, ist die Anlage eines zentralen Venenkatheters notwendig.

Die Vene kann aber auch durch den Kunststoffschlauch selbst gereizt und entzündet werden, daher sollte ein peripherer Venenkatheter nicht länger als 2–3 Tage belassen werden.

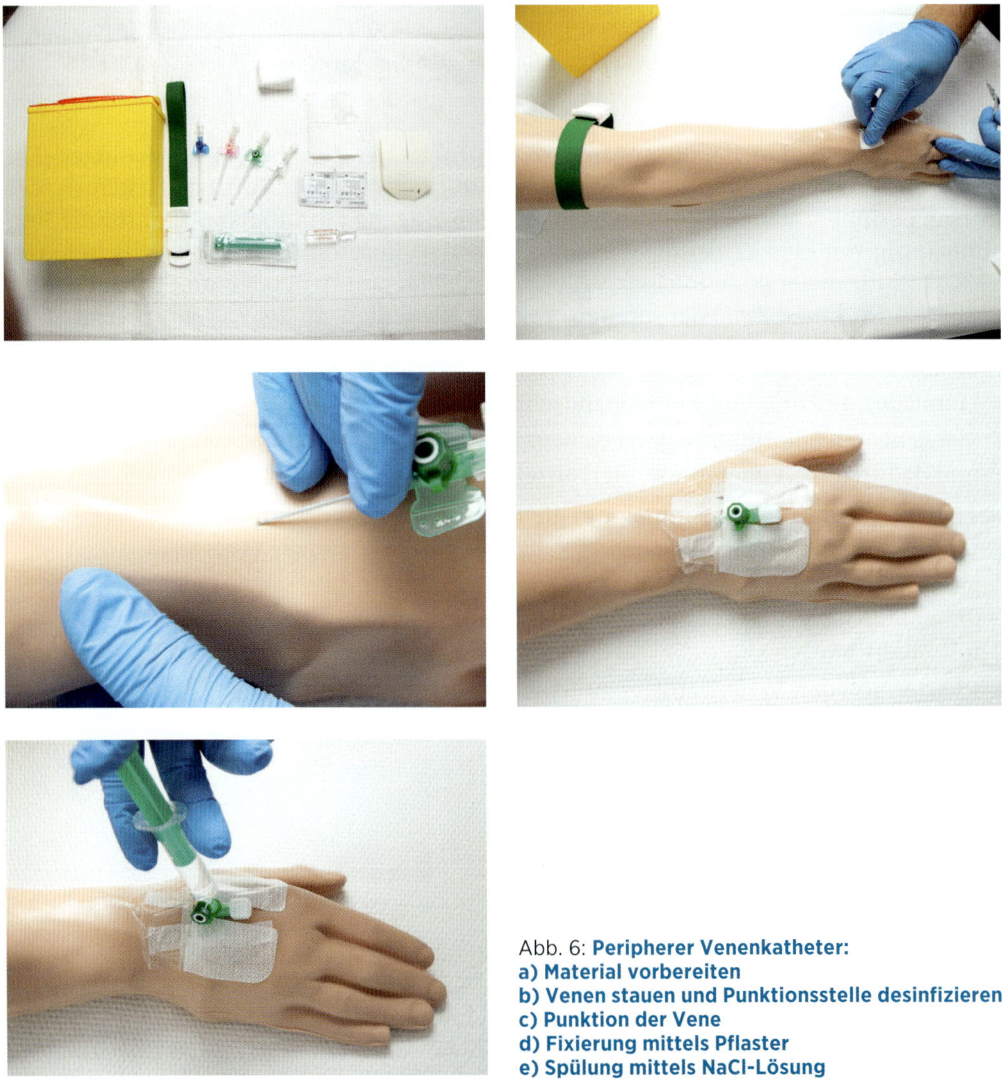

Abb. 6: **Peripherer Venenkatheter:**
a) Material vorbereiten
b) Venen stauen und Punktionsstelle desinfizieren
c) Punktion der Vene
d) Fixierung mittels Pflaster
e) Spülung mittels NaCl-Lösung

Der zentrale Venenkatheter

Manche Medikamente können wegen der Venenreizung oder der notwendigen kontinuierlichen Infusion nicht über periphere Venen verabreicht werden, und bei manchen Patient*innen ist die Anlage peripherer Venenkatheter nicht möglich. Wenn ein Zugang nicht unbedingt in den nächsten Minuten notwendig ist, so kann ein zentraler Venenkatheter gelegt werden. Dabei wird unter keimfreien Bedingungen ein Kunststoffschlauch über eine große Vene am Hals (Vena jugularis), unter dem Schlüsselbein (Vena subclavia) oder in der Leiste (Vena femoralis) eingebracht, dessen Spitze in der großen Hohlvene zu liegen kommt (Vena cava). Die Venen liegen einige Zentimeter unter der Haut und die Punktion ist manchmal schwierig.

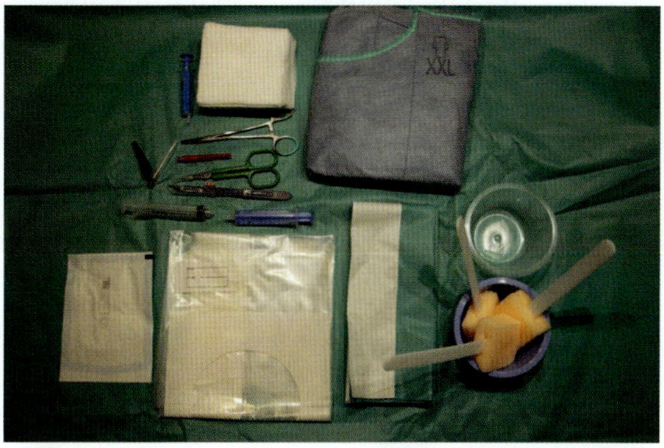

Welches **Material** wird dafür benötigt?

- Set für zentralen Venenkatheter (enthält sterile Tücher etc.) und Katheter
- Sterile Handschuhe und Haube, Gesichtsmaske, steriler Mantel
- Desinfektionsmittel
- NaCl-Lösung 0,9 % zum Spülen des Katheters
- Überwachung der Patient*innen (EKG, Sauerstoffsättigung des Blutes – SpO_2, Blutdruck)
- Anschließend Brustkorbröntgen zur Lagekontrolle

Welche **Komplikationen** können beim zentralen Venenkatheter auftreten?

Es kann zur Verletzung von großen Gefäßen, zur Verletzung der Lunge oder auch zu Herzrhythmusstörungen kommen. Weiters ist die Gefahr von Infektionen gegeben.

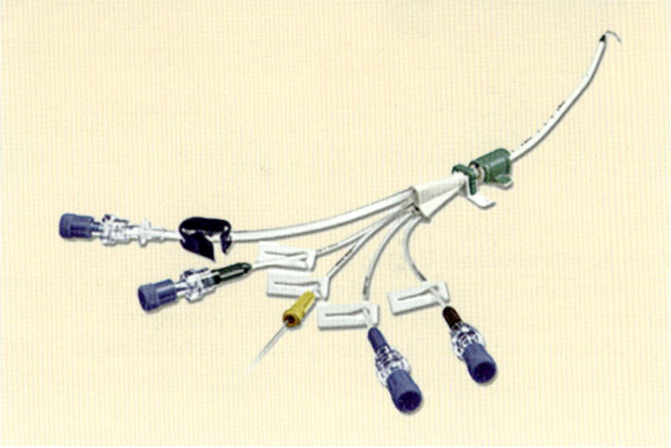

Abb. 7: **Cava-Katheter**

Der intraossäre Zugang

Bei Notfallpatient*innen kann es manchmal schwierig bis unmöglich sein, einen peripheren Venenkatheter zu platzieren. Die Anlage eines zentralen Venenkatheters dauert allerdings relativ lange, kann zu gefährlichen Komplikationen führen und ist in der Präklinik oft nicht möglich. Ein intraossärer Zugang ist eine Methode, um Medikamente, Flüssigkeiten oder Blutprodukte **direkt in das Knochenmark** eines Patienten*einer Patientin zu verabreichen, wenn der Zugang über eine Vene nicht möglich ist. Ein solcher Zugang wird oft in Notfallsituationen angelegt, wenn eine schnelle Verabreichung von Medikamenten oder Flüssigkeiten notwendig ist, um das Leben des Patienten*der Patientin zu retten.

Um einen intraossären Zugang legen zu können, wird mithilfe eines Bohrers an der proximalen Stelle des Schienbeins oder am Oberarm eine spezielle Nadel in das Knochenmark gebohrt. Die Nadel wird dann verwendet, um Medikamente, Flüssigkeiten oder Blutprodukte direkt in das Knochenmark zu injizieren.

Ein intraossärer Zugang ist in der Regel eine sichere Methode und hat eine hohe Erfolgsrate. Es gibt jedoch einige mögliche Komplikationen wie Infektionen, Blutungen, Knochenfrakturen und Nervenschäden, die bei der Anwendung dieser Methode auftreten können. Daher sollte ein intraossärer Zugang nur von **geschultem medizinischem Personal** und nur in **Notfallsituationen** durchgeführt werden, wenn keine anderen Zugänge verfügbar sind.

Welches **Material** wird dafür benötigt?

- Set für intraossären Zugang, bestehend aus Bohrer und Nadel
- Tupfer mit Desinfektionsmittel, um die Einstichstelle zu desinfizieren
- Verband, um die Kanüle zu fixieren
- Spritze mit NaCl-Lösung (0,9 %), um die Lage des Katheters zu verifizieren
- Eventuell Dreiwegehahn, um das Verabreichen von Infusionen und Medikamenten zu vereinfachen

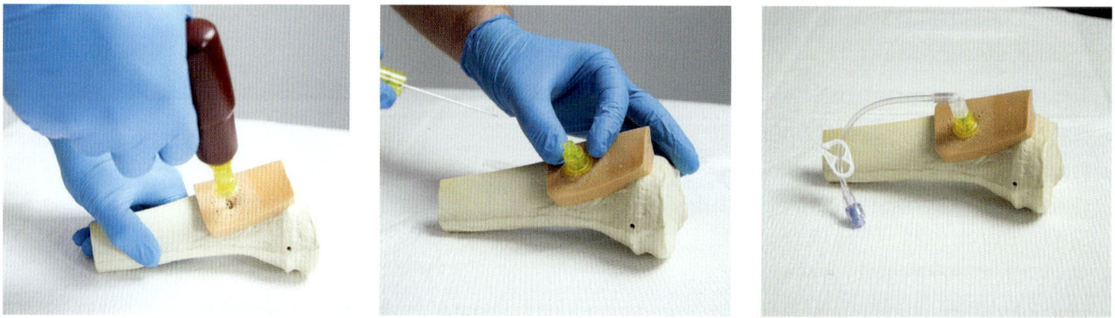

Abb. 8: **Intraossärer Zugang:**
a) desinfizierte Punktionsstelle durchstechen, bis zum Knochenwiderstand
b) der Trokar wird aus der i. o.-Nadel gezogen
c) Spülung mittel NaCl-Lösung und anschließende Fixation

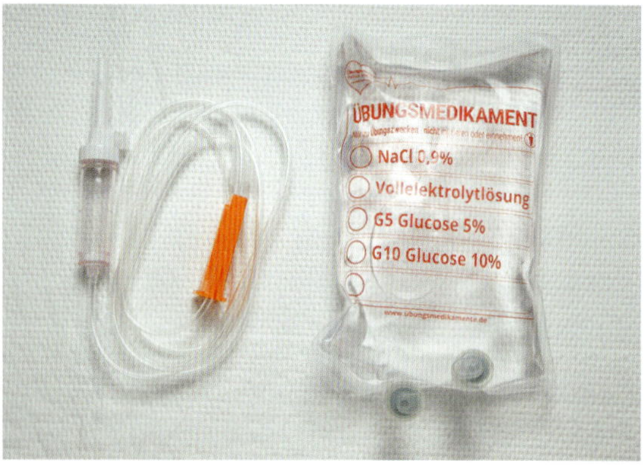

Abb. 9: **Infusion**

Die Infusion

Notfallpatient*innen mit starkem Blutverlust benötigen Infusionen, um den Kreislauf aufrechtzuerhalten. Das Vorbereiten von Infusionen kann im Notfall wichtige Zeit sparen.

Welches **Material** wird dafür benötigt?

- Infusionsflasche aus Kunststoff oder Glas
- Infusionsgerät/-besteck mit Einstechteil, Durchflussregler, Tropfkammer und Schlauch

Wie geht man beim **Vorbereiten von Infusionen** vor?

Bei nicht steril verpackten Infusionslösungen muss die Einstichstelle desinfiziert werden! Der Durchflussregler muss beim Einstechen und beim anschließenden Füllen der Tropfkammer geschlossen sein. Wenn die Tropfkammer zu einem Drittel gefüllt ist, ist der Durchflussregler zu öffnen und der Schlauch muss blasenfrei mit Infusionslösung gefüllt werden. Anschließend wird das Schlauchende zum Anstecken gereicht und der Durchflussregler auf die gewünschte Tropfgeschwindigkeit nach ärztlicher Angabe eingestellt.

Das Monitoring

In der Notfallmedizin bezieht sich Monitoring auf die **kontinuierliche Überwachung von Vitalparametern** wie Herzfrequenz, Blutdruck, Sauerstoffsättigung, Atmung, Bewusstseinszustand und andere physiologische Funktionen des Patienten*der Patientin. Die Überwachung erfolgt in der Regel durch den Einsatz von medizinischen Geräten wie beispielsweise EKG-, Blutdruck-, Sauerstoffsättigungs- und Atemüberwachungsgeräten.

Das Monitoring ist ein wichtiger Bestandteil der Notfallversorgung, da es dem Team ermöglicht, den Zustand des Patienten*der Patientin genau zu beobachten und auf Veränderungen schnell zu reagieren. Zum Beispiel kann eine Veränderung der Herzfrequenz oder des Blutdrucks Anzeichen dafür sein, dass sich der Zustand des Patienten*der Patientin verschlechtert. In diesem Fall können die Behandlungsmaßnahmen entsprechend angepasst werden, um den Patienten*die Patientin schnell und wirksam zu stabilisieren.

Zusätzlich zum Monitoring von Vitalparametern kann die Notfallmedizin auch die Überwachung von anderen Aspekten der Behandlung umfassen, wie z. B. die Überwachung der Wirkung von Medikamenten oder der Wirksamkeit von Atemwegsmanagement-Maßnahmen. Eine kontinuierliche Überwachung hilft dabei, sicherzustellen, dass der*die Patient*in während der Notfallbehandlung sicher und effektiv behandelt wird.

Neben der allgemeinen Beobachtung sollen standardmäßig bei allen Notfallpatient*innen die **Sauerstoffsättigung** mittels Pulsoxymetrie, **Blutdruck** sowie **Herztätigkeit** mittels EKG überwacht werden. Bei beatmeten Patient*innen sollte die Beatmung zusätzlich mittels **Kapnometrie** überwacht werden.

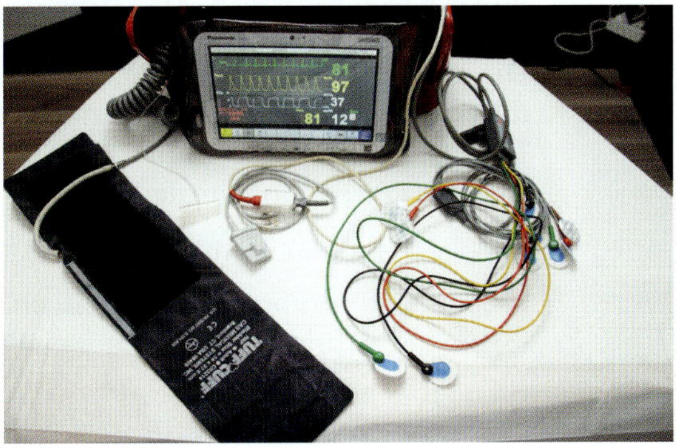

Abb. 10: **Monitoring**

Die Pulsoxymetrie

Die Pulsoxymetrie ist eine nicht-invasive Methode zur Messung der Sauerstoffsättigung des Blutes. Dabei wird ein kleiner Sensor an Finger, Ohrläppchen oder Zeh befestigt, der mithilfe von Infrarotlicht die Lichtabsorption des sauerstoffhaltigen und des sauerstoffarmen Blutes misst.

Bei der Pulsoxymetrie werden sowohl die Pulsfrequenz als auch die Sauerstoffsättigung

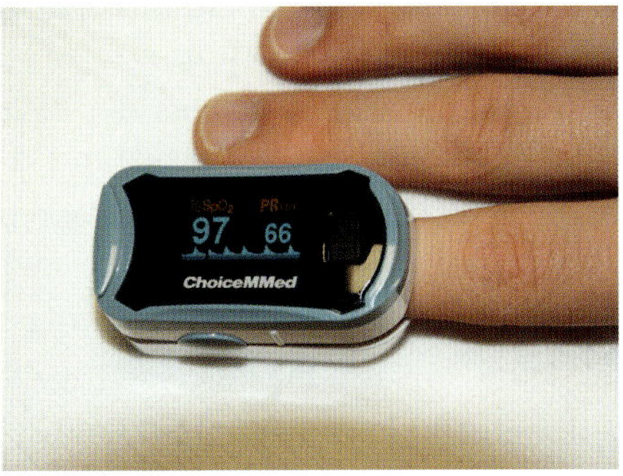

Abb. 11: **Pulsoxymeter**

gemessen. Das durch diese Stelle hindurchscheinende Licht wird von sauerstoffbeladenen, hellroten Erythrozyten anders absorbiert als von den dunkelroten, nicht mit Sauerstoff beladenen. Das Ergebnis wird als Sauerstoffsättigung des Blutes angezeigt und in der Regel in Form eines Prozentsatzes ausgedrückt. Ein normaler Sauerstoffgehalt im Blut liegt zwischen 94 % und 100 %. Bei Patient*innen mit bestimmten Erkrankungen, wie z. B. COPD oder Lungenentzündung, kann die Sauerstoffsättigung jedoch unter den Normalwert fallen.

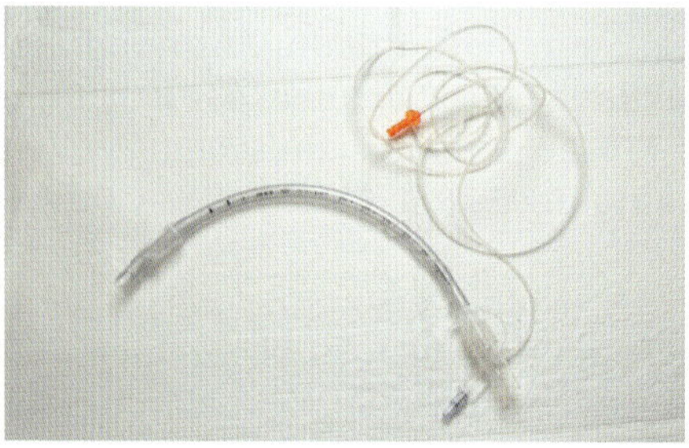

Abb. 12: **Kapnometrie**

Die Kapnometrie

Bei der Kapnometrie wird die endexspiratorische Kohlendioxidkonzentration in der Ausatemluft gemessen. Endexspiratorisch bedeutet den maximalen Wert, weil die Kohlendioxidkonzentration am Ende der Ausatmung am höchsten ist. Der gemessene Wert liegt nur um 1–2 mmHg unter dem arteriellen Kohlendioxidpartialdruck, der bei normaler Atmung 35–40 mmHg beträgt. Bei intubierten Patient*innen gibt die Messung dieses Wertes Aufschluss über 1. die richtige Tubuslage und 2. das richtige Ausmaß der Beatmung.

Endotracheale Intubation

Die endotracheale Intubation bietet den größten Schutz der Atemwege. Sie ist allerdings schwierig durchzuführen und kann zu gefährlichen Komplikationen führen. Die Intubation darf daher nur von darin erfahrenen und geübten Personen durchgeführt werden. Die endotracheale Intubation ist auch der Goldstandard in der Reanimation.

Welches **Material** wird dafür benötigt?

- Endotrachealtubus in der richtigen Größe (Innendurchmesser: Frauen meist 7–7,5 mm, Männer 8–8,5 mm)
- Endotrachealtuben bestehen aus Kunststoff und haben am oberen Ende einen genormten Anschluss für Beatmungsbeutel und Beatmungsgerät und am unteren Ende einen Ballon (Cuff), der die Luftröhre abdichtet und so das Entweichen von Luft und das Eindringen von Fremdkörpern in die Lunge verhindert.
- Laryngoskop (Ein Gerät, mit dem der Kehlkopf und somit der Eingang zur Luftröhre betrachtet werden kann)
- 10-ml-Spritze, mit welcher der Ballon am unteren Ende des Tubus (Cuff) aufgeblasen wird (Spritze ist mit „Luft“ zu beschriften!)
- Material, um den Tubus am Patienten*an der Patientin zu fixieren (Pflaster, Mullbinde etc.)
- Beatmungsbeutel bzw. Beatmungsgerät
- Stethoskop, um die korrekte Lage des Tubus zu überprüfen
- Eventuell Führungsdraht (Mandrin), um den Tubus formen zu können

Wie ist die **Vorgehensweise** bei der Intubation?

Bei der Intubation müssen die benötigten Geräte/Materialen griffbereit sein. **Vorzubereiten** sind daher:

- Laryngoskopgriff mit Spateln, wobei die Lichtquelle bei jedem Spatel kontrolliert werden muss
- Tuben in den entsprechenden Größen, wobei immer der jeweils kleinere und der jeweils größere Tubus ebenfalls vorzubereiten ist
- 10-ml-Spritze (nach Gebrauch unsteril, nicht mehr für Injektionen verwenden!)
- Bei allen Tuben muss der Cuff im Vorfeld geprüft werden. Der Führungsdraht ist nach der Cuff-Prüfung in den Tubus einzuführen und zur Lagefixierung abzuknicken.

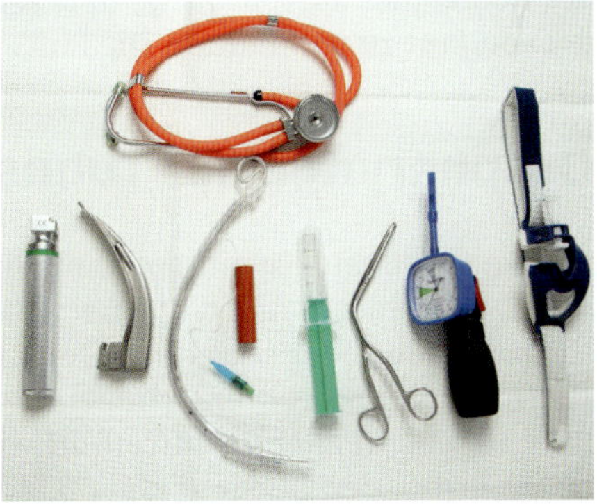

Abb. 13: **Endotracheale Intubation**

Larynxtubus

Ein Larynxtubus (auch LTS genannt) ist ein medizinisches Produkt, das bei der Atemwegssicherung verwendet wird. Es handelt sich um einen flexiblen Schlauch, der in den Larynx (Kehlkopf) eingeführt wird, um den Atemweg offen zu halten und den Luftstrom zu ermöglichen. Der Larynxtubus wird oft als **Alternative zur endotrachealen Intubation** verwendet, insbesondere in Notfallsituationen oder wenn eine herkömmliche Intubation nicht möglich oder schwierig ist.

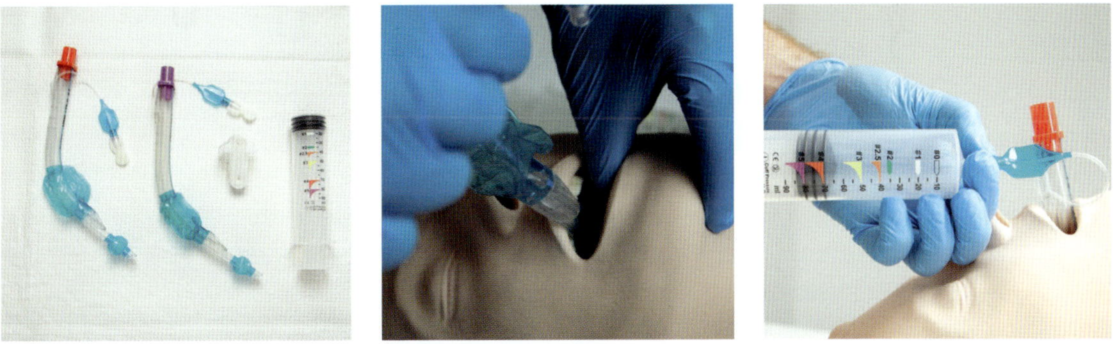

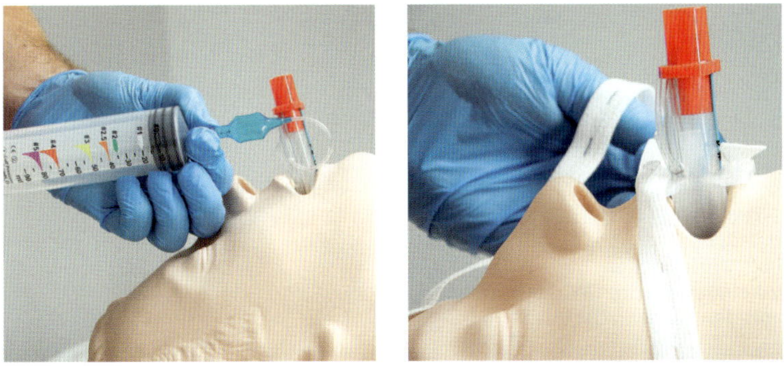

Abb. 14: **Larynxtubus:**
a) Auswahl des passenden Larynxtubus
b) Larynxtubus mittels Chin-Lift einführen
c) Larynxtubus cuffen
d) nach dem Cuffen eine Probebeatmung durchführen
e) wenn Probebeatmung erfolgreich, Larynxtubus fixieren

Der Larynxtubus besteht aus einem gebogenen Schlauch mit einem aufblasbaren Cuff an der Spitze. Beim Einführen des Tubus wird er durch den Mund platziert, der gebogene Teil passt sich der Form des Kehlkopfs an. Der aufblasbare Cuff wird dann im Bereich des Kehlkopfes aufgeblasen, um den Tubus an Ort und Stelle zu halten und ein Auslaufen von Luft zu verhindern. Die Luft strömt dann durch die Beatmung in die Lunge.

Oropharyngealer Tubus (Guedel-Tubus)

Ein Guedel-Tubus ist ein notfallmedizinisches Hilfsmittel, das verwendet wird, um die **Atemwege** eines Patienten*einer Patientin **offenzuhalten**, insbesondere wenn er oder sie **bewusstlos oder sediert** ist. Der Guedel-Tubus besteht aus einem gebogenen Kunststoffrohr in einer röhrenförmigen Form mit einem breiten Ende, das in den Mund des Patienten*der Patientin eingeführt wird.

Der Zweck des Guedel-Tubus besteht darin, das Zurücksinken der Zunge zu verhindern und gleichzeitig den Luftweg offenzuhalten, damit der*die Patient*in weiterhin atmen kann. Es ist wichtig, die richtige Größe des Guedel-Tubus für den Patienten*die Patientin zu wählen, um sicherzustellen, dass er*sie angemessen unterstützt wird. Mögliche Komplikationen können sich ergeben, wenn der Guedel-Tubus zu groß gewählt wurde, daher auf den Kehlkopf drückt und dadurch die Atemwege gefährdet. Dies kann auch die Strukturen des Kehlkopfs gefährden.

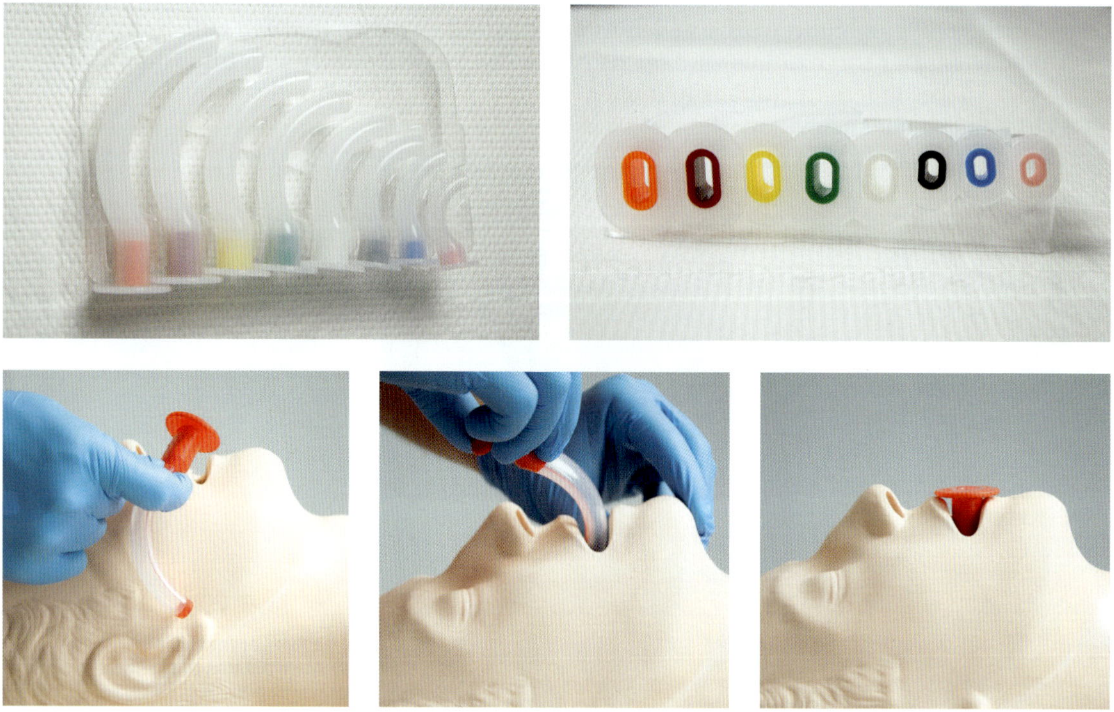

Abb. 15: **Oropharyngealer Tubus (Guedel-Tubus):**
a) und b) Auswahl eines passenden Guedel-Tubus
c) Abmessen der Größe von Mundwinkel bis Ohrläppchen
d) Guedel-Tubus verkehrt einführen bis zu einem weichen Widerstand
e) Guedel-Tubus um 180° drehen, bis er mit den Lippen abschließt

Nasopharyngealtubus (Wendltubus)

Ein Nasopharyngealtubus ist ein Hilfsmittel, das verwendet wird, um die **Atemwege** eines Patienten*einer Patientin mit eingeschränktem Bewusstsein **offenzuhalten**, insbesondere um das Zurücksinken der Zunge zu vermeiden. Der NPT ist ein flexibler Schlauch, der durch das Nasenloch des Patienten*der Patientin eingeführt wird und bis zum Rachenbereich verläuft.

Der Zweck des NPT besteht darin, den oberen Atemweg offenzuhalten, indem er den Nasen-Rachen-Raum unterstützt. Der NPT kann bei Bewusstlosigkeit, Sedierung oder Atemproblemen, die durch Verletzungen, chirurgische Eingriffe oder Krankheiten verursacht wurden, eingesetzt werden.

Die Verwendung eines NPT ist häufiger Bestandteil von Notfallversorgung, Anästhesie und Intensivmedizin. Seine korrekte Platzierung erfordert jedoch **spezielle Schulungen** und Fähigkeiten, da ein falsch platzierter Tubus zu Atemwegsobstruktionen, Blutungen oder Verletzungen führen kann.

Insgesamt kann ein Nasopharyngealtubus lebensrettend sein, da er den Atemweg über Nase und Rachen offenhält und die Atmung unterstützt. Es ist jedoch wichtig, dass er korrekt und sorgfältig platziert wird, um Verletzungen und Komplikationen zu vermeiden. Der Nasopharyngealtubus darf nicht bei offensichtlichen Verletzungen der Nase bzw. des Gesichtsschädels angewendet werden.

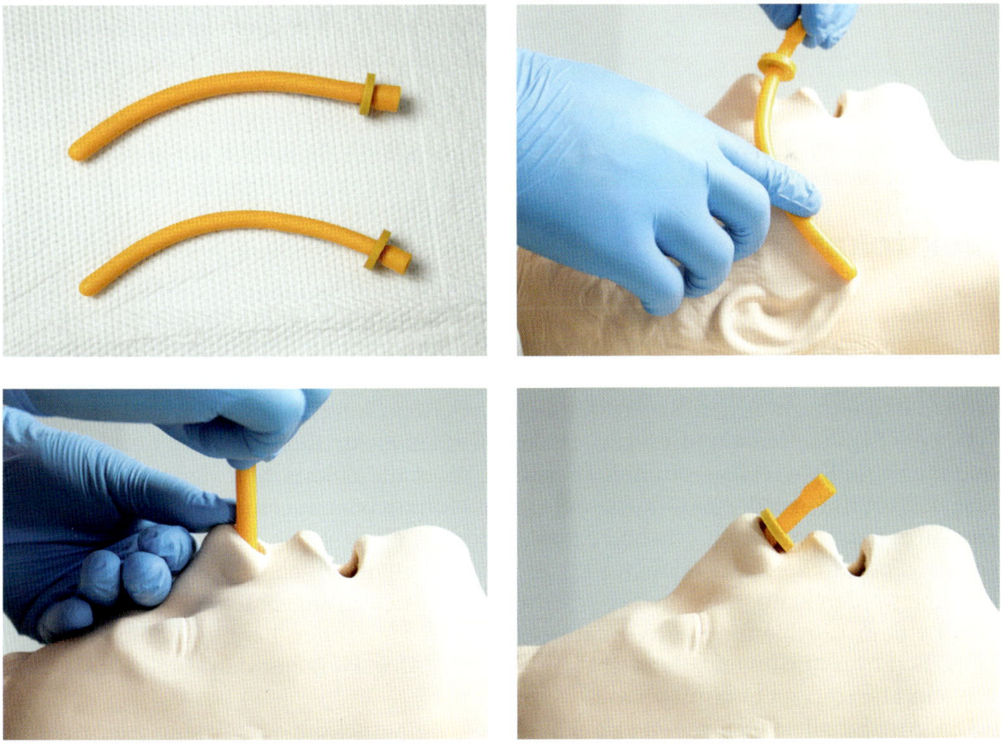

Abb. 16: **Nasopharyngealtubus (Wendltubus):**
a) Auswahl eines passenden Wendltubus
b) Abmessen der Größe von Nasenloch bis Ohrläppchen
c) Einführen unter zurückgezogener Nasenspitze
d) Fixierung des Wendltubus

Blutdruckmessung

Die Messung des Blutdruckes dient zur Beurteilung des **Kreislaufzustandes**. Die Blutdruckmessung erfolgt durch eine straff angelegte Manschette, die einen aufpumpbaren Schlauch umschließt. Dieser war früher mit einem Quecksilbermanometer nach Riva-Rocci verbunden, weshalb der Blutdruckwert noch heute in mmHg, gemeint sind mm Quecksilbersäule, angegeben wird.

Heute verwendet man die handlichen Federmanometer nach Recklinghausen oder elektronische Sensoren. Die Druckmanschette wird aufgepumpt, bis der gesamte Blutstrom unterbrochen ist, dann wird die Luft langsam abgelassen und gleichzeitig eine Arterie peripher der Druckmanschette mit dem Stethoskop abgehorcht. Sobald durch die Systole des Herzens kurzzeitig kleine Blutmengen durch die Arterie strömen, ist das sogenannte Korotkoff'sche Geräusch zu hören.

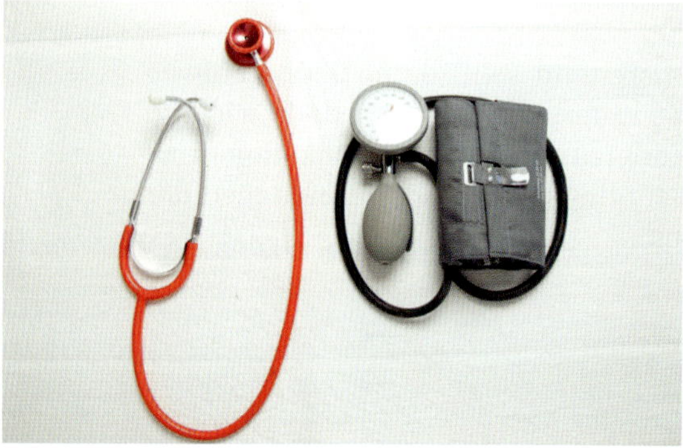

Abb. 17: **Blutdruckmanschette und Stethoskop**

Unterschreitet der Druck in der Manschette schließlich den diastolischen Druck im Gefäßsystem, bleibt die abgehorchte Arterie ständig offen und das Geräusch verschwindet. Die zwischen Systole und Diastole die Arterie durchströmenden einzelnen Blutportionen können auch als minimale Druckschwankungen am Radialispuls ertastet oder über ein Oszillometer automatisch aufgezeichnet werden. Bei der wesentlich genaueren invasiven („blutigen") Blutdruckmessung in der Intensivmedizin wird ein Sensor in die arterielle Blutbahn gebracht und der Blutdruck kontinuierlich aufgezeichnet.

Elektrokardiogramm

Das Elektrokardiogramm (EKG) zeigt die **elektrische Aktivität des Herzens** an. Es können damit Störungen des Herzrhythmus, der Durchblutung der Herzkranzgefäße und andere Herzerkrankungen festgestellt werden. Das EKG verursacht keine Schäden, ist schnell und einfach durchführbar und liefert wichtige Informationen.

Um ein EKG der Patient*innen zu erhalten, werden Elektroden auf deren Körper geklebt und mit dem EKG-Gerät verbunden. Dieses registriert die elektrischen Signale des Herzens und stellt sie in Form der EKG-Kurve auf einem Monitor oder auf einem Papierstreifen dar. Die Form der Kurve hängt – neben der tatsächlichen elektrischen Aktivität des Herzens – von der Position der Elektroden am Körper der Patient*innen ab. Damit ein EKG korrekt beurteilt werden kann, müssen die Elektroden daher richtig angebracht werden.

Mit einem 12-Ableitungs-EKG (dafür werden 10 Elektroden benötigt) können neben Herzrhythmusstörungen alle wichtigen Bereiche des Herzens dargestellt und somit z. B. ein Herzinfarkt erkannt werden.

Die Anlage aller Elektroden braucht einige Zeit und die Kabel sind bei anderen Untersuchungen eventuell im Weg. Daher werden für die reine Überwachung der Patient*innen meist nur **4 Elektroden** eingesetzt. Damit können Herzrhythmusstörungen ebenfalls gut erkannt werden. Die Diagnose eines Herzinfarktes beispielsweise ist mit 4 Elektroden allerdings nur eingeschränkt möglich.

An der EKG-Kurve stellen die verschiedenen Wellen und Zacken unterschiedliche Vorgänge im Herzen dar:

P-Welle: Sie stellt die Erregung der Herzvorhöfe dar, die normalerweise den Beginn der geordneten Herzaktion kennzeichnet. Bei Vorhofflimmern ist z. B. keine P-Welle erkennbar.

QRS-Komplex (besteht aus der nach unten zeigenden/negativen Q-, der nach oben gerichteten/positiven R- und der negativen S-Zacke): Er stellt die Erregung der Herzkammern dar. Am QRS-Komplex können z. B. alte Herzinfarkte (besonders tiefe und breite Q-Zacke) und Störungen der Erregungsausbreitung in den Herzkammern (sehr breiter QRS-Komplex mit eventuell 2 R-Zacken) erkannt werden.

T-Welle: Sie stellt die Erregungsrückbildung in den Herzkammern dar. Veränderungen der T-Welle (normalerweise positive Welle) können viele Ursachen haben.

Beim „normalen“ EKG laufen diese Wellen und Zacken immer gleich ab. Nach Beginn der P-Welle folgt der QRS-Komplex und anschließend kommt die T-Welle, auf die wieder eine P-Welle folgt usw.

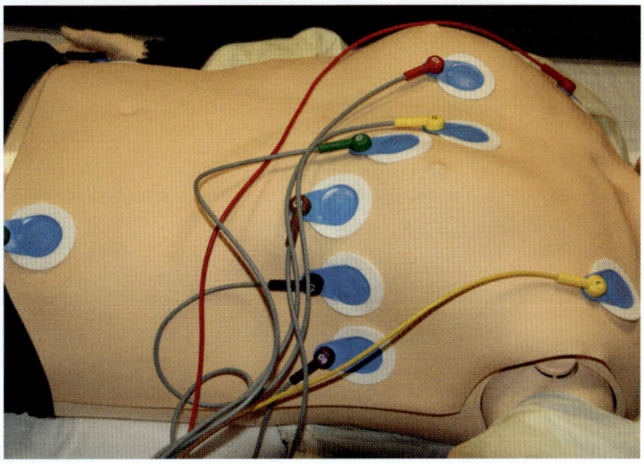

Abb. 18: **EKG**

Defibrillator

Ein Defibrillator ist ein medizinisches Gerät, das zur Behandlung von **lebensbedrohlichen Herzrhythmusstörungen** eingesetzt wird, insbesondere bei Kammerflimmern und ventrikulärer Tachykardie. Diese Zustände können zu einem plötzlichen Herzstillstand führen.

Ein Defibrillator gibt einen elektrischen Schock an das Herz ab, um das normale Herzrhythmus-Muster wiederherzustellen. Der Schock unterbricht die unkoordinierte elektrische Aktivität im Herzen und ermöglicht es dem Sinusknoten, den normalen Rhythmus herzustellen und wiederaufzunehmen.

Es gibt zwei Haupttypen von Defibrillatoren:

1. **Externer Defibrillator:** Dies ist ein tragbares Gerät, das von medizinischem Fachpersonal oder geschulten Ersthelfer*innen verwendet wird. Er wird auf die Brust des Patienten*der Patientin aufgesetzt und Elektroden werden angeschlossen, um den Herzrhythmus zu überwachen. Wenn ein lebensbedrohlicher Rhythmus erkannt wird, gibt der externe Defibrillator einen elektrischen Schock ab, der das Herz in einen normalen Rhythmus zurückbringt.
2. **Implantierbarer Defibrillator:** Dies ist ein kleines Gerät, das in den Körper implantiert wird, oft unter die Haut nahe dem Schlüsselbein. Ein implantierbarer Defibrillator wird Menschen mit einem hohen Risiko für lebensbedrohliche Herzrhythmusstörungen eingesetzt, insbesondere solche, die bereits einen plötzlichen Herzstillstand überlebt haben. Der implantierbare Defibrillator kann den Herzrhythmus kontinuierlich überwachen und bei Bedarf einen Schock abgeben, um das Herz wieder in den normalen Rhythmus zu bringen.

Die Anwendung eines Defibrillators erfordert bestimmte Kenntnisse und Schulungen. Es ist wichtig, dass er nur von geschultem Personal oder Ersthelfer*innen verwendet wird. Die Anwendung von **Laiendefibrillatoren** ist heutzutage einfach und kann auch ohne große Kenntnisse erfolgen. In Notfällen ist jedoch der schnelle Zugang zu einem Defibrillator entscheidend, um lebensrettende Maßnahmen durchzuführen und die Überlebenschance des Patienten*der Patientin zu erhöhen.

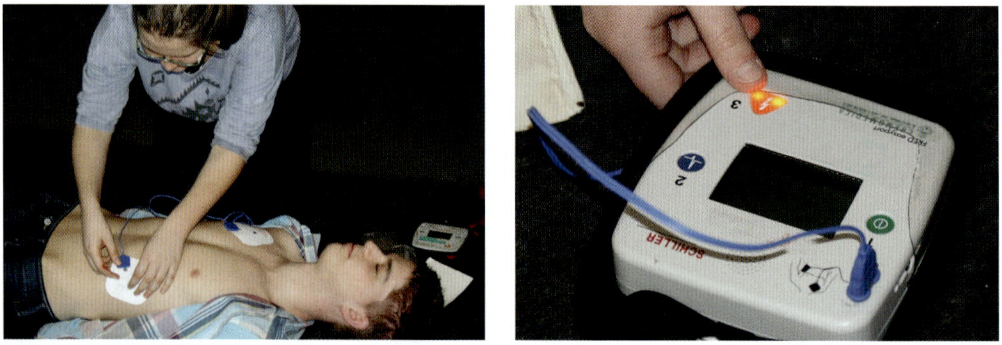

Abb. 19: **Defibrillator:**
a) Aufkleben der Elektroden
b) Auslösen des Schocks

Sauerstoffgabe

Die Sauerstoffgabe wird in verschiedenen medizinischen Notfallsituationen eingesetzt, wie z. B. bei Atemnot, akuter Ateminsuffizienz, chronischen Lungenerkrankungen wie COPD (chronisch-obstruktive Lungenerkrankung), Herzinsuffizienz, Schockzuständen oder in der postoperativen Phase.

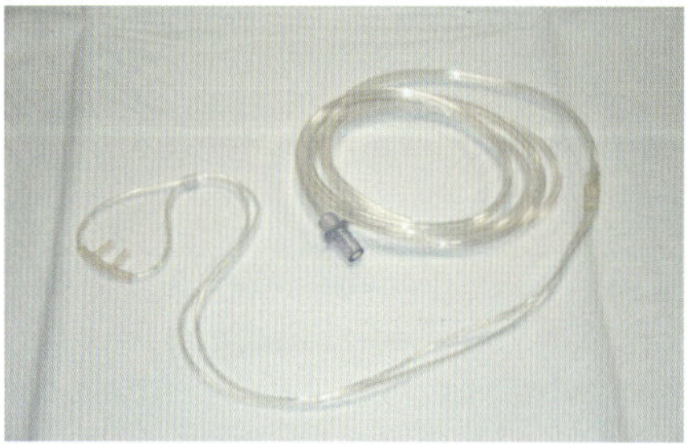

Abb. 20: **Nasenbrille**

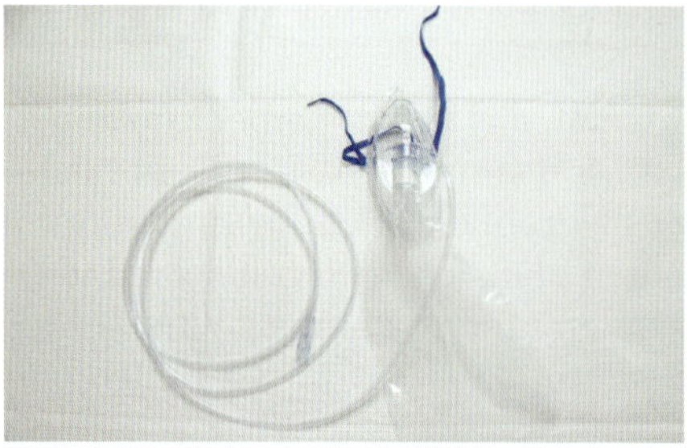

Abb. 21: **Sauerstoffmaske mit Reservoir**

Sauerstoff wird als therapeutische Maßnahme oder zur Bekämpfung einer Hypoxie verwendet, um den Sauerstoffgehalt im Körper zu erhöhen. Es gibt verschiedene Methoden, wie Sauerstoff verabreicht werden kann:

1. **Nasale Sauerstofftherapie (Nasenbrille):** Dies ist eine häufige Methode, bei der Sauerstoff über die Nasenbrille in die Nase des Patienten*der Patientin geleitet wird. Die Nasenbrillen werden in der Regel in die Nasenlöcher eingeführt, und der Sauerstoffstrom kann je nach Bedarf des Patienten*der Patientin eingestellt werden
2. **Maske zur Sauerstofftherapie:** In einigen Fällen kann eine Sauerstoffmaske verwendet werden, um höhere Sauerstoffkonzentrationen zu liefern. Die Maske bedeckt Mund und Nase des Patienten*der Patientin und ist mit einem Sauerstoffzufuhrsystem verbunden.

Aufbau einer Sauerstoffflasche

1. **Flaschenkörper:** Der Flaschenkörper stellt den Hauptteil der Sauerstoffflasche dar und besteht in der Regel aus Stahl oder Aluminiumlegierungen. Er ist robust und kann den hohen Druck des komprimierten Sauerstoffs sicher halten. Der Flaschenkörper hat eine zylindrische Form und eine Ventilöffnung an der Oberseite, durch die der Sauerstoff ein- und ausströmen kann. Der Flaschenköper ist genormt und hat immer die Farbe Weiß.
2. **Druckventil**: Das Druckventil ist mit der Ventilöffnung am Flaschenhals verbunden und ermöglicht den Ein- und Austritt von Sauerstoff. Das Ventil kann geöffnet oder geschlossen werden, um den Sauerstofffluss zu steuern. Es kann auch mit einem Manometer ausgestattet sein, das den Druck innerhalb der Flasche anzeigt. Das Manometer ist ein wichtiger Bestandteil, damit auch die Minuten der Sauerstoffgabe berechnet werden können.
3. **Durchflussregler:** Der Durchflussregler ist ein Gerät, das an das Druckventil angeschlossen wird und den Sauerstofffluss aus der Flasche kontrolliert. Er ermöglicht die Einstellung des gewünschten Durchflusses in Litern pro Minute (LPM), um den individuellen Bedürfnissen des Patienten*der Patientin gerecht zu werden.
4. **Sauerstoffanschluss**: Am Durchflussregler befindet sich ein Sauerstoffanschluss, der mit Schläuchen oder anderen Sauerstoffgeräten verbunden werden kann. Der Anschluss ermöglicht die sichere Übertragung des Sauerstoffs zu den Patient*innen oder zu anderen medizinischen Geräten.
5. **Schutzkappe**: Um die Ventilöffnung zu schützen und den Sauerstoffflaschenverschluss abzudichten, ist oft eine Schutzkappe über dem Ventil angebracht.

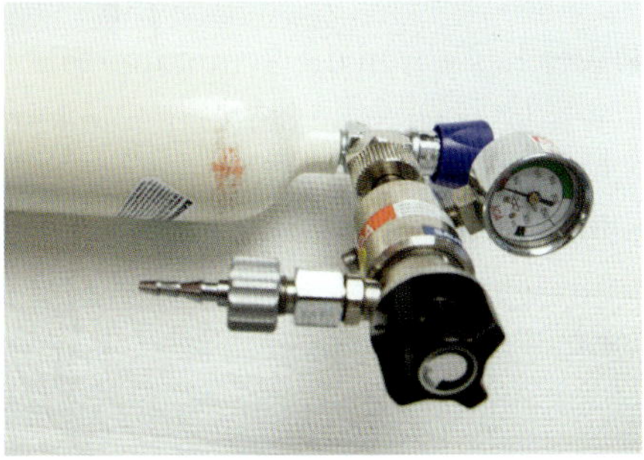

Abb. 22: **Sauerstoffflasche**

Tab. 1: **Wann geben wir Sauerstoff?**

Sauerstoffgabe	Indikation
15 l/min (Maske mir Reservoir)	Atemnot, Zyanose $SpO_2 < 90\%$
6–8 l/min, Maske mit oder ohne Reservoir	Notfallpatient*innen nach dem Erreichen des Zielwertes über 94 % SpO_2 bzw. 90 % bei COPD-Patient*innen
< 6 l/min Sauerstoffbrille	Patient*innen mit Langzeittherapie (die aber kein Notfall sind)

?

Fragen zur Überprüfung des Wissens

- Wofür wird der Larynxtubus verwendet?
- Wer darf einen Laiendefibrillator verwenden?

4. Kapitel: Notfallpatient*innen

Alexander Aigner

Fallbeispiel

Herr Gustav W. geht mit seiner Gattin in ein Kaffeehaus auf eine Melange und ein Stück Sachertorte. Ihm war beim Aufstehen am Morgen nicht so ganz wohl und er hat schon schwer Luft bekommen. Nach einer kurzen Ruhepause ist es wieder besser geworden, daraufhin entschied sich Gustav W., mit seiner Gattin doch Kaffee trinken zu gehen. Im Kaffeehaus wird ihm plötzlich übel und er wird blass im Gesicht. Er spürt einen unangenehmen Druck auf der Brust und bekommt auch schwer Luft, so wie in der Früh beim Aufstehen. Der Kellner merkt, dass es Gustav W. nicht gut geht und alarmiert via Notruf den Rettungsdienst. Dieser kommt 10 Minuten später. Nach einer kurzen Beurteilung merken die Sanitäter*innen, dass es sich um einen kritischen Patienten handelt und holen einen Notarzt zum Notfallort nach.

- Welches waren die Symptome, die für einen kritischen Patienten sprachen?
- Wie können Sanitäter*innen in kurzer Zeit feststellen, dass es sich um einen kritischen Patienten handelt?
- Mit welchen lebensbedrohlichen Ereignissen können die Sanitäter*innen rechnen?

Key Facts

Notfallpatient*innen sind Personen, die bei einem akuten gesundheitlichen Problem sofortige medizinische Hilfe benötigen.

Die quantitativen Störungen des Bewusstseins sind Somnolenz, Sopor und Koma.

Bei Patient*innen, die bewusstlos sind, bei denen eine Atem-Kreislauf-Kontrolle jedoch positiv ausfällt, sind die sofortige stabile Seitenlage mit überstrecktem Kopf und das Absetzen des Notrufs lebensrettend!

Bei Vorliegen eines Atem-Kreislauf-Stillstandes muss sofort weitere Hilfe gerufen und mit Herzdruckmassage und Beatmung begonnen werden.

Das Ziel der Herz-Lungen-Wiederbelebung ist die Aufrechterhaltung vitaler Kreislauf- und Atemfunktionen.

Definition

Ein*e Notfallpatient*in ist eine Person, die aufgrund eines akuten medizinischen Problems sofortige medizinische Versorgung benötigt, um ihr Leben oder ihre Gesundheit zu retten oder zu erhalten. Dies kann eine Vielzahl von medizinischen Notfällen umfassen, wie z. B. einen Herzinfarkt, einen Schlaganfall, schwere Verletzungen durch einen Unfall, schwere Blutungen oder eine akute Erkrankung wie akute Bronchitis oder akutes Verschlucken.

In einem medizinischen Notfall ist es entscheidend, **schnell zu handeln**, um die Überlebens- und Wiederherstellungschancen des Patienten*der Patientin zu erhöhen. Daher ist die **Erste-Hilfe-Leistung entscheidend**. Durch verschiedene Schemata und Möglichkeiten kann die lebensbedrohliche Situation schnell erkannt und schnell behandelt werden.

Think Box

Aufgrund verschiedener sichtbarer Symptome erkennt man schnell, ob sich eine Person aufgrund eines akuten medizinischen Problems in einer lebensbedrohlichen Situation befindet und ob sie schnelle Erste Hilfe sowie schnelle Versorgung benötigt.

Lebensrettende Sofortmaßnahmen

Unter lebensrettenden Sofortmaßnahmen versteht man alle Handlungen und Maßnahmen, die **unmittelbar zur Erhaltung der Lebensfunktionen** von Notfallpatient*innen durchgeführt werden müssen. Sie sind die Grundaufgabe von Ersthelfer*innen. Dazu zählen:

- Gefahrenzone absichern und Menschen retten
- Bewusstlosigkeit: stabile Seitenlage
- Atem-Kreislauf-Stillstand: Wiederbelebung und Defibrillation
- Starke Blutung: Blutstillung
- Freimachen der Atemwege (Heimlich-Manöver)
- Schock: Schockbekämpfung

Bewusstsein, Atmung und Kreislauf

Key Facts

Bewusstsein ist ein Status, welcher sich auf die Wachheit des Menschen bezieht. Es gibt verschiedene Arten von Bewusstseinsstörungen. Die tiefste Form der Bewusstseinsstörung ist das Koma, hier fehlen alle Schutzreflexe, der Patient ist nur schwer erweckbar. Es gibt verschiedene Arten und Scoren, wie der Bewusstseinsstatus feststellbar ist. Darunter fallen das AVPU-Schema sowie die Glasgow Coma Scale.

Fallbeispiel

In einer Notfallambulanz sitzt Herr Michael G. im Warteraum und wartet auf die Blutabnahme. Er fühlt sich schon den ganzen Tag nicht besonders; da es nicht besser wurde, beschloss er, in die Notfallambulanz zu fahren. Dort begutachtet ihn der diensthabende Arzt, meint, dass er vielleicht eine Virusinfektion hat, und beschließt eine Blutabnahme. Während Herr G. wartet, geht es ihm schlechter; plötzlich bricht er zusammen und bleibt reglos auf dem Boden liegen. Das Notfallpersonal wird aufmerksam und läuft sofort hin. Herr G. reagiert weder auf Ansprechen noch auf Berührungen. Sofort wird der Atemweg mittels Esmarch-Handgriff gesichert und der Patient in den Schockraum gebracht. Es stellt sich heraus, dass Michael M. einen septischen Schock erlitten hat, der dazu führte, dass er bewusstlos wurde.

In der Medizin bezieht sich der Begriff Bewusstsein auf den Grad der Wachheit und Reaktionsfähigkeit eines Patienten*einer Patientin auf seine*ihre Umgebung. Es gibt verschiedene Stufen des Bewusstseins, die von vollständiger Wachheit und Reaktionsfähigkeit bis hin zu Bewusstlosigkeit oder Koma reichen können.

Es werden drei **quantitative Störungen des Bewusstseins** unterschieden:

1. **Somnolenz**
   Die Somnolenz ist die leichteste Form der Bewusstseinsstörung. Somnolente Patient*innen sind übermäßig schläfrig. Durch lautes Ansprechen oder Berühren kann man sie leicht wecken. Die Schutzreflexe sind nicht oder nur wenig eingeschränkt.
2. **Sopor**
   Soporöse Patient*innen reagieren nicht auf Ansprechen und Berühren. Sie reagieren nur auf Schmerzreize, es ist aber nicht möglich, sie zu wecken. Die Schutzreflexe sind stark eingeschränkt.
3. **Koma**
   Als Koma bezeichnet man die tiefste Form der Bewusstseinsstörung. Komatöse Patient*innen lassen sich weder durch Ansprechen noch durch Berühren oder Schmerzreiz erwecken. Schutzreflexe sind nicht mehr vorhanden.

Die Überwachung der Bewusstseinsminderung eines Patienten*einer Patientin ist für die Diagnose und Behandlung von Erkrankungen wie Kopfverletzungen, Schlaganfälle und epileptische Anfälle von entscheidender Bedeutung. Ein geringer Bewusstseinsgrad kann auf eine Verletzung des Gehirns oder eine Funktionsstörung des Nervensystems hinweisen und erfordert möglicherweise eine sofortige medizinische Intervention.

In der Medizin wird der Bewusstseinszustand in der Regel durch die **Glasgow Coma Scale (GCS)** beurteilt. Dies ist eine Skala, die Punkte für die Augenöffnung, die verbale Antwort und die motorische Reaktion eines Patienten*einer Patientin vergibt. Je höher die Punktzahl, desto höher ist der Bewusstseinsgrad des Patienten*der Patientin.

Auch das **AVPU-Schema** wird in der Notfallmedizin angewendet: Dies ist ein einfaches Bewertungssystem, das von Ersthelfer*innen und Sanitätern*innen verwendet wird, um den Bewusstseinszustand einer Person schnell zu beurteilen. Die Abkürzung AVPU steht für:

A – Alert (wach)
V – Verbal (auf Ansprache reagierend)
P – Pain (auf Schmerzreize reagierend)
U – Unresponsive (nicht ansprechbar)

Die Bewertung erfolgt, indem der*die Helfer*in nacheinander versucht, den Patienten*die Patientin durch lautes Ansprechen („Hallo, können Sie mich hören?") oder leichtes Schütteln zu wecken. Wenn der*die Patient*in bereits beim Betreten des Raumes wach ist und auf die Anwesenheit des*der Helfer*in reagiert, wird er*sie als „alert" bewertet. Wenn er*sie auf Ansprache reagiert, aber nicht vollständig wach ist, wird er*sie als „verbal" bewertet. Wenn er*sie nur auf Schmerzreize reagiert, z. B. durch Druck auf den Fingernagel, wird er als „pain" bewertet. Wenn er*sie nicht auf Ansprache oder Schmerzreize reagiert, wird sie als „unresponsive" bewertet.

Das AVPU-Schema kann schnell und einfach angewendet werden, um einen groben Überblick über den Bewusstseinszustand eines Patienten*einer Patientin zu erhalten. Es sollte jedoch beachtet werden, dass es nicht zur Diagnose von spezifischen Erkrankungen oder Verletzungen und nicht als Ersatz für eine gründliche Untersuchung geeignet ist.

Die **Bewusstseinskontrolle** wird wie folgt durchgeführt:

Das **Ansprechen** soll mit lauter Stimme und so erfolgen, dass die Person den*die Sprecher*in sehen kann, wenn sie die Augen aufschlägt. Ziel ist es, herauszufinden, ob eine Person nur schläft. Man sagt z. B.: „Hallo, was ist denn passiert? Machen Sie die Augen auf!“

Die **Berührung** kann gleichzeitig mit vorsichtigem Schütteln erfolgen. Durch Berührungen können auch tiefer schlafende Personen geweckt werden. Die Berührung sollte stets an der Schulter, nicht in der Peripherie erfolgen.

Ist das Ergebnis der Bewusstseinskontrolle negativ, d. h. reagiert die Person nicht, ist unverzüglich eine Atem-Kreislauf-Kontrolle (im Rahmen des Notfallchecks) durchzuführen.

Welche **Maßnahmen** ergreift man im Zuge einer **Atem-Kreislauf-Kontrolle**?

- Knieen Sie sich seitlich neben die betreffende Person.
- Fassen Sie den Kopf an Kinn und Haaransatz und überstrecken Sie ihn nackenwärts.
- Bringen Sie Ihr Ohr nahe an das Gesicht der Person.
- Schauen Sie dabei Richtung Brustkorb.
- Überprüfen Sie die Brustkorbbewegungen, wie sie bei einer normalen Atmung zu sehen sind.
- Überprüfen Sie, ob Sie Atemgeräusche hören können.
- Überprüfen Sie, ob Sie die Ausatemluft spüren können.

Welche **Maßnahme** ergreift man bei **Bewusstlosigkeit**?

Ist das Ergebnis der Atem-Kreislauf-Kontrolle positiv, ist die Person bewusstlos.

Die stabile Seitenlage ist eine lebensrettende Maßnahme, die angewendet wird, wenn eine Person bewusstlos ist. Dabei wird diese Person auf die Seite gelegt, um das Risiko von Ersticken durch Erbrechen oder das Eindringen von Flüssigkeiten in die Lunge zu reduzieren. Bei der stabilen Seitenlage ist es wichtig, dass der*die Patient*in auf der Seite liegt und der Kopf überstreckt ist. Damit wird sichergestellt, dass Atmung möglich ist und dass es bei Erbrechen zu keiner Aspiration oder Erstickungsgefahr kommt.

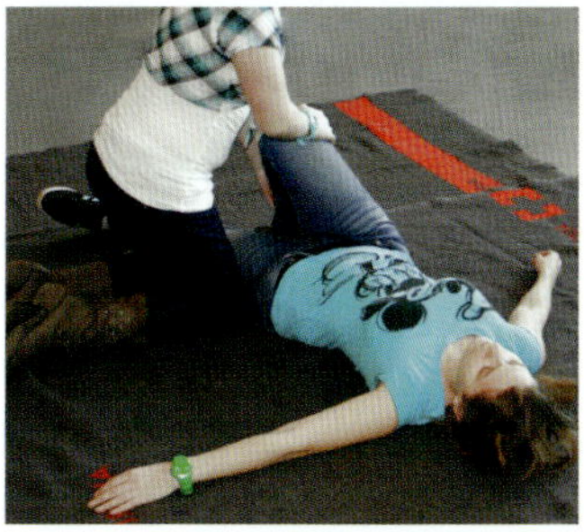
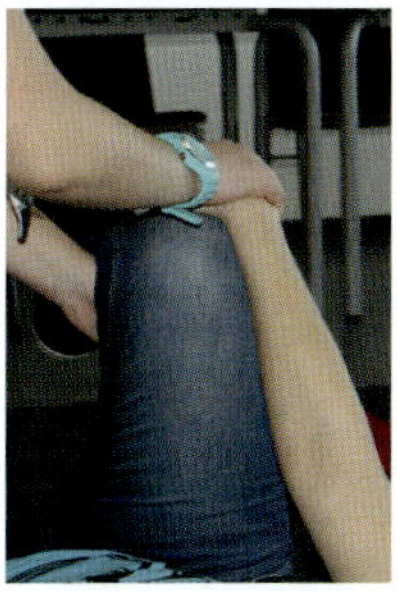
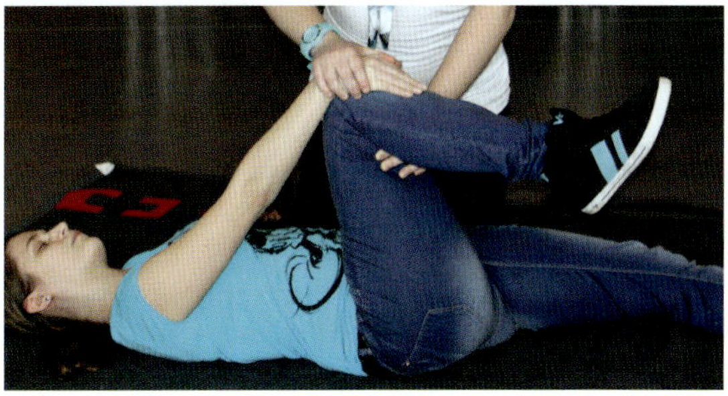
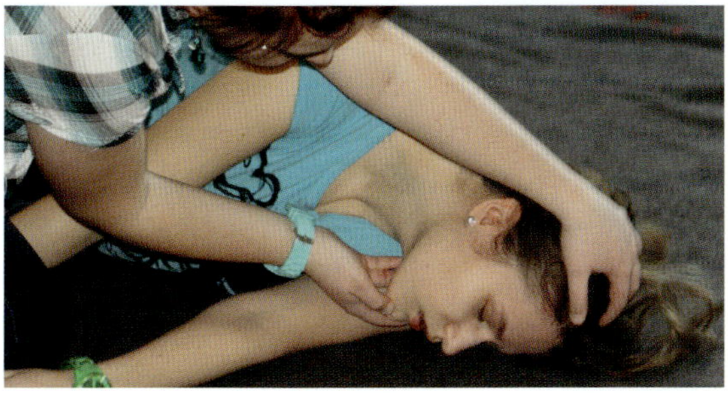

Abb. 23: **Ablauf einer stabilen Seitenlage:**
a) Arm ausstrecken, Knie anwinkeln
b) Handgelenk zu Knie
c) Drehen
d) Kopf überstrecken und Mund öffnen

Der Atem-Kreislauf-Stillstand

Ist das Ergebnis der **Atem-Kreislauf-Kontrolle negativ**, liegt ein Atem-Kreislauf-Stillstand vor. Hier ist es wichtig, mit Herzdruckmassage und Beatmung zu beginnen. Oder eher: Hier ist es **essenziell**, sofort mit der Herz-Lungen-Wiederbelebung zu beginnen!

Die **Herz-Lungen-Wiederbelebung (HLW)** ist ein lebensrettendes Verfahren, das angewendet wird, wenn jemand einen Atem-Kreislauf-Stillstand erleidet. Es sollte sofort nach Erkennen des Atem-Kreislauf-Stillstandes durchgeführt werden. Dabei werden durch schnelle und rhythmische Kompressionen des Brustkorbs sowie durch künstliche Beatmung mittels Beatmungsbeutel oder Mund zu Mund die Durchblutung und der Sauerstoffgehalt im Körper aufrechterhalten, bis der Rettungsdienst oder das Herzalarm-Team eintrifft.

Die **Herzdruckmassage** sollte wie folgt durchgeführt werden:

- Legen Sie Personen mit Atem-Kreislauf-Stillstand immer auf eine harte Unterlage und machen Sie den Oberkörper frei.
- Weisen Sie eine*n weitere*n Ersthelfer*in an, Hilfe zu rufen und einen Defibrillator zu holen.
- Knieen Sie seitlich neben der Person.
- Legen Sie einen Handballen in die Mitte des Brustkorbes und den zweiten darüber.
- Bringen Sie Ihre Schultern über den Brustkorb der Person.
- Strecken Sie Ihre Arme durch und drücken Sie den Brustkorb senkrecht und gerade nieder.
- Drücken Sie gleichmäßig fest, tief und stoßweise. Drucktiefe 5–6 cm.
- Entlasten Sie den Brustkorb nach jeder Kompression vollständig.
- Die Frequenz der Herzdruckmassage muss mindestens **100 Kompressionen** pro Minute betragen und darf 120 **nicht** übersteigen.
- Achten Sie darauf, die Herzdruckmassage möglichst nicht zu unterbrechen (außer bei Beatmung und Defibrillation).

Die Beatmung

Durch die Beatmung wird dem Organismus Sauerstoff zugeführt. Bei der Mund-zu-Mund- bzw. Mund-zu-Nasen-Beatmung wird der Sauerstoff durch die Ausatemluft des Ersthelfers*der Ersthelferin verabreicht. Das ist möglich, weil der Mensch den eingeatmeten Sauerstoff nicht zur Gänze verbraucht.

Welche Maßnahmen ergreift man bei der **Mund-zu-Mund-Beatmung**?

- Legen Sie ein Beatmungstuch über den Mund der Person.
- Knieen Sie seitlich neben der Person.
- Fassen Sie den Kopf an Kinn und Haaransatz, überstrecken Sie ihn nackenwärts und ziehen Sie dabei den Unterkiefer möglichst nach vorne.
- Halten Sie mit Daumen und Zeigefinger die Nase der Person zu, damit die Luft nicht durch die Nase entweichen kann.
- Holen Sie Luft.

- Verschließen Sie mit Ihren Lippen den Mund der Person. Ihr Mund muss den Mund der Person komplett umschließen, weil die Luft sonst durch die Mundwinkel entweicht.
- Blasen Sie Ihre Ausatemluft in den Mund der Person.
- Richten Sie den Blick auf den Brustkorb und achten Sie darauf, ob sich dieser wie bei der normalen Atmung hebt.
- Danach heben Sie den Kopf und atmen selbst wieder normal ein.
- Beatmen Sie die Person ein zweites Mal.
- Danach beginnen Sie sofort wieder mit der Herzdruckmassage.

Think Box

Reagiert ein*e Patient*in nicht adäquat auf Ansprechen oder Berührung, liegt eine Bewusstseinsstörung vor. Um die Notfalldiagnose Bewusstlosigkeit zu stellen, muss primär ein Notfallcheck durchgeführt werden. Atmet der*die Patient*in, reagiert aber nicht, liegt Bewusstlosigkeit vor. Hier ist es wichtig, sofort den Patienten, die Patientin in die stabile Seitenlage zu bringen, da es sonst durch das Zurückfallen der Zunge zu einem Atem-Kreislauf-Stillstand kommen kann. Auch andere Formen von Bewusstseinsstörungen können vorliegen. Verschiedene Scores und Schemata helfen, den Bewusstseinszustand einzuschätzen.

Algorithmen und Abläufe bei Notfällen

Das ABCDE-Schema

Key Facts

Das ABCDE-Schema ist ein wichtiges Konzept in der Notfallmedizin und besteht in einer schnellen, systematischen Beurteilung von kritischen Patient*innen.

Das ABCDE-Schema ist ein wichtiges Konzept in der Notfallmedizin, das Ärzt*innen und Rettungsdiensten hilft, eine systematische und schnelle Beurteilung und Behandlung von Patient*innen in kritischen Situationen zu gewährleisten. Das Akronym „ABCDE“ steht für Airway (Atemwege), Breathing (Atmung), Circulation (Kreislauf), Disability (neurologische Störungen) und Exposure (Aufdecken):

1. **Airway** (Atemwege)
   Hierbei wird die Durchgängigkeit der Atemwege beurteilt, um sicherzustellen, dass der*die Patient*in in der Lage ist, Luft zu bekommen. Dabei werden u. a. das Vorhandensein von Fremdkörpern, Blut oder Schleim in den Atemwegen untersucht und Maßnahmen wie die Anwendung einer Sauerstoffmaske oder einer Atemwegsintubation ergriffen.
2. **Breathing** (Atmung)
   Hierbei wird die Atmung des Patienten*der Patientin beurteilt, um sicherzustellen, dass der Sauerstoffgehalt im Blut ausreichend ist. Es werden Häufigkeit, Rhythmus, Qualität der Atmung sowie auffällige Atemgeräusche beurteilt und gegebenenfalls Maßnahmen wie die Gabe von Sauerstoff eingeleitet.

3. **Circulation** (Kreislauf)
Hierbei wird der Kreislauf des Patienten*der Patientin beurteilt, um sicherzustellen, dass der Blutdruck stabil und der Körper ausreichend mit Blut und Sauerstoff versorgt ist. Dabei werden u. a. Puls, Blutdruck und Hautfarbe beobachtet, auch die Rekapzeit wird gemessen.
4. **Disability** (neurologische Störungen)
Hierbei werden das Bewusstsein und die neurologischen Funktionen des Patienten*der Patientin beurteilt, um mögliche Verletzungen des Gehirns oder des Nervensystems zu erkennen. Hier können auch mittels anderer Schemata wie z. B. des FAST-Schemas (siehe S. 109) Schlaganfallzeichen festgestellt werden.
5. **Exposure** (Aufdecken)
Hierbei wird der*die Patient*in vollständig untersucht und alle Verletzungen oder Erkrankungen werden aufgedeckt. Dabei werden u. a. Verletzungen an Kopf, Bauch oder Extremitäten untersucht und gegebenenfalls weitere Maßnahmen wie z. B. ein EKG oder andere apparative Untersuchungen eingeleitet.

Think Box

Das ABCDE-Schema ermöglicht eine schnelle und systematische Beurteilung von Patient*innen in Notfällen und hilft dabei, lebensrettende Maßnahmen schnell und effektiv zu ergreifen. Das kann bei einem*einer geübten Anwender*in in weniger als 30 Sekunden erfolgen. Nach dem ABCDE sollte man schon feststellen können, ob sich der*die Patient*in in einem kritischen Zustand befindet, und so schnell wie möglich Maßnahmen ergreifen.

ERC-Guidelines

Key Facts

Die Umsetzung der ERC-Guidelines in der Praxis kann dazu beitragen, die Überlebensrate von Patient*innen in Notfallsituationen zu erhöhen und die Qualität der Versorgung zu verbessern.

Sobald die Zellschäden unumkehrbar sind, führen sie zu bleibenden Funktionsausfällen. Um das zu verhindern, muss rasch geholfen werden, und dafür wiederum sollte bereits der drohende und nicht erst der manifeste Schock erkannt werden und das Wissen vorhanden sein, welche Ursachen dazu führen.

Die ERC-Guidelines sind Leitlinien zur kardiopulmonalen Wiederbelebung (CPR) und zum Management von Notfällen, die vom **European Resuscitation Council (ERC)** entwickelt und veröffentlicht werden. Die Leitlinien werden alle 5 Jahre überarbeitet und aktualisiert, um die neuesten Erkenntnisse und Entwicklungen in Notfallmedizin und Wiederbelebung zu berücksichtigen.

Die ERC-Guidelines umfassen Empfehlungen zur Durchführung von CPR bei Erwachsenen, Kindern und Säuglingen sowie zur Behandlung von Herz-Kreislauf-Stillstand, Schock, akutem Koronarsyndrom, akutem Schlaganfall und anderen lebensbedrohlichen Zuständen.

Die ERC-Guidelines sind ein wichtiger Referenzpunkt für medizinisches Fachpersonal, Rettungsdienste und Ausbildner*innen auf der ganzen Welt, um sicherzustellen, dass sie auf dem neuesten Stand der Wissenschaft und Technologie sowie in der Lage sind, qualitativ hochwertige Notfallversorgung zu leisten. Die Umsetzung der ERC-Guidelines in der Praxis kann dazu beitragen, die Überlebensrate von Patient*innen in Notfallsituationen zu erhöhen und die Qualität der Versorgung zu verbessern.

Basic Life Support

Basic Life Support (BLS) ist ein grundlegender Ansatz zur Notfallversorgung, der bei einem plötzlichen Herz-Kreislauf-Stillstand angewendet wird, um die Überlebenschancen des Patienten*der Patientin zu erhöhen. BLS umfasst eine Reihe von einfachen, aber wichtigen Maßnahmen, die von Laien und medizinischem Personal durchgeführt werden können.

Die **BLS-Techniken** beinhalten:

- Überprüfung der Atmung und des Pulses des Patienten*der Patientin
- Durchführung von Herzdruckmassage (CPR)
- Sicherstellung einer stabilen Seitenlage bei Bedarf
- Verwendung eines automatisierten externen Defibrillators (AED)
- Verwaltung von Sauerstoff

Die Durchführung von BLS kann in der Notfallsituation einen entscheidenden Unterschied bewirken, indem sie das Überleben des Patienten*der Patientin bis zum Eintreffen von professionellen medizinischen Helfer*innen ermöglicht. Die effektive Umsetzung von BLS erfordert jedoch eine angemessene Schulung und regelmäßiges Training, um sicherzustellen, dass die Techniken korrekt ausgeführt werden.

Insgesamt ist BLS eine wichtige Grundlage für die Notfallversorgung und eine wertvolle Fähigkeit für alle, die möglicherweise in eine Notfallsituation geraten könnten.

Advanced Life Support

Advanced Life Support (ALS) ist ein **erweitertes Notfallsystem**, das eine höhere Ebene der medizinischen Versorgung und Unterstützung bereitstellt als Basic Life Support (BLS). ALS wird in der Regel von speziell ausgebildeten Rettungsdienstmitarbeiter*innen, Notfallsanitäter*innen und Ärzt*innen durchgeführt, um lebensbedrohliche Erkrankungen oder Verletzungen zu behandeln.

Zu den Techniken und Verfahren, die bei ALS angewendet werden können, gehören beispielsweise die Verwendung von Intubationen, Beatmungsgeräten, intravenösen Zugängen und Medikamenten, EKG-Überwachung und Defibrillation. ALS umfasst auch fortgeschrittene Maßnahmen zur Diagnostik und Behandlung wie z. B. die Verwendung von Blutdruckmessungen, Blutgasanalysen und Ultraschall, je nach Ausbildungsstand und Abteilungen.

Die ALS-Techniken erfordern **spezielle Schulungen und Fähigkeiten**, da sie komplexer und anspruchsvoller sind als BLS-Techniken. Die Durchführung von ALS kann jedoch dazu beitragen, lebensbedrohliche Zustände zu behandeln und die Überlebenschancen von Patient*innen zu verbessern bzw. auch frühzeitig zu erkennen, bevor es zu einem Atem-Kreislauf-Stillstand kommt.

Insgesamt ist ALS ein wichtiger Bestandteil der Notfallversorgung und spielt eine entscheidende Rolle bei der Rettung von Leben in kritischen Situationen. Die kontinuierliche Aus- und Weiterbildung medizinischer Fachkräfte ist notwendig, um sicherzustellen, dass die Techniken und Verfahren von ALS auf dem neuesten Stand der Wissenschaft und Technologie bleiben.

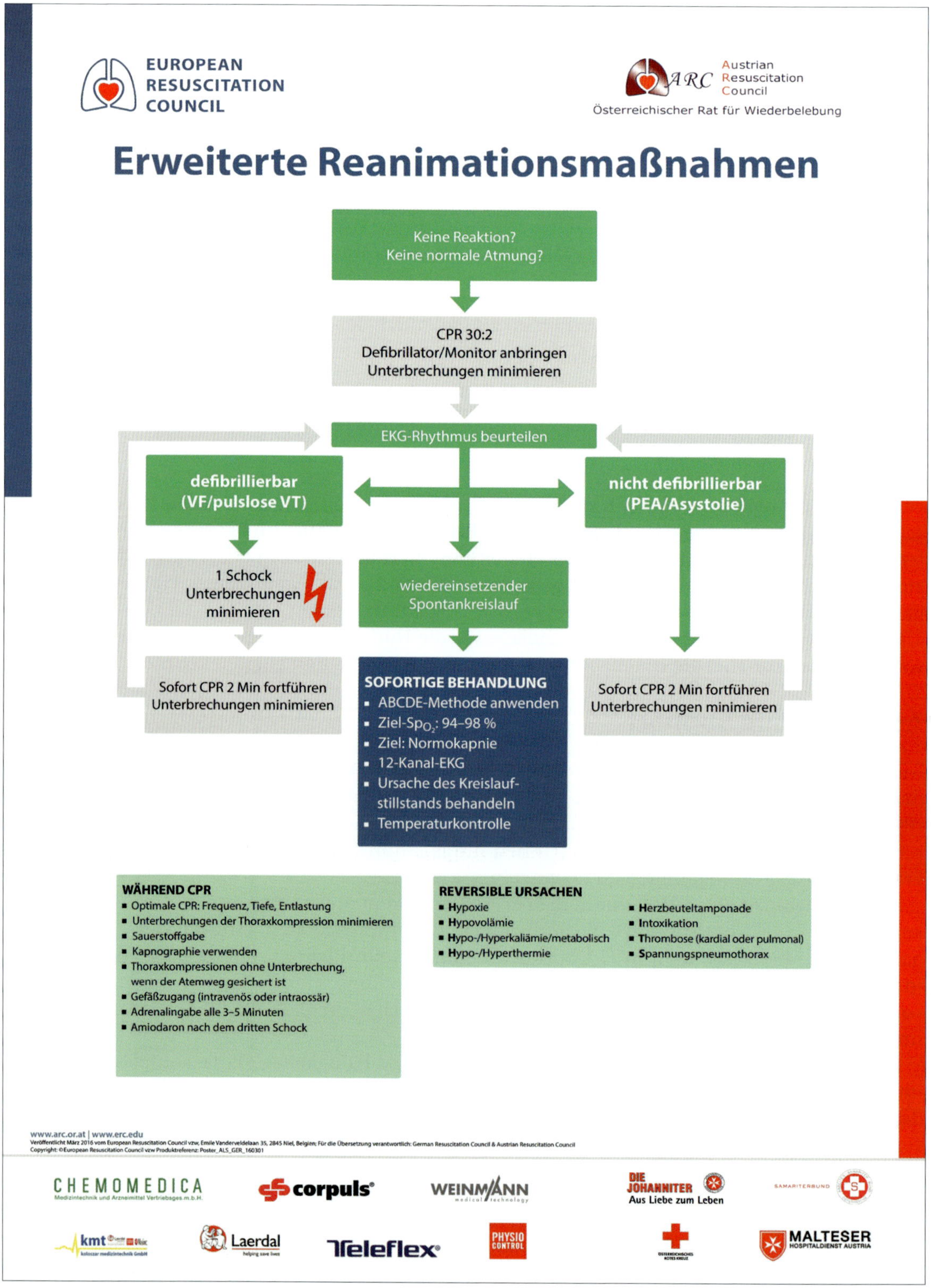

Abb. 24: **Erweiterte Reanimationsmaßnahmen ERC**

Vitalzeichen und die Vitalgrenzen

Key Facts

Vitalzeichen sind Werte der wichtigen Körperfunktionen. Dazu gehören:

- Herzfrequenz
- Atemfrequenz
- Blutdruck
- Blutzucker
- Temperatur
- Sauerstoffsättigung

Für alle Vitalwerte gibt es je nach Alter und Status Normwerte. Sollte es hier Abweichungen geben, erkennt man sofort, dass sich der Körper in einer kritischen Phase befindet. Daher ist es immer wichtig, bei allen Patient*innen die Vitalparameter zu erheben und zu überwachen.

Vitalzeichen sind messbare physiologische Parameter, die Informationen über den allgemeinen Gesundheitszustand einer Person liefern. Sie werden routinemäßig überwacht, um Veränderungen im Körper zu erkennen und den Zustand der Person zu beurteilen. Vitalzeichen sagen uns auch in der Notfallmedizin, ob sich ein*e Patient*in in einem kritischen Zustand befindet oder ob sich eine Besserung einstellt.

Welche Vitalzeichen kann man messen?

1. **Körpertemperatur**
   Die Körpertemperatur wird in der Regel mit einem Thermometer gemessen und gibt Auskunft über den Wärmehaushalt des Körpers. Eine erhöhte oder erniedrigte Körpertemperatur kann auf eine Infektion, eine Entzündung oder andere Erkrankungen hinweisen. Die normale Körpertemperatur eines gesunden Erwachsenen liegt in der Regel zwischen 36,5 °C und 37,5 °C. Ein Wert über 38 °C wird oft als Fieber bezeichnet.
2. **Herzfrequenz**
   Der Herzfrequenz gibt die Anzahl der Herzschläge pro Minute an und wird normalerweise am Handgelenk, an der Halsschlagader oder an der Leiste gemessen. Er gibt Hinweise auf die Herzfrequenz, den Rhythmus und die Qualität der Herzfunktion.
   Die normale Pulsfrequenz eines Erwachsenen liegt in der Regel zwischen 60 und 100 Schlägen pro Minute. Ein schneller Puls (Tachykardie) liegt bei über 100 Schlägen pro Minute vor, während ein langsamer Puls (Bradykardie) bei unter 60 Schlägen pro Minute liegt.
3. **Blutdruck**
   Der Blutdruck gibt den Druck an, mit dem das Blut gegen die Wände der Blutgefäße gepumpt wird. Er wird in der Regel mit einem Blutdruckmessgerät gemessen und besteht aus zwei Werten: dem systolischen Druck (der höhere Wert während eines Herzschlags) und dem diastolischen Druck (der niedrigere Wert zwischen den Herzschlägen).
   Der normale Blutdruck eines Erwachsenen liegt bei etwa 120/80 mmHg. Ein Blutdruck von über 140/90 mmHg wird als hoher Blutdruck (Hypertonie) betrachtet, während ein Blutdruck unter 90/60 mmHg als niedriger Blutdruck (Hypotonie) angesehen wird.

4. **Atemfrequenz**
   Die Atemfrequenz gibt die Anzahl der Atemzüge pro Minute an und wird oft durch Beobachtung der Brustbewegung oder durch Abhören der Atemgeräusche mit einem Stethoskop gemessen. Die Atemfrequenz kann auf Atemprobleme oder eine gestörte Sauerstoffversorgung hinweisen.
   Die normale Atemfrequenz eines Erwachsenen beträgt in der Regel etwa 12 bis 20 Atemzüge pro Minute. Eine schnelle oder flache Atmung kann auf Atemprobleme hinweisen. Warnzeichen sind Werte unter 10 oder über 30 Atemzüge pro Minute.
5. **Sauerstoffsättigung**
   Die Sauerstoffsättigung misst den Prozentsatz des Hämoglobins im Blut, der mit Sauerstoff beladen ist. Sie wird normalerweise mit einem Pulsoxymeter gemessen, das an einem Finger, Ohr oder einer anderen Stelle angebracht wird. Eine niedrige Sauerstoffsättigung kann auf eine Sauerstoffunterversorgung im Körper hinweisen.
   Die Normwerte liegen beim Erwachsenen über 94 % und bei COPD-Patient*innen über 90 %. Als Warnzeichen sind Werte unter 94 % unter Sauerstoffgabe anzusehen.
6. **Blutzucker**
   Das Blutzuckermessen bezieht sich auf die regelmäßige Überwachung des Glukosespiegels im Blut, insbesondere bei Menschen mit Diabetes. Der Blutzucker wird gemessen, wenn Verdacht auf eine Blutzuckerentgleisung besteht oder beim Patienten*bei der Patientin neurologische Auffälligkeiten bestehen. Der normale Blutzuckerwert liegt bei nüchternen Patient*innen bei 60–100 mg/dl. Warnzeichen sind Werte unter 40 mg/dl oder über 300 mg/dl.

Think Box

Vitalgrenzen dienen als Anhaltspunkte und können je nach individuellen Faktoren wie Alter, Geschlecht und Gesundheitszustand variieren. Vitalgrenzen dienen als Aussage über den Gesundheitszustand einer Person und sollten als allgemeine Richtwerte betrachtet werden. Vor allem helfen sie uns dabei, zu sehen, ob sich der*die Patient*in in einem kritischen Zustand befindet oder nicht, um ihm*ihr rasch notfallmedizinische Maßnahmen zukommen lassen zu können.

Der*die Patient*in und der Schock

Key Facts

Ein Schock ist eine lebensbedrohliche Kreislaufsituation, die zu einer Minderversorgung des Gewebes und der lebenswichtigen Organe mit Sauerstoff führt. Es gibt verschiedene Formen von Schocks, z. B.:

- Hypovolämischer Schock (Volumenmangelschock)
- Kardiogener Schock
- Distributiver Schock (Verteilungsschock)

Hier ist schnelles Handeln gefragt. Wenn keine Therapie bzw. Maßnahme durchgeführt wird, kann dies zum Tod des Patienten*der Patientin führen.

Ein Schock bezieht sich auf einen Zustand, in dem das **Herz-Kreislauf-System nicht in der Lage** ist, ausreichend **Blut und Sauerstoff** an die **lebenswichtigen Organe** und Gewebe des Körpers zu liefern, was zu schweren körperlichen Symptomen führt und in einigen Fällen lebensbedrohlich sein kann.

Das frühe Erkennen der Gefahr ist eine Frage des Erkennens der **Ursache** für eine mögliche Schockentwicklung. Werden zusätzlich bereits **Anzeichen** festgestellt, die für die betreffende Schockart typisch sind, ist rasches Handeln geboten.

Was passiert beim Schock?

Die Minderperfusion (Unterversorgung der Organe) schafft ein **Energieproblem**. Der Energieträger für den Zellstoffwechsel aller Organe ist ATP (Adenosintriphosphat), das bei der Umwandlung in ADP (Adenosindiphosphat) Energie abgibt. Die für die Bildung von ATP aus ADP – also die Umwandlung in umgekehrter Richtung – notwendige Energie wird im Wesentlichen aus dem Glukoseabbau gewonnen, und zwar in der ersten anaeroben Phase rasch, aber nur in sehr kleinen Mengen (2 Moleküle ATP pro Molekül Glukose), in der aeroben, letzten Phase des Glukoseabbaus zu Wasser und CO_2 zwar etwas langsamer, dafür jedoch in großer, ausreichender Menge (36 Moleküle ATP pro Molekül Glukose). Durch den Sauerstoffmangel kann also der für den Energiebedarf im Zellstoffwechsel notwendige Glukoseabbau nicht in ausreichendem Maß stattfinden. Der anaerobe, **unvollständige Glukoseabbau** schafft zudem eine saure Stoffwechsellage. Im Organismus treten kurzfristig zweckmäßige Gegenregulationen ein, deren positive Wirkung sich jedoch bei anhaltender Perfusionsstörung bald ins Gegenteil verkehrt und den Zustand noch verschlimmert.

Die erste Gegenregulation auf einen Druckabfall im Kreislauf ist die Ausschüttung von Adrenalin und anderen gefäßaktiven Hormonen. Diese **verringern** den **Gefäßdurchmesser** zunächst in der Peripherie, wie etwa der Haut, und in den nicht unmittelbar lebenswichtigen Organen (Ischämiephase). Dadurch werden zunächst dem Kreislauf Blutreserven zugeführt.

Die unmittelbar lebenswichtigen Organe mit der geringsten **Ischämietoleranz** – Gehirn, Herz und Lunge – werden so auf Kosten der anderen Organe besser durchblutet (Kreislaufzentralisation). Die nicht unmittelbar lebenswichtigen Organe Niere und Leber mit etwas längerer Ischämietoleranz (ca. 40 Minuten) können dadurch jedoch ihrer Filtrations- bzw. Entgiftungsfunktion nicht mehr nachkommen, es kommt zum sogenannten **Organfehler**. Der Organfehler der Lunge bedeutet eine Verschlechterung des Gasaustausches, damit weitere Zunahme der Hypoxie und Verstärkung des Schockgeschehens.

Durch das Absinken der Strömungsgeschwindigkeit in den Kapillaren steigt aber auch die Blutviskosität an, wodurch die Strömungsgeschwindigkeit noch weiter absinkt bis hin zum weitgehenden **Strömungsstillstand (Stagnationsphase)**.

In der Stagnationsphase kommt es durch die Aktivierung von Gerinnungsfaktoren zunächst zu zahlreichen Mikrothrombosen in den Kapillaren und zu Organinfarkten. Das Aufbrauchen der Gerinnungsfaktoren führt in weiterer Folge dann aber zu einer stark erhöhten **Blutungsbereitschaft (Verbrauchskoagulopathie)**. Andererseits erschlaffen in der Stagnationsphase die Arteriolen, im Kapillarendothel entstehen Lücken. Durch Flüssigkeits- und besonders Säureübertritt ins Organgewebe kommt es zuerst zum Ödem und zum **Zellschaden**, dann zum restlosen Funktionsverlust und zum **Organversagen**.

Besonders schwerwiegend ist das Organversagen von **Niere, Leber und Lunge**. Ein durch Wasseraustritt entstehendes interstitielles Ödem im Lungengewebe trägt zum

Krankheitsbild des ARDS (Acute Respiratory Disease = akutes Lungenversagen) bei, mit massiver Verschlechterung des Gasaustausches und oft frühem Tod.

Erschlaffen schließlich nach den Arteriolen auch die Venolen, überschwemmen in der folgenden **Auswaschphase** alle sauren Stoffwechsel-Endprodukte sowie die nicht mehr entsorgten Gifte den gesamten Organismus, es kommt zum **Multiorganversagen**. Da beim Multiorganversagen auch die Epithelien des Verdauungstraktes undicht werden, kommt es zur Einschwemmung von Bakterien und ihren Toxinen ins Blut, zu einer kaum beherrschbaren Sepsis und zuletzt zum Tod.

Welche Schockursachen gibt es?

Für die generalisierte Minderperfusion in der Schockdefinition sind drei **Ursachen** denkbar:

- Es steht nicht genug Flüssigkeit (Blut) zur Verfügung (Volumenmangelschock)
- Die „Pumpe" (Herz) funktioniert nicht richtig (kardiogener Schock)
- Die Leitungen (Blutgefäße) funktionieren nicht (Tonusverlust, Verteilungsschock)

Welche Schockarten gibt es?
Um sich alle Schockarten zu merken, braucht man den Patienten HANS.K – er gilt als einfache Eselbrücke, in der alle Schockarten enthalten sind:

- **Hypovolämischer Schock** (Volumenmangelschock): Dieser tritt auf, wenn der Körper einen zu großen Blut- oder Flüssigkeitsverlust erleidet, z.B. durch schwere Blutungen oder Verbrennungen. Der Körper ist nicht in der Lage, ausreichend Blutvolumen aufrechtzuerhalten, was zu einem schwerwiegenden Blutdruckabfall und einer Beeinträchtigung der Organfunktionen führen kann.
- **Anaphylaktischer Schock:** Dieser tritt auf, wenn eine Anaphylaxie (plötzlich auftretende, schwere und lebensbedrohliche allergische Reaktion) unbehandelt bleibt oder nicht angemessen behandelt wird. Der Schock kommt zustande, wenn es im Körper als Reaktion auf einen allergenen Auslöserstoff zu einer massiven Freisetzung von chemischen Botenstoffen wie Histaminen kommt, was zu einer Erweiterung der Blutgefäße und einer starken Abnahme des Blutdrucks führt. Dies kann zu einer Verlangsamung oder einem Stillstand der Atmung und des Herzschlags führen, was lebensbedrohlich sein kann.
- **Neurogener Schock:** Er tritt ein, wenn das Nervensystem des Körpers beeinträchtigt ist, was zu einer plötzlichen, starken Erweiterung der Blutgefäße und in der Folge zu einem Blutdruckabfall und einer Beeinträchtigung der Organfunktionen führen kann. Ursachen sind z.B. Verletzungen des Rückenmarks, Schädel-Hirn-Traumata, Schlaganfälle oder Vergiftungen.
- **Septischer Schock:** Dieser tritt auf, wenn sich eine Infektion im Körper ausbreitet und das Immunsystem des Körpers daraufhin eine massive Entzündungsreaktion auslöst, die zu einer Schädigung der Organe und zu einem lebensbedrohlichen Blutdruckabfall führt. Eine Sepsis oder Blutvergiftung ist ein medizinischer Notfall und kann durch eine Vielzahl von Bakterien, Viren oder Pilzen verursacht werden.
- **Kardiogener Schock**: Er tritt ein, wenn das Herz nicht in der Lage ist, ausreichend Blut durch den Körper zu pumpen, z.B. aufgrund einer schweren Herzinsuffizienz oder eines Herzinfarkts. Der Blutfluss und die Sauerstoffversorgung der Organe werden beeinträchtigt, was zu schweren Schäden führen kann.

Tab. 2: **Schockarten**

Volumenmangelschock			
Flüssigkeitsverluste	▸ Verdursten ▸ Durchfälle ▸ renal bedingt ▸ Pleuritis ▸ Peritonitis ▸ Ketoazidose		
Blutverluste	**Trauma**	**innere Blutungen** ▸ 4 B (Brusthöhle, Bauchhöhle, Beckenbrüche, Brüche großer Röhrenknochen) ▸ geplatzte Aneurysmen ▸ gynäkologische/geburtspathologische Blutungen ▸ Blutungen in den Magen-Darm-Trakt (Nasenbluten, Ösophagusvarizen, Magengeschwüre, Hämorrhoiden)	
		äußere Blutungen	
Verbrennungen **Verbrühungen**			

Kardiogener und obstruktiver Schock	
ungenügende Vorhoffüllung	▸ massive Pulmonalembolie ▸ Spannungspneumothorax ▸ Herzbeuteltamponade
akuter Myokardinfarkt	
akute Herzrhythmusstörung	▸ Bradykardie durch Überleitungsstörung ▸ Tachykardie/Kammerflimmern ▸ Elektrotrauma ▸ Herzkontusion
akute dekompensierte Herzmuskelschwäche	

Verteilungsschock (Distributiver Schock)	
anaphylaktischer Schock	Allergie
neurogener Schock	Rückenmarksläsion mit Unterbrechung der Sympathikusfasern oberhalb des 6. Rückenmarksegments; Entgleisung des Parasympathikus
spinaler „Schock“	Rückenmarksläsion mit vollständiger Erschlaffung der Muskulatur unterhalb des 6. Rückenmarksegments
septischer Schock	Entzündungsreaktion gerät durch Bakterien oder Bakterientoxine außer Kontrolle

Tab. 3: **Schockzeichen**

	Volumenmangelschock	Kardiogener Schock	Verteilungsschock		
			Anaphylaxie	neurogener Schock	Sepsis
Hautfarbe	blass/ev. zyanotisch	blass, später zyanotisch	gerötet, ev. Nesselausschlag	normal, später blass	gerötet später blass/ zyanotisch
Hauttemperatur	kühl, feucht		warm, trocken		
Bewusstsein	getrübt		klar		getrübt
Atemfrequenz	↑	↑	↑	↑ oder ↓	↑
Puls	↑	↑ oder ↓ **ev. arrhythmisch**	↑	↓	↑
Rekapzeit	verlängert		normal		verlängert
Blutdruck: Frühphase	normal	normal oder ↓	normal	normal oder ↓	normal
Blutdruck: Spätphase	**↓ ab 1500 ml!**	↓	↓	↓	↓

Welche Maßnahmen treffen wir als Ersthelfer*in bei einem Schock?

1. **Notruf –** Wählen Sie die Notrufnummer
2. **Atmung –** Stellen Sie die Atmung sicher
   Da die Ursache für den Schock die zu geringe Sauerstoffversorgung des Gewebes infolge einer Perfusionsstörung ist, sollte wenigstens der Gasaustausch in der Lunge unbehindert sein. Die häufigste Beeinträchtigung der Atmung erfolgt bei gestörtem Bewusstsein durch das Zurücksinken der Zunge. Ersthelfer*innen können für eine möglichst unbehinderte Atmung sorgen:
   - Öffnen Sie beengende Kleidung.
   - Heben Sie den Oberkörper leicht an, um den Druck nach oben durch den Bauchinhalt zu vermindern. Öffnen Sie die Fenster und leiten Sie die vom Schock bedrohte Person zu tiefer, ruhiger Atmung an.
   - Ist das Bewusstsein der betroffenen Person eingetrübt, bringen Sie sie in die stabile Seitenlage.
   - Sofern vorhanden, verabreichen Sie der Person Sauerstoff, möglichst über eine Maske.
3. **Körpertemperatur** – Erhalten Sie die Körpertemperatur
   In allen anderen Fällen von (drohendem) Schock ist jedoch eine der wichtigsten von Ersthelfer*innen zu erbringende Maßnahme, für den **Körperwärmeerhalt** zu sorgen. Die körpereigene Wärmeproduktion ist energieaufwändig und bricht im Energiedefizit des Schocks zusammen. Durch reaktives Muskelzittern wird dieses Energiedefizit noch vergrößert.
4. **Lagerung** – Lagern Sie den Patienten*die Patientin
   Schmerz verstärkt die Wirkung des Schocks. Personen, die Schmerzen haben, nehmen zumeist von sich aus eine Haltung ein, die ihnen möglichst wenig Schmerzen bereitet. Dasselbe gilt für Personen, die nur schlecht atmen können. Ersthelfer*innen können jedoch, abhängig von der Schockursache, Lagerungen empfehlen, die neben der Erleichterung der Atmung oft auch die Schmerzen verringern.

Folgende Lagerungen sind möglich:

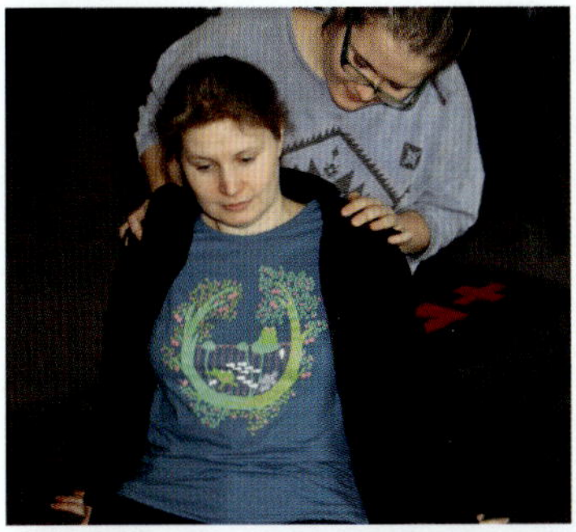
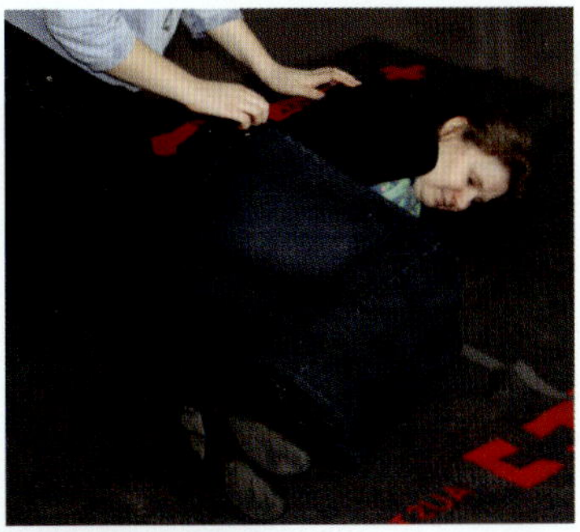
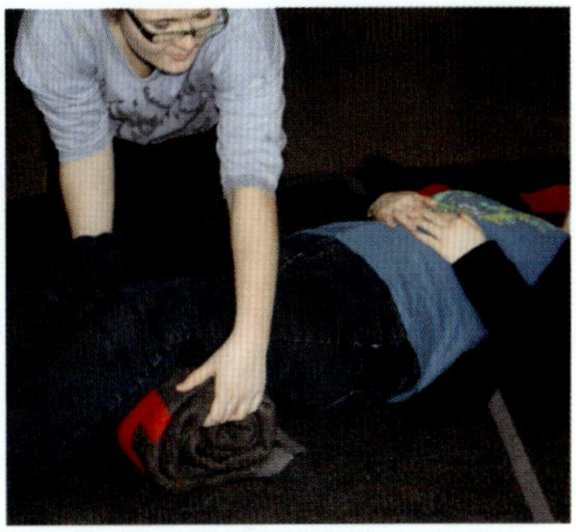
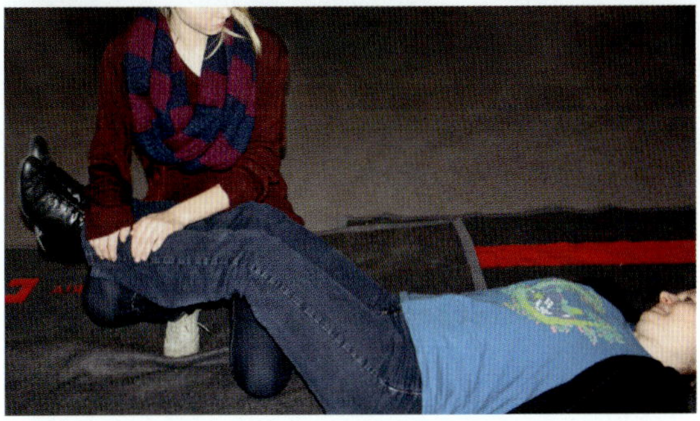

Abb. 25: **Lagerung bei Schock:**
a) Lagerung bei Atemnot und Herzbeschwerden
b) Lagerung bei Übelkeit, Bewusstseinsstörungen oder Schlaganfall
c) Lagerung bei Bauchschmerzen
d) Lagerung bei Volumenmangel

Think Box

Ein Schock kann durch eine Vielzahl von akuten medizinischen Notfällen ausgelöst werden, einschließlich Traumata, körperliche Verletzungen, Infektionen, allergische Reaktionen oder Verluste. Ein Schock kann zu einer Abnahme des Blutdrucks, einer Beeinträchtigung der Atmung, einer Veränderung des Bewusstseinszustandes und einer beeinträchtigten Organfunktion (Minderdurchblutung) führen. Durch die Basismaßnahmen kann eine Verschlechterung des Zustandes des Patienten*der Patientin vermieden werden. Daher ist es wichtig, die Symptome eines Schocks gleich zu erkennen und zu handeln.

Fragen zur Überprüfung des Wissens

1. Was sind lebensrettende Sofortmaßnahmen?
2. Welche quantitativen Störungen gibt es beim Bewusstsein?
3. Was sagt das AVPU-Schema?
4. Welche Maßnahme ist bei einer stabilen Seitenlage wichtig?
5. Wie tief muss bei einer Herzdruckmassage in den Brustkorb gedrückt werden?
6. Was muss bei einem Atem-Kreislauf-Stillstand sofort begonnen werden?
7. Woher kommen die Empfehlungen und Leitlinien der Reanimation?
8. Was ist der Unterschied zwischen Basic Life Support und Advanced Life Support?
9. Welche Schockformen kennen Sie?
10. Wozu dient das ABCDE-Schema?
11. Welche Vitalzeichen können wir erheben?

5. Kapitel: **Akuter Brustschmerz**

Sophie-Theres Wanka

Definitionen

Key Facts

Menschen haben etwa 5–6 Liter Blut. Es gibt Arterien und Venen. In den Arterien fließt Blut vom Herzen weg, in den Venen fließt es zum Herzen hin. Zwischen Kapillare und Zelle findet der Gasaustausch statt. Die Herzkammern pumpen das Blut durch den Körper, um alle Organe mit Sauerstoff zu versorgen. Die Aorta (Hauptschlagader) ist die größte Arterie. Koronarien versorgen den Herzmuskel mit Sauerstoff; sie liegen außen um das Herz herum. Die Hohlvenen sind die größten Venen und münden im rechten Vorhof.

Herz und Kreislauf

Was braucht der Mensch zum Überleben? Unter anderem Luft, Sauerstoff. Jede Zelle in unserem Körper braucht Sauerstoff, von der kleinen Zehe bis zum Kopf. Der Sauerstoff wird im Blut transportiert und zu allen Zellen gebracht. Damit das Blut fließt, braucht es eine Pumpe – das Herz. Das Herz ist ein Hohlmuskel, der sich bei Relaxation mit Blut füllt. Wenn das Herz gefüllt ist, kontrahiert es und pumpt das Blut zu allen Organen. Danach kann es sich wieder füllen.

Blut

Blut transportiert Sauerstoff, der an die roten Blutkörperchen (Erythrozyten) gebunden ist, sowie Nährstoffe, Hormone und Mineralien. Gleichzeitig sorgt es auch für den Abtransport von Kohlenstoffdioxid und anderen Stoffwechselprodukten. Die weißen Blutkörperchen (Leukozyten) helfen bei der Immunabwehr. Die Blutplättchen (Thrombozyten) sind wichtig für die Blutstillung und die Aktivierung der Blutgerinnung. Im Säure-Basen-Haushalt dient das Blut als Puffer, um Schwankungen auszugleichen. Weiters ist das Blut auch Bestandteil der Wärme- und Wasserhaushalt-Regulation in unserem Körper, die dafür sorgt, dass eine gleichbleibende Körperkerntemperatur von ca. 36,5 °C herrscht.

Gefäße

Das Blut fließt in Arterien und Venen durch unseren Körper. Arterien sind Gefäße, in denen das Blut vom Herzen wegfließt, während es in den Venen zum Herzen hinfließt. Da das Blut mit Kraft aus dem Herz gepumpt wird, haben die Arterien eine dickere Muskelschicht, um dem Druck standzuhalten. Es handelt sich dabei um ein Hochdrucksystem. Von den großen Arterien, die vom Herzen ausgehen, gehen viele Äste ab, von denen wiederum Äste abzweigen, bis die Gefäße immer kleiner werden. Die Kapillaren sind die kleinsten und dünnsten Gefäße; in ihnen findet der Gasaustausch zwischen Blut und Zellen statt. Ihre Wand ist durchlässig für Sauerstoff, Nährstoffe, Kohlendioxid etc. Nach dem Gasaustausch werden die Kapillaren wieder größer und das Blut sammelt sich in den Venen, die über viele Äste zu den großen Hohlvenen führen, die das Blut zurück zum Herzen bringen. In den Venen herrscht ein Niederdrucksystem, daher haben sie eine dünnere Muskelschicht und besitzen Venenklappen, um einen Rückfluss zu verhindern.

Herz

Das Herz ist ein ca. faustgroßer **Hohlmuskel**, der in der Mitte unseres Brustkorbs liegt. Die Herzachse ist nach links unten ausgerichtet, daher befindet sich ca. 1/3 des Herzens auf der rechten Brustkorbseite und in etwa 2/3 auf der linken. Das Herz entspannt und füllt sich mit Blut in der sogenannten **Diastole**. In der **Systole** kontrahiert der Muskel und treibt das Blut in die Gefäße aus. Den Druck, der in der Systole und der Diastole in den Arterien entsteht, können wir messen – das ist der sogenannte **Blutdruck**. Ein normaler Blutdruck liegt in Ruhe bei 120–129 mmHg Systole und bei 80–84 mmHg Diastole.

Das Herz hat **zwei Hälften**, die durch eine Herzscheidewand getrennt sind. Die Hälften werden durch **Segelklappen** in einen **Vorhof** und eine **Kammer** unterteilt. Die Mitralklappe befindet sich zwischen linkem Vorhof und linker Kammer, die Trikuspidalklappe zwischen rechtem Vorhof und rechter Kammer. Im Ausfluss zur Aorta und zur Lungenarterie befinden sich **Taschenklappen**. Die Klappen sind wichtig, damit sich das Herz richtig füllen kann und das Blut nicht in die falsche Richtung gepumpt wird. Die Segelklappen öffnen bei Füllung der Kammern und schließen bei Kontraktion, sodass das Blut in die Aorta und die Lungenarterie gepumpt wird. Die Taschenklappen sind bei der Kontraktion geöffnet und schließen sich während

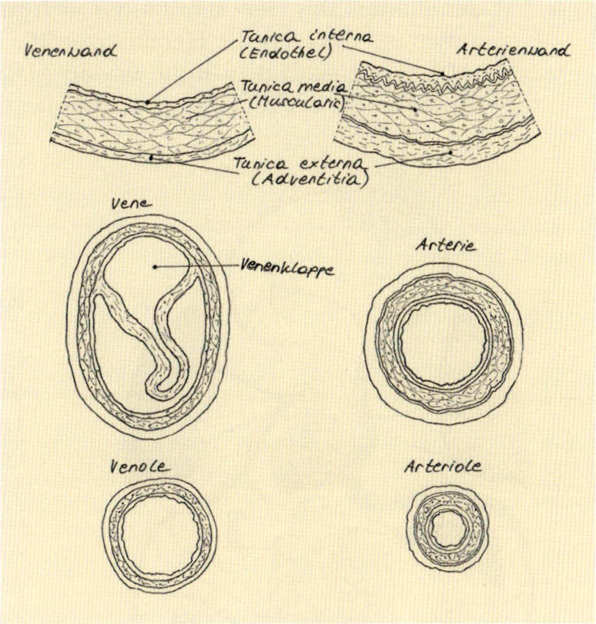

Abb. 26: **Arterie und Vene**

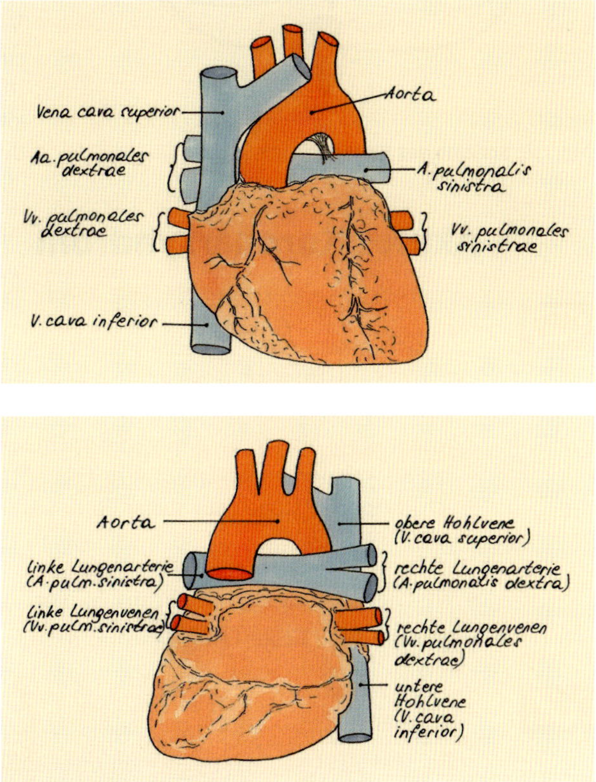

Abb. 27: **Herz:**
a) Herz von vorne
b) Herz von hinten

der Füllung. Das Herz selbst muss auch gut mit Sauerstoff versorgt werden. Daher liegen außen um das Herz die **Herzkranzgefäße** (Koronarien).

Das Herz schlägt in Ruhe 60–80 Mal pro Minute. Die Herzkontraktion wird vom **Sinusknoten**, der im rechten Vorhof liegt, gesteuert. Er löst einen elektrischen Impuls aus, welcher über das Herzreizleitungssystem bis zu den Herzmuskelzellen gelangt. Die Muskelzellen ziehen sich daraufhin zusammen und das Blut wird weitergepumpt.

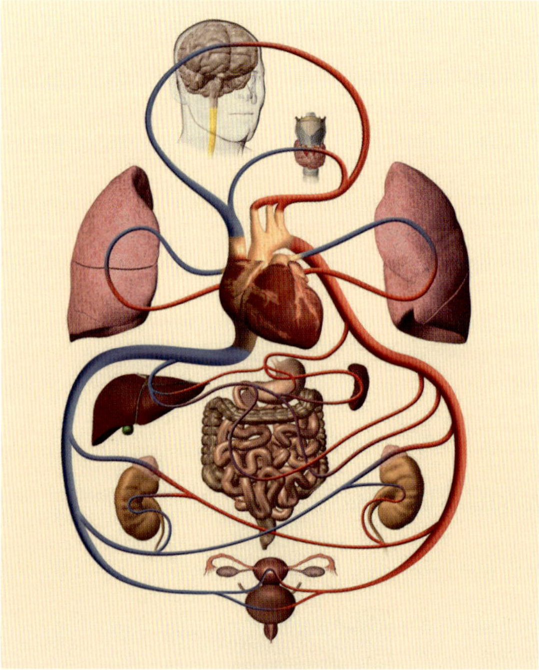

Abb. 28: **Schema des Blutkreislaufs**

Kreislauf

Das Blut wird in den **Lungenkapillaren** mit **Sauerstoff** angereichert und fließt über die vier **Lungenvenen** zum **linken Vorhof**. Über den linken Vorhof, vorbei an der Mitralklappe, gelangt es in die **linke Kammer**. Die linke Herzkammer ist sehr muskelstark und pumpt das Blut in die **Aorta**, die größte Arterie, und somit durch den gesamten Körper. Anschließend findet in den Kapillaren der **Gasaustausch** statt und das sauerstoffarme Blut sammelt sich in der oberen und unteren **Hohlvene**, welche in den **rechten Vorhof** mündet. Über die Trikuspidalklappe fließt das Blut in die **rechte Kammer** und wird in die **Lungenarterie** gepumpt. In der Lunge kann wieder ein Gasaustausch stattfinden und der Kreislauf erneut beginnen.

Akutes Koronarsyndrom

Fallbeispiel

Franz M., 58 Jahre alt, arbeitet als Anwalt in einer renommierten Kanzlei. Nach einem stressigen Meeting zündet er sich eine Zigarette an. Nach der kurzen Rauchpause kommt er zurück in sein Büro, als plötzlich ein starker Brustschmerz einsetzt. Die Schmerzen ziehen sich in den Rücken und in den linken Arm. Franz M. bekommt schwer Luft, sein Gesicht ist weiß und Schweißperlen stehen auf seiner Stirn. Sein Kollege reagiert sofort und ruft die Rettung.

- Welcher Notfall liegt bei Franz M. vor?
- Was sind die Erste-Hilfe-Maßnahmen?

Key Facts

Ein STEMI (ST-segment elevation myocardial infarction) ist ein Myokardinfarkt, welcher im EKG durch typische Hebungen der ST-Strecke sichtbar ist. Ein NSTEMI hingegen ist ein Nicht-ST-Hebungsinfarkt. Angina Pectoris (= Brustenge) ist die Verengung der Koronargefäße.

Definition

Ein akutes Koronarsyndrom (ACS) entsteht durch Verengung bzw. Verschluss der Koronargefäße. Man unterteilt das akute Koronarsyndrom in den akuten Myokardinfarkt (STEMI, NSTEMI) und die instabile Angina Pectoris. Eine instabile Angina Pectoris ist eine Verengung der Koronargefäße, die bis hin zu einem Myokardinfarkt führen kann. Angina Pectoris bedeutet Brustenge. Es entstehen Schmerzen durch einen Sauerstoffmangel im Herzen. Beim Myokardinfarkt führt der Sauerstoffmangel zu einem Absterben der Herzmuskelzellen. Die klinische Diagnose wird mittels EKG und serologischen Markern im Krankenhaus gestellt. Es handelt sich hierbei um höchst lebensbedrohliche Krankheitsbilder, die eine sofortige Behandlung in einer passenden Klinik erfordern. Es gibt viele Risikofaktoren, wie z. B. fett- und kalorienreiche Ernährung, mangelnde Bewegung, Rauchen, Bluthochdruck und genetische Faktoren.

Symptome

Die häufigsten Symptome umfassen **ausstrahlende Brustbeschwerden** (Stechen, Druck, Enge, Unwohlsein), akute **Atemnot**, Übelkeit, **Schwindel**, **Angst**, **Blässe** und **Kaltschweißigkeit**. In weiterer Folge können auch Herzrhythmusstörungen bis hin zum plötzlichen Herztod auftreten.

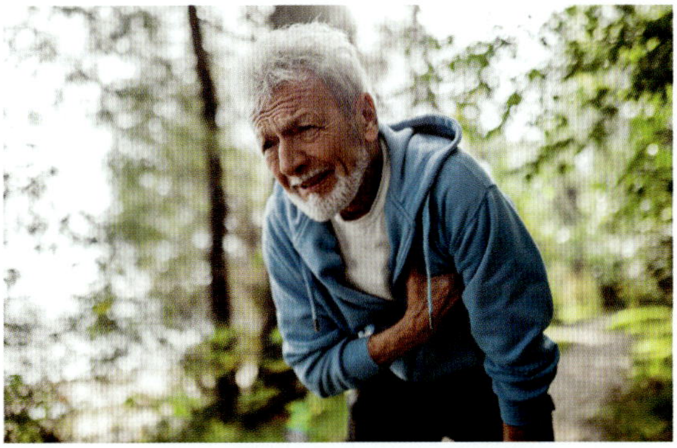

Abb. 29: **Herzinfarkt**

Erste-Hilfe-Maßnahmen

Folgende **Maßnahmen** sind bei einem akuten Koronarsyndrom durchzuführen.

- Notruf absetzen
- Oberkörper hochlagern
- Betroffene mit den Händen seitlich abstützen lassen
- Sauerstoffgabe (siehe Kap. 3, Tab. 1)
- Beengende Kleidungsstücke öffnen
- Psychischen Beistand leisten
- Defibrillator in die Nähe des*der Betroffenen bringen

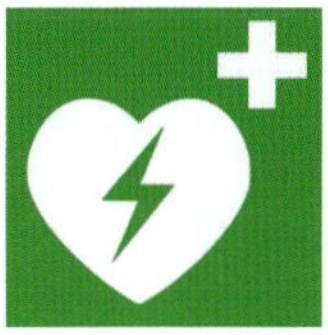

Abb. 30: **Rettungszeichen Defibrillator**

Think Box

Das akute Koronarsyndrom ist ein lebensbedrohlicher Zustand. Frühzeitiges Erkennen der Symptome (Brustbeschwerden, Atemnot, Kaltschweißigkeit, Blässe …) und sofortiges Handeln durch Absetzen des Notrufs sind entscheidend für das Überleben. Durch die Verengung bzw. den Verschluss der Koronargefäße kommt es zu einem Absterben der Herzmuskelzellen.

Herzrhythmusstörungen

Key Facts

Herzrhythmusstörungen sind u. a. die Brady- und die Tachykardie.

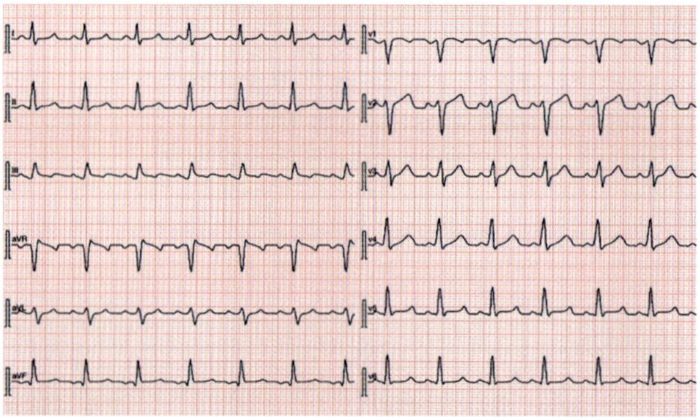

Abb. 31: **Normales EKG**

Störungen der Erregungsbildung und Erregungsleitung können zu Herzrhythmusstörungen führen. Das Herz kann schneller oder langsamer und/oder rhythmisch oder arrhythmisch schlagen. Der normale Herzrhythmus wird auch Sinusrhythmus genannt, weil die Erregungsbildung vom Sinusknoten ausgeht und die Erregungsweiterleitung rhythmisch ohne Blockaden funktioniert. Herzrhythmusstörungen können für die Betroffenen oft unangenehm sein. Bei unklarer Ursache oder wiederkehrendem Auftreten sollte auf jeden Fall eine ärztliche Abklärung erfolgen. Wenn schwerwiegende Symptome wie Bewusstlosigkeit, Brustschmerz oder Atemnot auftreten, sollte sofort die Rettung verständigt werden.

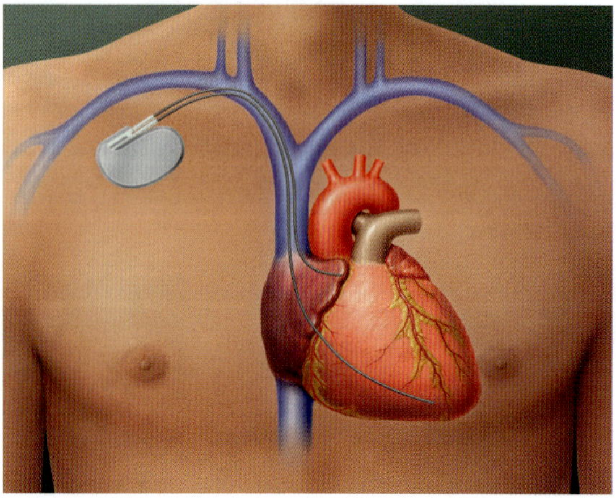

Abb. 32: **Herzschrittmacher**

Herzschrittmacher

Ein Herzschrittmacher ist ein Gerät, das Impulse generiert und damit zu einer elektrischen Stimulation der Herzmuskelzellen führt. Er kann bei Patient*innen mit Herzrhythmusstörungen implantiert werden. Meist wird er unter dem Schlüsselbein eingesetzt, Elektroden führen direkt zum Herzen. Es gibt diverse Modelle und Funktionsweisen. Wenn Beschwerden bei Personen mit Herzschrittmacher auftreten, sollte eine Abklärung in der Klinik, in der der Herzschrittmacher implantiert wurde, erfolgen. Bei einem Atem-Kreislauf-Stillstand sollte trotzdem ein externer Defibrillator eingesetzt werden.

Bradykardie

Fallbeispiel

Eine 71-jährige Pensionistin namens Sonja W. fühlt sich seit dem Morgen schwach und erleidet eine Synkope. Ihre Enkelin hilft ihr sofort: Sonja W. ist nun wieder ansprechbar und sitzt auf dem Küchenboden. Da sich ihr Zustand jedoch nicht bessert und die Enkelin einen sehr langsamen Puls bemerkt, ruft sie die Rettung. Die Pensionistin hat heute wie gewohnt ihre Medikamente eingenommen.

▸ Welcher Notfall liegt bei Sonja W. vor?

▸ Was sind die Erste-Hilfe-Maßnahmen?

Key Facts

Eine Bradykardie ist eine langsame Herzfrequenz.

Eine Synkope ist ein reversibler, kurzzeitiger Bewusstseinsverlust aufgrund einer Sauerstoffunterversorgung des Gehirns (= Ohnmacht, Kreislaufkollaps).

Definition

Bradykardie definiert eine Herzfrequenz von weniger als 60 Schlägen/min. Eine normale Herzfrequenz im Ruhezustand liegt zwischen 60 und 80 Schlägen/min, bei Ausdauersportler*innen ist die Ruhefrequenz oft darunter. Eine Bradykardie sollte bei entsprechender Symptomatik ernstgenommen werden. Ursache ist eine Störung in der Erregungsbildung bzw. -weiterleitung im Herzen durch koronare Herzerkrankungen oder Medikamente (wie z. B. Betablocker). Im schlimmsten Fall kann eine Bradykardie zum Herzstillstand führen.

Symptome

Bradykardie führt zu **Leistungsminderung** und **Schwindel**. Es können auch **Ohnmachtsanfälle (= Synkopen)** auftreten.

Folgende **Maßnahmen** sind bei einer symptomatischen Bradykardie durchzuführen:

▸ Notruf absetzen

▸ Oberkörper hochlagern

▸ Psychischen Beistand leisten

▸ Abklärung der eingenommenen Medikation

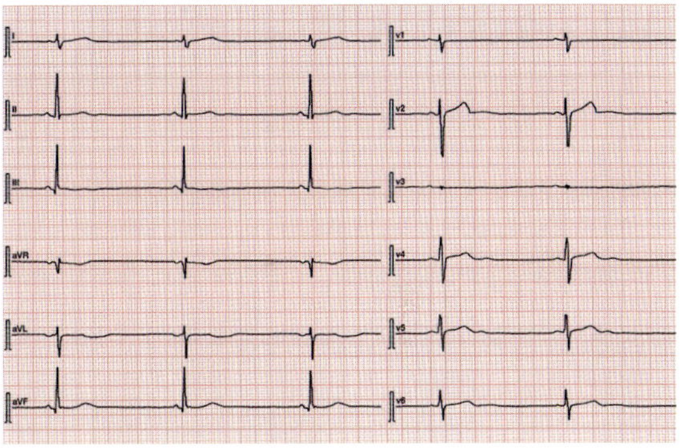

Abb. 33: **Bradykardes EKG**

Think Box

Die Bradykardie beschreibt die Verlangsamung des Herzschlags auf unter 60 Schläge/min. Es kann zu einer Leistungsminderung bis hin zu einer Synkope kommen. Sofern keine rasche Besserung eintritt, sollte man per Notruf den Rettungsdienst verständigen und der Ursache auf den Grund gehen.

Tachykardie

Fallbeispiel

Kurt H. schaut am Sonntag im Fernsehen ein Fußballspiel an, denn er ist ein großer Fan. Leider ist seine Lieblingsmannschaft am Verlieren, und das ärgert ihn sehr. Er brüllt den Fernseher an; plötzlich bemerkt er Herzrasen. Nachdem ihn seine Frau beruhigt hat, bessern sich die Beschwerden.

- Welcher Notfall liegt bei Kurt H. vor?
- Was sind die Erste-Hilfe-Maßnahmen?

Key Facts

Eine Tachykardie ist eine schnelle Herzfrequenz.

Definition

Bei einer Tachykardie liegt die Herzfrequenz bei über 100 Schlägen/min. Sie tritt im Normalfall bei körperlicher oder psychischer Belastung auf, verschwindet aber meist nach einer kurzen Ruhezeit. Tachykardie kann aber auch bei Störungen der Erregungsweiterleitung, des Hormonhaushalts etc. auftreten. Wenn sie in Ruhe auftritt, kann das für die Betroffenen sehr unangenehm sein. Wenn kein Grund bekannt ist, sollte ein Arzt*eine Ärztin zur Abklärung aufgesucht werden. Bei symptomatischen Tachykardien ohne rasche Besserung sollte der Notruf abgesetzt werden, da im schlimmsten Fall ein Atem-Kreislauf-Stillstand mit Kammerflimmern die Folge sein kann.

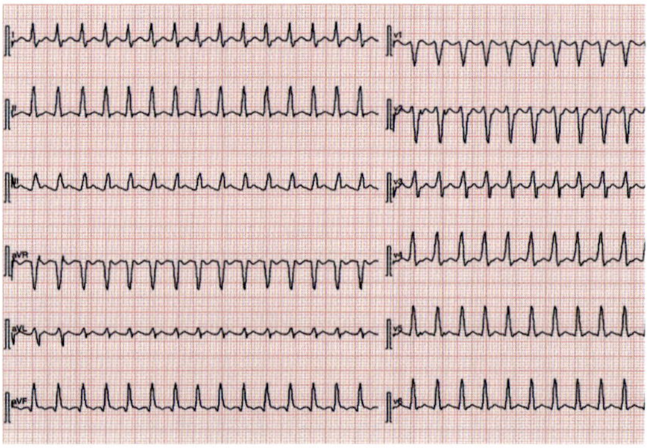

Abb. 34: **Tachykardes EKG**

Symptome

Die Betroffenen verspüren Herzstolpern und **Atemnot** und sie **schwitzen**. Eine Tachykardie kann auch zu einer **Synkope** führen.

Folgende Maßnahmen sind bei einer symptomatischen Tachykardie durchzuführen:

- Wenn keine rasche Besserung der Symptome eintritt: Notruf absetzen
- Oberkörper hochlagern
- Psychischen Beistand leisten (tief ein- und ausatmen)

Think Box

Eine Tachykardie ist eine Beschleunigung des Herzschlags auf über 100 Schläge/min. Wenn sie in Ruhe auftritt, kann sie zu Herzstolpern, Atemnot und Schwitzen führen. Dies kann für die Betroffenen sehr unangenehm sein. Wenn keine rasche Besserung der Symptome eintritt, sollte via Notruf der Rettungsdienst verständigt und der*die Betroffene ins Krankenhaus gebracht werden.

Hypertensiver Notfall

Fallbeispiel

Maria P. hatte am Morgen Streit mit ihrer Schwester und hat vor lauter Aufregung vergessen, die täglichen Medikamente gegen ihren Bluthochdruck einzunehmen. Plötzlich fühlt sie sich schwindlig. Sie spürt einen Druck auf der Brust und hat pochende Kopfschmerzen. Ihre Schwester ruft sofort die Rettung. Während die beiden auf das Eintreffen der Sanitäter*innen warten, messen sie den Blutdruck. Die Systole liegt bei 200, die Diastole bei 110. Die Rettung kann Marias Blutdruck mit Medikamenten senken und sie zur Abklärung ins Krankenhaus bringen.

- Welcher Notfall liegt bei Maria P. vor?
- Was sind die Erste-Hilfe-Maßnahmen?

Key Facts

Die normalen Blutdruckwerte eines Erwachsenen liegen bei 120–129 mmHg systolisch und 80–84 mmHg diastolisch.

Definition

Ein hypertensiver Notfall ist ein Anstieg des Blutdrucks, der zu neurologischen, Herz- und Nieren-Beeinträchtigungen führen kann. Bei einer hypertensiven Krise liegen die Blutdruckwerte bei über 180/120 mmHg. Die Beeinträchtigungen der Organe (ZNS, Herz, Niere) können lebensbedrohlich sein, daher sollte der Blutdruck durch einen Arzt*eine Ärztin mit Medikamenten gesenkt werden und eine Abklärung im Krankenhaus erfolgen. Hypertensive Notfälle können viele Ursachen haben, meist besteht bei den Betroffenen ein bekannter Bluthochdruck.

Symptome

Bei einer hypertensiven Krise können **Kopfschmerzen, Übelkeit, Erbrechen, Engegefühl in der Brust, Atemnot, Sehstörungen** etc. auftreten. Durch den erhöhten Druck in den Gefäßen wird bei vielen der Kopf rot und Gefäße in der Nase platzen. Es kommt zum **Nasenbluten**.

Folgende **Maßnahmen** sind bei einem hypertensiven Notfall durchzuführen:

- Notruf absetzen
- Oberkörper hochlagern
- Psychischen Beistand leisten
- Falls Notfallmedikation vorhanden: den*die Betroffene*n bei der Einnahme unterstützen

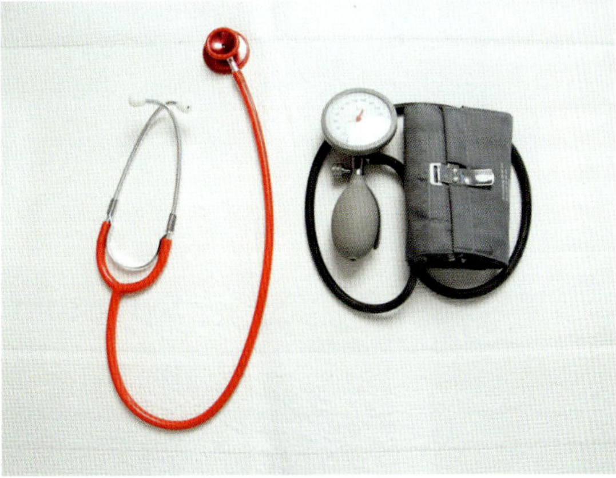

Abb. 35: **Blutdruckmanschette**

Think Box

Der hypertensive Notfall ist ein krisenhafter Anstieg des Blutdrucks (über 180/120 mmHg), der in der Folge zu lebensbedrohlichen Beeinträchtigungen von zentralem Nervensystem und Herz bzw. Niere führen kann. Die Betroffenen leiden unter Kopfschmerzen, Brustenge, Atemnot und können Nasenbluten haben. Es ist wichtig, dass die Rettung verständigt und der Blutdruck rasch durch einen Arzt*eine Ärztin gesenkt wird.

Akute Herzinsuffizienz

Fallbeispiel

Die 90-jährige Beate F. leidet seit Jahren an einer chronischen Herzinsuffizienz. Nach ihrem täglichen Spaziergang im Park verspürt sie ein Stechen in der Brust und Atemnot. Sie ist blass und kaltschweißig. Beates Betreuer ist auf Besuch und bemerkt sofort den verschlechterten Zustand sowie die stark geschwollenen Beine. Er verständigt via Notruf den Rettungsdienst. Noch vor dem Eintreffen der Rettung wird Beate bewusstlos. Der Betreuer bringt sie nach einer Atemkontrolle in die stabile Seitenlage.

- Welcher Notfall liegt bei Maria P. vor?
- Was sind die Erste-Hilfe-Maßnahmen?

Key Facts

Herzinsuffizienz ist eine Herzmuskelschwäche. Beinödeme sind eine Ansammlung von Flüssigkeit in den Beinen.

Definition

Herzinsuffizienz ist eine Schwäche des Herzmuskels mit Beeinträchtigung der Pumpleistung. Man muss zwischen chronischer und akuter Herzinsuffizienz unterscheiden. Eine chronische Herzinsuffizienz kann zu einer Einschränkung im Alltag führen, da anstrengende Tätigkeiten und Belastungen kaum mehr durchgeführt werden können. Die Betroffen leiden unter Atemnot und Herzbeschwerden. Mit Medikamenten und Lebensstilumstellung können die Beschwerden gemildert bzw. verbessert werden. Umso wichtiger ist es, dass die Betroffenen sich an ihre Therapie halten. Die akute Herzinsuffizienz kann bei vorbekannter chronischer Herzinsuffizienz oder auch infolge eines Herzinfarkts auftreten. Sie führt innerhalb kurzer Zeit zu einer stark eingeschränkten Funktion des Herzens und kann tödlich enden, da nicht mehr ausreichend Blut durch den Körper gepumpt werden kann.

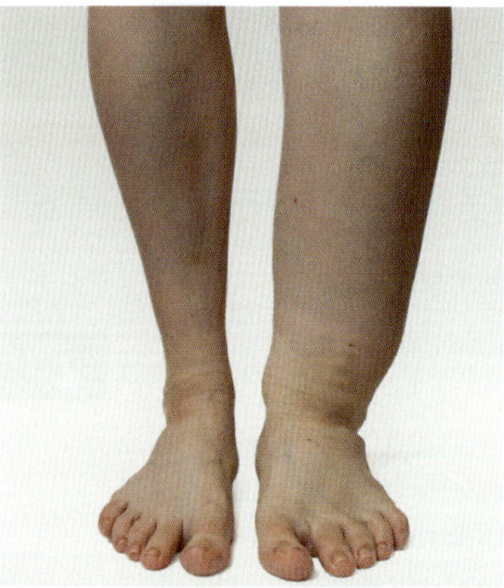

Abb. 36: **Beinödem**

Symptome

Die Herzinsuffizienz führt zu einer Beeinträchtigung im Alltag. Sie verursacht Atemnot und Herzbeschwerden bei Belastung. Die Betroffenen haben oft Beinödeme (Wasser sammelt sich in den Beinen). Die akute Herzinsuffizienz setzt plötzlich ein und ist gekennzeichnet durch eine lebensbedrohliche Verschlechterung des*der Betroffenen mit **Bruststechen**, **Atemnot**, **Kaltschweißigkeit**, **Blässe** und **Blaufärbung der Lippen**.

Folgende **Maßnahmen** sind bei einer akuten Herzinsuffizienz durchzuführen:

- Sofort Notruf absetzen
- Oberkörper hochlagern

- Sauerstoffgabe (siehe Kap. 3, Tab. 1)
- Psychischen Beistand leisten

Think Box

Bei der akuten Herzinsuffizienz handelt es sich um einen lebensbedrohlichen Zustand. Das Herz ist in seiner Pumpfunktion eingeschränkt. Es treten Symptome wie Bruststechen, Atemnot, Kaltschweißigkeit, Blässe und Blaufärbung der Lippen auf. Es ist wichtig, sofort den Notruf abzusetzen.

Fragen zur Überprüfung des Wissens

1. Wie kann man das akute Koronarsyndrom unterteilen?
2. Welche Symptome treten beim Myokardinfarkt auf?
3. Welche Erste-Hilfe-Maßnahmen sollen bei einem Myokardinfarkt durchgeführt werden?
4. Welche Risikofaktoren gibt es?
5. Was ist eine Bradykardie?
6. Welche Symptome können auftreten?
7. Was ist eine Tachykardie?
8. Welche Symptome können auftreten?
9. Wie erkennt man einen hypertensiven Notfall?
10. Welche Erste-Hilfe-Maßnahmen sind bei einem hypertensiven Notfall durchzuführen?
11. Was ist eine Herzinsuffizienz?
12. Welche Symptome können dabei auftreten?

6. Kapitel: **Akute Atemnot**

Sophie-Theres Wanka, Alexander Aigner

Atemwege und Lunge

Sophie-Theres Wanka

Key Facts

Einatmung = Inspiration, Ausatmung = Exspiration. Zwischen Alveolen (= Lungenbläschen) und Lungenkapillaren findet der Gasaustausch statt. Zyanose ist eine Blaufärbung bei Sauerstoffmangel.

Aspiration ist das versehentliche Einatmen von Flüssigkeiten oder Fremdkörpern (z. B. Nahrung, Erbrochenes etc.). Dies kann zu schweren Atembeschwerden und Infektionen führen.

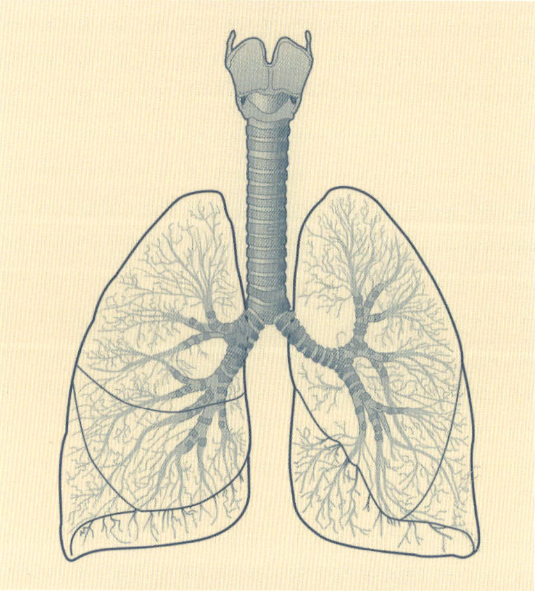

Abb. 37: **Schema der Lunge und Atemwege**

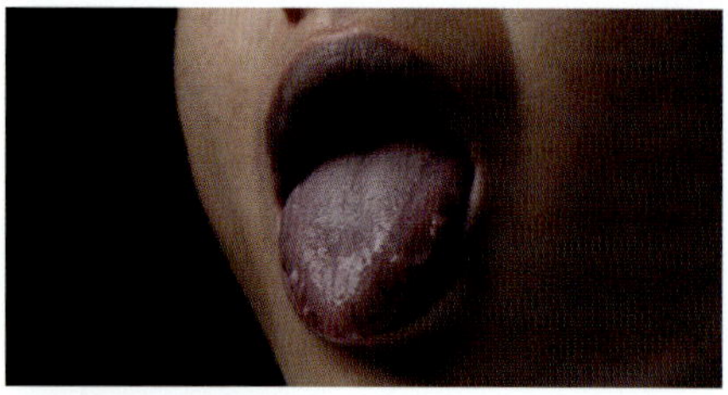

Abb. 38: **Zyanose**

Die Lunge liegt geschützt in unserem Brustkorb; sie ist lebenswichtig für die Aufnahme von Sauerstoff und die Abgabe von Stoffwechselprodukten. Es gibt zwei Lungenflügel, dazwischen liegt das Herz. Beim Ein- und Ausatmen gelangt die Luft durch die gasleitenden Anteile unseres Atmungssystems zu den gasaustauschenden Anteilen.

Gasleitende Anteile sind Nase, Nasenhöhle, Rachen, Kehlkopf, Luftröhre und die Bronchien. Hier wird die Luft gereinigt, befeuchtet und erwärmt. Im Kehlkopf liegt die Verzweigung zwischen Luft- und Speiseröhre. Wenn wir schlucken, verschließt der **Kehldeckel** die Luftröhre, um eine Verlegung der Atemwege bzw. eine Aspiration zu verhindern.

Die Atemwege sind wie ein Baum strukturiert. Die Luftröhre ist der Stamm, der sich in viele Äste – die **Bronchien** – aufteilt. Die Bronchien verzweigen sich 22-mal und enden in den **Lungenbläschen (Alveolen)**. In den Alveolen findet der **Gasaustausch** statt, d. h. Sauerstoff (O_2) wird von den Lungenkapillaren, die um die Lungenbläschen herum liegen, aufgenommen und Kohlenstoffdioxid (CO_2) wird abgegeben. Schließlich kann das Kohlenstoffdioxid beim Ausatmen abgeatmet werden.

Der wichtigste Muskel für die Atmung ist das **Zwerchfell**, welches direkt unter der Lunge liegt. Beim Einatmen spannt sich das Zwerchfell an und zieht die Lunge nach unten. Durch den entstandenen Unterdruck wird die Luft angesaugt. Beim Ausatmen entspannt sich das Zwerchfell und drückt die Luft passiv nach außen.

Bei schwerer Atemnot kann Sauerstoffmangel im Blut zu einer **Blaufärbung** (Zyanose) führen. Bei Erwachsenen färben sich zuerst die Schleimhäute, die Lippen und die peripheren Körperteile, wie z. B. Finger.

Lungenembolie

Sophie-Theres Wanka

Fallbeispiel

Nachdem Wolfgang Z. sich vor vier Wochen das Bein gebrochen hat, verspürt er einen atemabhängigen Brustschmerz und Kurzatmigkeit. Er hat sich die vom Arzt verschriebenen Antithrombosespritzen nicht verabreicht und musste die letzten Wochen sein Bein ruhigstellen. Seine Tochter erkennt diesen Notfall sofort und setzt den Notruf ab.

- Welcher Notfall liegt bei Wolfgang Z. vor?
- Was sind die Erste-Hilfe-Maßnahmen?

Key Facts

Eine Lungenembolie ist der Verschluss einer Lungenarterie. Bei einer tiefen Beinvenenthrombose bildet sich ein Blutgerinnsel in den großen Beinvenen.

Definition

Bei einer Lungenembolie ist eine Arterie in der Lunge verstopft, wodurch das Blut nicht mit Sauerstoff angereichert werden kann. Meist verursacht ein Blutgerinnsel (Embolus) die Verstopfung, welches aus den Beinvenen angeschwemmt wird. Ein Blutgerinnsel, das sich in den Beinen bildet, wird Beinvenenthrombose genannt. Wenn es zu einem Verschluss der Beinvene kommt, verursacht dies Schmerzen, Schwellung, Rötungen sowie eine Überwärmung der betroffenen Stelle.

Risikofaktoren für die Beinvenenthrombose und folglich für die Lungenembolie sind Bewegungsmangel der Gliedmaßen, Rauchen, Antibabypille, Krebserkrankungen etc. Besonders gefährdet sind bettlägerige Patient*innen und Reisende, welche viele Stunden in einem Zug oder Flugzeug gesessen sind. Lungenembolien können in seltenen Fällen auch durch Luft, Fett oder andere Fremdkörper verursacht sein. Wenn das Blut nicht mit Sauerstoff angereichert werden kann, handelt es sich um eine lebensbedrohliche Situation, die eine sofortige Behandlung in einem Krankenhaus erfordert.

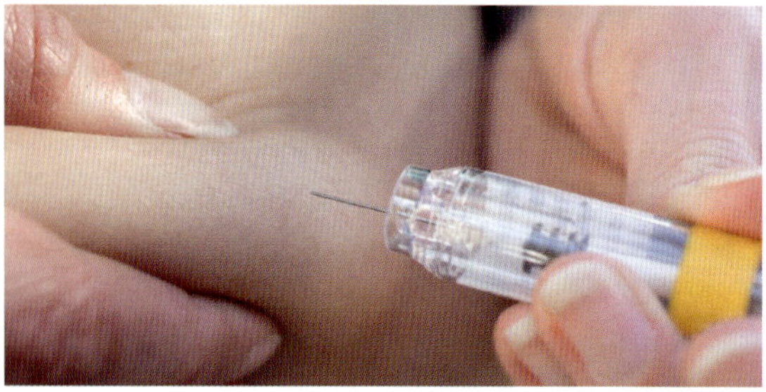

Abb. 39: **Thrombosespritze**

Symptome

Die häufigsten Symptome einer Lungenembolie sind **Atemnot** und **atemabhängige Brustschmerzen**. In manchen Fällen können Bluthusten, Herzrhythmusstörungen und Schweißausbrüche auftreten. Der Lungenembolie geht oft eine Beinvenenthrombose voraus. Daher sollten auch die Beine auf Schmerzen, Schwellung, Rötung und Überwärmung untersucht werden.

Folgende **Maßnahmen** sind bei einer Lungenembolie durchzuführen.

- Sofort den Notruf absetzen
- Oberkörper hochlagern
- Sauerstoffgabe (siehe Kap. 3, Tab. 1)
- Psychischen Beistand leisten

Think Box

Eine Lungenembolie ist die Verstopfung einer Lungenarterie, meist durch ein Blutgerinnsel. Es kommt zu einer verminderten Sauerstoffanreicherung des Blutes. Atemnot und atemabhängiger Brustschmerz sind die Hauptsymptome. Die Beine sollten ebenfalls untersucht werden, da oft eine Beinvenenthrombose die Ursache einer Lungenembolie ist. Bei ausbleibender Behandlung kann eine Lungenembolie zum Tod führen.

Akute Atemwegsverlegung

Sophie-Theres Wanka

Fallbeispiel

Julian T. isst heute mit seinem Freund zu Mittag, als er sich plötzlich an seinem Schnitzel verschluckt. Er greift mit seinen Händen zum Hals, um seinen Freund auf sich aufmerksam zu machen. Er kann weder sprechen noch husten und bekommt keine Luft. Sein Freund setzt umgehend den Notruf ab und schlägt Julian T. mit der flachen Hand auf den Rücken. Da dies keinen Erfolg hat, wendet der Freund das Heimlich-Manöver an. Julian T. spuckt das Schnitzelstück aus. Nach dem Heimlich-Manöver muss er ins Krankenhaus zur Kontrolluntersuchung.

Definition

Wenn jemand etwas verschluckt und die Luftröhre blockiert wird, spricht man von einer Atemwegsverlegung. Leichte Atemwegsverlegungen kommen im Alltag häufig vor. Die Betroffenen können dann noch atmen, husten und sprechen. Meist löst sich die Verlegung von selbst. Bei einer schweren Atemwegsverlegung hingegen bekommen die Betroffenen keine Luft mehr. Sie können nicht abhusten und auch nicht sprechen. Wenn die Atemwegsverlegung nicht gelöst wird, erstickt der*die Betroffene.

Symptome

Bei einer akuten Atemwegsverlegung kommt es durch eine Blockade in der Luftröhre zu **Atemnot**. Die Betroffenen greifen sich häufig an den Hals, um den Notfall mitzuteilen, da sie nicht mehr sprechen oder husten können.

Folgende **Maßnahmen** sind bei einer **leichten Atemwegsverlegung** durchzuführen:

- Anregen zum selbstständigen Abhusten
- Vermeiden von Klopfen auf den Rücken, da es dadurch zu einer schweren Atemwegsverlegung kommen könnte

Folgende **Maßnahmen** sind bei einer **schweren Atemwegsverlegung** durchzuführen:

- Notruf
- Bis zu 5 Schläge mit der flachen Hand auf den Rücken (zwischen die Schulterblätter)
- Bis zu 5 Heimlich-Manöver
- Wiederholen der Schläge und des Heimlich-Manövers bis zur Besserung
- Anschließend Kontrolluntersuchung im Krankenhaus

Heimlich-Manöver

Key Facts

Das Heimlich-Manöver sind lebensrettende Oberbauchkompressionen bei einer schweren Atemwegsverlegung.

Beim Heimlich-Manöver stellt sich der*die Ersthelfer*in hinter den*die Betroffene und greift mit beiden Händen unter den Achseln durch, sodass er*sie die Faust oberhalb des Bauchnabels des*der Betroffenen legen kann. Anschließend wird die zweite Hand darübergelegt und mit einer schnellen, ruckartigen Bewegung die Faust in den Bauch des*der Betroffenen gedrückt. Dabei soll sich das Zwerchfell zusammenziehen und die Verlegung in der Luftröhre dadurch hochgedrückt werden.

Nach der Anwendung eines Heimlich-Manövers muss zum Ausschluss von inneren Verletzungen in jedem Fall eine Kontrolluntersuchung im Krankenhaus stattfinden.

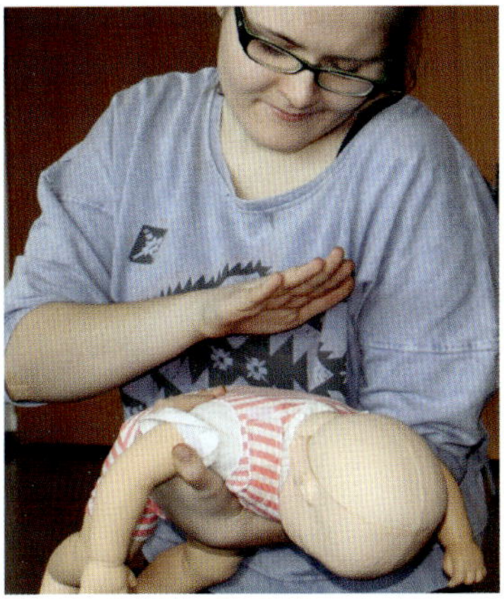

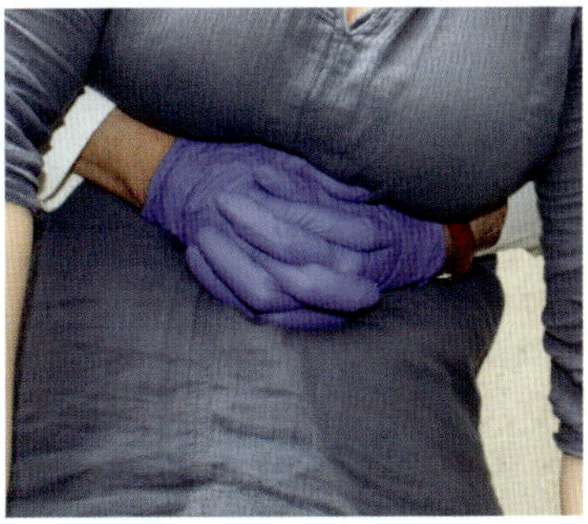

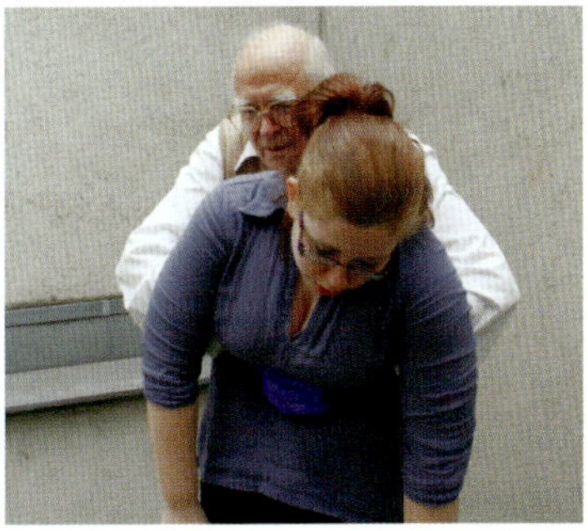

Abb. 40: **Heimlich-Manöver:**
a) Rückenschläge beim Säugling
b) Person von hinten unterhalb des Zwerchfells umfassen
c) Heimlich-Manöver

Think Box

Bei Atemwegsverlegungen muss zwischen leichten und schweren Fällen unterschieden werden. Eine leichte Atemwegsverlegung löst sich durch Abhusten meist selbstständig. Eine schwere Atemwegsverlegung führt sofort zu Atemnot. Die Betroffenen können nicht husten oder sprechen. Daher muss umgehend der Notruf abgesetzt und mit 5 Schlägen auf den Rücken begonnen werden. Sollte keine Besserung eintreten, muss das Heimlich-Manöver durchgeführt werden.

COPD-Exazerbation

Sophie-Theres Wanka

Fallbeispiel

Katharina R., eine langjährige Kettenraucherin, ist heute Morgen mit ihrem Mann im Supermarkt einkaufen. Am Weg nach Hause verspürt sie Atemnot. Sie muss viel Schleim abhusten. Ihr Mann bemerkt eine Blaufärbung ihrer Lippen. Katharina hat seit Jahren diagnostizierte COPD und nimmt ihre Medikamente regelmäßig. Leider hat sie ihren Atemwegspray für Akutsituationen zu Hause vergessen. Daher ruft ihr Mann sofort die Rettung und Katharina R. wird ins Krankenhaus gebracht.

- Welcher Notfall liegt bei Katharina R. vor?
- Was sind die Erste-Hilfe-Maßnahmen?

Key Facts

COPD ist eine chronisch obstruktive Lungenerkrankung, die v. a. Raucher*innen betrifft.

Definition

COPD (Chronic Obstructive Pulmonary Disease) wird umgangssprachlich Raucherlunge genannt, da der primäre Risikofaktor für diese Erkrankung das Rauchen ist. Es handelt sich hierbei um eine chronische, irreversible Erkrankung mit einer Obstruktion (Verengung) und einer überschießenden Entzündungsreaktion der Atemwege. Die Lungenfunktion wird dadurch zunehmend eingeschränkt, sodass Betroffene bei Fortschreiten der Erkrankung auf die Gabe von Sauerstoff – meist über eine Nasenbrille – angewiesen sind. Eine COPD-Exazerbation ist die rasche Verschlechterung der Symptomatik mit akutem Handlungsbedarf. Es gibt Notfallmedikamente, inhalative Atemwegsprays, die in Akutsituationen helfen können. Ursache für die Exazerbation sind oftmals begleitende Atemwegsinfekte, aber auch körperliche und psychische Belastungssituationen. Sofern Notfallmedikamente nicht helfen, sollte umgehend die Rettung verständigt werden.

Symptome

Symptome bei einer COPD sind Atemwegsbeschwerden mit pfeifenden bzw. brummenden Atemgeräuschen, v.a. beim Ausatmen, und chronischer Husten. Bei der Exazerbation verschlechtern sich die Symptome rasch. Betroffene haben akute **Atemnot**, **schleimigen Husten** und **blaugefärbte Lippen** bis hin zu Bewusstlosigkeit und Atem-Kreislauf-Stillstand.

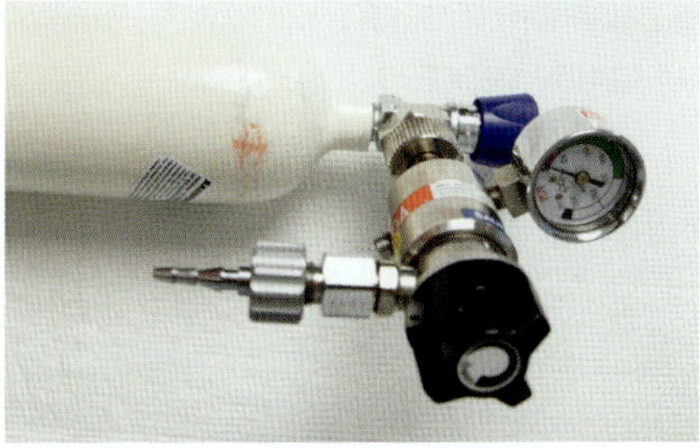

Abb. 41: **Sauerstoffflasche**

Folgende **Maßnahmen** sind bei einer COPD-Exazerbation durchzuführen:

- Notruf absetzen
- Oberkörper hochlagern
- Sauerstoffgabe (siehe Kap. 3, Tab. 1)
- Psychischen Beistand leisten
- Falls Notfallmedikation vorhanden: den*die Betroffene*n bei der Einnahme unterstützen

Think Box

COPD ist eine chronisch obstruktive Lungenerkrankung mit zunehmender Einschränkung der Lungenfunktion. Betroffene benötigen oft eine Heimsauerstofftherapie. Bei einer COPD-Exazerbation verschlechtern sich die Symptome wie Atemnot, Husten und Blaufärbung der Lippen. Sofern Notfallmedikamente nicht helfen bzw. nicht vorhanden sind, sollte die Rettung verständigt werden.

Asthma bronchiale

Alexander Aigner

Fallbeispiel

Eine 56-jährige Frau namens Johanna K. geht jeden Sonntag mit ihrem Gatten in ein nahegelegenes Café frühstücken. An einem schönen warmen Frühlingstag gehen die beiden wie gewohnt dorthin und möchten anschließend einen Spaziergang in ihren Lieblingspark unternehmen. Während des Spazierens bekommt Johanna K. plötzlich einen Anfall von trockenem Husten. Dieser Husten entwickelt sich zu einer akuten Atemnot mit pfeifendem Ausatmungsgeräusch. Frau K.s Allgemeinzustand wird immer schlechter, daher ruft ihr Mann den örtlichen Rettungsdienst an.

- Welcher Notfall liegt bei Johanna K. vor?
- Was sind die Erste-Hilfe-Maßnahmen?
- Welche Form von Asthma hat Johanna K.?

Key Facts

Bei einem Asthmaanfall kann es zu einem Pfeifen, Giemen oder Brummen während der Ausatmung kommen.

Definition

Asthma bronchiale ist eine chronisch-entzündliche Erkrankung der Atemwege. Obstruktion und vermehrte Schleimproduktion im Bereich der unteren Atemwege führen zu einer Verlegung (Verengung) der Bronchien. Asthma tritt typischerweise anfallsartig auf und ist durch eine akute Atemnot gekennzeichnet. Die Atmung während eines Anfalls ist Schwerstarbeit – als würde man durch einen Strohhalm ein- und ausatmen.

Man unterscheidet zwischen allergischem Asthma (Auslöser sind allergische Stoffe wie z. B. Pollen) und nicht-allergischem Asthma (Auslöser sind z. B. Virusinfektionen der Bronchien, psychische Belastungen etc.).

Eine lebensbedrohliche Situation liegt beim Status asthmaticus vor, welcher über Stunden andauern und nicht mit Medikamenten behandelt werden kann.

Symptome

Der*die Betroffene bekommt plötzlich **akute Atemnot**, die von einem trocknen Husten begleitet wird. Es sind auch **Atemgeräusche beim Ausatmen** zu hören, und zwar ein Pfeifen, Giemen und Brummen. Es kommt zu **einem Engegefühl in der Brust** und der Allgemeinzustand verschlechtert sich. Der*die Betroffene entwickelt auch eine **Tachykardie** und – je schwerer der Asthmaanfall ist – eine **Sprechdyspnoe.**

Erste-Hilfe-Maßnahmen

Folgende **Maßnahmen** sind bei einem akuten Asthmaanfall durchzuführen:

- Oberkörper hochlagern
- Betroffene mit den Händen abstützen lassen (Unterstützung der Atemhilfsmuskulatur)
- Lippenbremse anwenden
- Sauerstoffgabe (siehe Kap. 3, Tab. 1)
- Beengende Kleidungsstücke öffnen
- Wenn Asthma bekannt ist, ggf. unterstützen bei der Verabreichung des eigenen Asthmasprays

Think Box

Es werden zwei verschieden Formen von Asthma unterschieden: allergisches und nicht-allergisches Asthma. Asthma bronchiale tritt plötzlich mit akuter Atemnot, mit einem charakteristischen trockenen Husten sowie einem pfeifenden Atemgeräusch auf. Durch Hochlagern des Oberkörpers, Einsetzen der Lippenbremse und Unterstützung der Atemhilfsmuskulatur sowie Sauerstoffgabe kann man dem Asthmaanfall entgegenwirken. Sollte ein dauerhafter Asthmaanfall entstehen (Status asthmaticus), besteht absolute Lebensgefahr.

Lungenentzündung

Sophie-Theres Wanka

Fallbeispiel

Seit einer Woche hat Karoline M. Husten mit gelbgrünem Auswurf, Erschöpfungszustände und ansteigendes Fieber. Heute ist ihre Temperatur auf 39,9 °C angestiegen, sie kann kaum trinken und essen. Aufgrund der Verschlechterung und der zunehmenden Atemnot ruft sie die Rettung.

- Welcher Notfall liegt bei Karoline M. vor?
- Was sind die Erste-Hilfe-Maßnahmen?

Key Facts

Eine Lungenentzündung ist eine Infektion durch Bakterien oder Viren. Die normale Körpertemperatur beträgt etwa 36–37 °C, eine Temperatur über 39 °C ist ein Warnzeichen.

Definition

Eine Lungenentzündung (Pneumonie) kann durch Viren, Bakterien oder Pilze verursacht werden. Vor allem im hohen Alter oder bei Vorerkrankungen kann eine Lungenentzündung schwerwiegende Symptome verursachen und zum Tod führen. Bei Beginn der Symptome ist es ratsam, eine*n praktische*n Arzt*Ärztin zur Abklärung und Therapieempfehlung aufzusuchen. Wenn die Lungenentzündung mit akuter Atemnot und stark reduziertem Allgemeinzustand einhergeht, sollte die Rettung verständigt werden.

Symptome

Personen mit Lungenentzündung haben meist **Husten mit gelbgrünem Auswurf**, **Fieber**, **Brustschmerzen (hustenabhängig)** und **Erschöpfungszustände**.

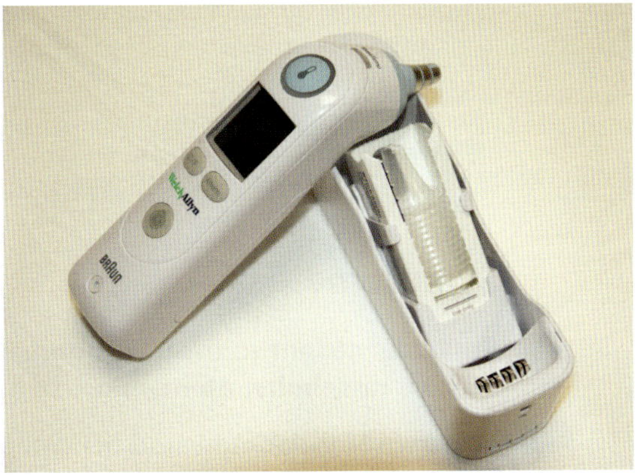

Abb. 42: **Fieberthermometer**

Folgende **Maßnahmen** sind bei einer Lungenentzündung durchzuführen:

- Oberkörper hochlagern
- Psychischen Beistand leisten
- Ausreichend trinken
- Praktische*n Arzt*Ärztin aufsuchen

Bei Verschlechterung sind zusätzlich folgende Maßnahmen durchzuführen:

- Notruf absetzen
- Sauerstoffgabe (siehe Kap. 3, Tab. 1)

Think Box

Die Lungenentzündung ist eine viral, bakteriell oder durch Pilze verursachte Entzündung der Atemwege und Lungenbläschen. Die Betroffenen leiden unter schleimigem Husten, Fieber und Erschöpfung. Ein*e praktische*r Arzt*Ärztin sollte zur Abklärung aufgesucht und bei Verschlechterung mit Atemnot der Notruf abgesetzt werden.

Akutes Lungenödem

Sophie-Theres Wanka

Fallbeispiel

Martina B. hat eine bekannte Herzinsuffizienz. Seit vier Tagen klagt sie über zunehmende Kurzatmigkeit. Heute Mittag verschlechtert sich ihr Zustand rasch. Sie hat starke Atemnot und ihre Lippen sind blau. Wenn sie atmet, hört man ein Rasseln. Ihr Betreuer ruft die Rettung und Martina B. wird ins Krankenhaus gebracht.

- Welcher Notfall liegt bei Martina B. vor?
- Was sind die Erste-Hilfe-Maßnahmen?

Key Facts

Ein Lungenödem ist eine Flüssigkeitsansammlung in der Lunge, die den Gasaustausch beeinträchtigt. Dabei kommt es häufig zu rasselnden Atemgeräuschen.

Definition

Bei einem Lungenödem handelt es sich um eine Flüssigkeitsansammlung im Lungengewebe, wodurch der Gasaustausch eingeschränkt wird. Je nach Ausprägung können bei den Betroffenen nur leichte bis hin zu lebensbedrohlichen Symptomen vorliegen. Durch verschiedene Ursachen wird Flüssigkeit aus den Blutgefäßen in die Lungenbläschen gedrückt. Häufig ist eine Herz- oder Niereninsuffizienz hierfür verantwortlich, aber auch das Einatmen von Giftgasen kann ein Lungenödem verursachen.

Symptome

Ein Lungenödem verursacht **Atemnot**, die sich meist **im Liegen verschlimmert**. Es kann auch zu **rasselnden Atemgeräuschen** und einer **Blaufärbung der Lippen** kommen.

Folgende **Maßnahmen** sind bei einem akuten Lungenödem durchzuführen:

- Notruf absetzen
- Oberkörper hochlagern
- Sauerstoffgabe (siehe Kap. 3, Tab. 1)
- Psychischen Beistand leisten

Think Box

Das akute Lungenödem besteht aus einer Flüssigkeitsansammlung im Lungengewebe, wodurch der Gasaustausch in den Lungenbläschen gestört wird. Es kommt zu Atemnot, v.a. im Liegen, zu rasselnden Atemgeräuschen und einer Blaufärbung der Lippen. Es handelt sich um einen lebensbedrohlichen Zustand, daher muss die Rettung verständigt werden.

Fragen zur Überprüfung des Wissens

1. Was ist eine Lungenembolie und wie entsteht sie?
2. Welche Risikofaktoren gibt es für eine Beinvenenthrombose?
3. Welche Erste-Hilfe-Maßnahmen sind bei einer Lungenembolie durchzuführen?
4. Was ist der Unterschied zwischen einer leichten und einer schweren Atemwegsverlegung?
5. Wie funktioniert das Heimlich-Manöver?
6. Welche Symptome treten bei einer COPD-Exazerbation auf?
7. Welche Erste-Hilfe-Maßnahmen sollen durchgeführt werden?
8. Welche Symptome treten bei Asthma bronchiale auf?
9. Welche Erste-Hilfe-Maßnahmen sollen durchgeführt werden?
10. Welche Symptome treten bei einer Lungenentzündung auf?
11. Welche Erste-Hilfe-Maßnahmen sollen durchgeführt werden?
12. Was ist ein Lungenödem?
13. Welche Symptome können bei einem akuten Lungenödem auftreten?

7. Kapitel: **Akutes Abdomen**

Alexander Aigner, Alexander Hoffelner

Akutes Abdomen

Alexander Hoffelner

Fallbeispiel

Herr Julian H. wird nach einer Magen-Darm-Operation in die häusliche Pflege entlassen. Es geht ihm so weit gut, er muss regelmäßig Medikamente einnehmen und Harn- bzw. Stuhlkontrolle durchführen. Nach zwei Tagen verspürt Julian H. einen diffusen Bauchschmerz und ihm wird unwohl. Plötzlich wird ihm auch übel, er erbricht und ihm wird schwindelig. Julian H. ruft nach seiner Lebensgefährtin, die ihn blass und kaltschweißig vorfindet. Als er stuhlartig erbricht, ruft die Lebensgefährtin via Notruf den Rettungsdienst. Der eintreffende Rettungsdienst erkennt das Notfallbild sofort und bringt Julian H. auf eine Chirurgie.

Key Facts

Das akute Abdomen ist durch plötzlich auftretende starke Bauchschmerzen gekennzeichnet und kann lebensbedrohlich sein. Mögliche Ursachen sind Blinddarmentzündung, eine Gallenkolik, ein Ileus oder gynäkologische Erkrankungen. Allgemeine Erste-Hilfe-Maßnahmen umfassen eine schonende Lagerung, das Vermeiden von Essen, Trinken, Rauchen und Medikamenteneinnahme sowie das Vermeiden von Wärmeanwendung bei fehlender klarer Erkrankungsursache.

- Welches Krankheitsbild liegt bei Julian M. vor?
- Welche Erste-Hilfe-Maßnahmen treffen Sie?

Definition

Unter akutem Abdomen versteht man einen Symptomkomplex, welcher durch das Leitsymptom eines plötzlich einsetzenden, starken Bauchschmerzes charakterisiert ist und eine lebensbedrohliche Erkrankung darstellen kann. Daher ist es von großer Bedeutung, diesen Patient*innen rasch eine medizinische Differenzialdiagnostik sowie eine entsprechende Notfalltherapie zukommen zu lassen.

Ein weiteres Leitsymptom ist die sogenannte Abwehrspannung des Bauches („bretthartes Abdomen"), aber auch allgemeinere Symptome wie Übelkeit, Erbrechen, Diarrhoe oder Obstipation sowie eine Reduktion des Allgemeinzustandes können beobachtet werden.

Um die bestmögliche Betreuung zu gewährleisten, ist es empfehlenswert, schon vor der Ankunft in einem Krankenhaus Überlegungen anzustellen und bestimmte Erste-Hilfe-Maßnahmen zu setzen.

Das akute Abdomen kann viele verschiedene Ursachen haben. Eine der häufigsten ist die Entzündung des Wurmfortsatzes, besser bekannt als Blinddarmentzündung (**Appendizitis**). Aber auch eine **Gallenkolik**, eine **Gallenblasenentzündung** oder ein **Ileus** können genauso wie gynäkologische Erkrankungen zu diesem kritischen Zustandsbild führen und müssen entsprechend schnell therapiert werden. Tatsächlich steht beim akuten Abdomen primär im Vordergrund, zu erkennen, dass es sich hier um einen Notfall handelt, und weniger darum, was ursächlich sein könnte.

Maßnahmen, die beim akuten Abdomen zu setzen sind, bestehen v. a. aus

- Informationsgewinn
- Schmerzlinderung
- Patientenbetreuung
- Raschem Transport in ein geeignetes Krankenhaus

Typische Handlungsschritte könnten sein:

- Den Patienten*die Patientin so positionieren, wie es am angenehmsten ist und die Schmerzen am geringsten sind, beispielsweise sitzend, in Seitenlage oder mit angewinkelten Beinen und einer Knierolle (zusammengerollte Decke). Essen und Trinken sind streng zu vermeiden, ebenso Rauchen oder das Einnehmen von Medikamenten, da dies zu einer Verzögerung der Diagnostik und Behandlung führen kann. Wärmeapplikation kann oft eine subjektive Scherzlinderung bewirken, soll aber ohne klare Erkrankungsursache vermieden werden. Zudecken mit einer Decke ist, sofern gewünscht, problemlos anwendbar.
- Eine allgemeine Anamnese ist unumgänglich und beinhaltet Aspekte und Fragen wie: Welche Symptome sind vorhanden? Sind Allergien vorhanden? Wurden akut oder als Dauermedikation Medikamente eingenommen? Gibt es relevante Vorerkrankungen? Wann und wie war der letzte Stuhlgang oder der Urin? Bei Frauen ist der Zeitpunkt der letzten Regelblutung zu erfragen. Gibt es Risikofaktoren wie Rauchen, Adipositát oder Substanzabhängigkeit?
- Eine genaue Schmerzanamnese kann wichtige Hinweise für die Diagnostik liefern. Daher empfiehlt es sich, geordnet vorzugehen, beispielsweise anhand des **OPQRST-Schemas**:
  - **O**nset (Beginn): Wann hat der Schmerz begonnen? Wo haben die Beschwerden sich zuerst gezeigt? Wo ist jetzt der größte Schmerz lokalisiert?
  - **P**rovocation/**P**alliation (**P**rovozierende/verstärkende bzw. lindernde Faktoren): Was lindert/verstärkt die Schmerzen? Welche Haltung ist am angenehmsten?
  - **Q**uality (**Q**ualität): Wie ist der Schmerzcharakter, z. B. stechend, drückend, schneidend, brennend, diffus?
  - **R**adiation (Ausstrahlung): Wo ist der Schmerz lokalisiert? Ist er gut und eindeutig lokalisierbar? Ist der Schmerz gewandert? Wohin strahlt er aus?
  - **S**everity (**S**tärke): Wie stark sind die Schmerzen auf einer Skala von 0 bis 10, wobei 10 die größten vorstellbaren Schmerzen darstellt?
  - **T**ime (zeitlicher Verlauf): Wie präsentiert sich der Schmerz über die Zeit? Nimmt er laufend zu, ist er kolikartig, wellenförmig, hat er eine oder mehrere Schmerzspitzen? Oder ist er nachlassend mit einem schmerzfreien Intervall?
- Die Inspektion/Betrachtung des Bauches kann auch zusätzliche Informationen liefern. Hierbei sind v. a. eine veränderte Hautfarbe sowie alte oder neue Verletzungen von Interesse. Auch ein geblähter oder sehr großer Bauch kann Hinweise liefern, ebenso eine verstärkte Gefäßzeichnung („spider naevi“).

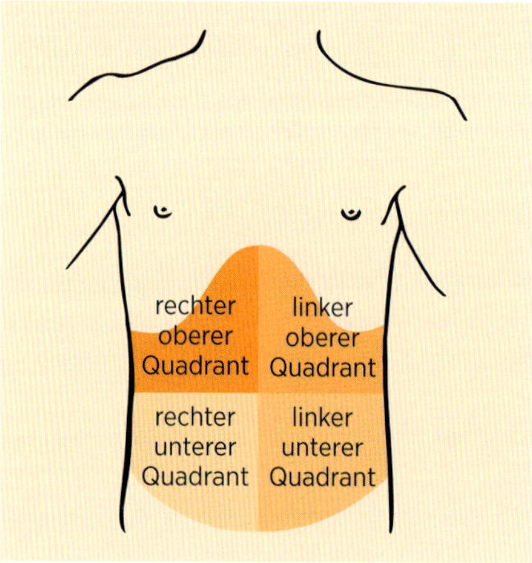

Abb. 43: **Die vier Quadranten des Abdomens**

- Ein*e geübte*r Untersucher*in kann oftmals viele Differenzialdiagnosen ausschließen. Hierbei wird die Bauchdecke palpatorisch, d. h. mit den Fingern oder der ganzen Hand abgetastet und die Druckempfindlichkeit sowie Abwehrspannung, Loslass-Schmerz oder auch intraabdominelle Strukturen und Verhärtungen werden beurteilt und ertastet. Hierfür wird das Abdomen in 4 Quadranten unterteilt, wobei Auffälligkeiten in jedem Quadranten für oder gegen eine Differenzialdiagnose sprechen können.

Je nach Quadrant können andere Ursachen – auch durch die Nähe zu den dort liegenden Organen – unterschieden werden.

Tab. 4: **Ursachen eines akuten Abdomens nach Quadranten**

Lokalisation	rechts oben	mittig/diffus	links oben	rechts unten:	links unten
Organe	▸ Gallenblase, Gallenwege ▸ Leber ▸ Zwölffingerdarm (Duodenum)	▸ Pankreas ▸ Magen ▸ Darm ▸ große Bauchgefäße	▸ Magen ▸ Milz	Darm: ▸ Dickdarm (Colon) ▸ Dünndarm (Jejunum)	▸ Darm (Colon, Sigmoideum)
Krankheitsbilder	▸ Gallenblasenentzündung, Gallengangsentzündung ▸ Hepatitis, Stauungsleber ▸ Ulcus duodeni	▸ Pankreatitis ▸ Gastritis, Gastroenteritis ▸ Ileus ▸ Mesenterialinfarkt, Aneurisma(ruptur), Herzinfarkt/Angina pectoris (siehe dort)	▸ Gastritis, Ulcus ventriculi ▸ Milzriss	▸ Appendizitis ▸ Divertikulitis ▸ Ileus	▸ Sigmadivertikulitis ▸ Ileus

Think Box

Akut auftretende Bauchschmerzen können unterschiedliche Ursachen haben. Das akute Abdomen bezeichnet einen Symptomkomplex für eine möglicherweise lebensbedrohliche Erkrankung. Durch eine strukturierte Anamnese und unterstützende Maßnahmen wie Notruf, Lagerung und Patientenbetreuung können Ersthelfer*innen maßgeblich zur weiteren ärztlichen Versorgung und Diagnostik beitragen. Nahrungs- und Flüssigkeitszufuhr sollten in dieser Notfallsituation strikt vermieden werden.

Im Folgenden werden einige häufige Krankheitsbilder, die zu akutem Abdomen führen können, dargestellt.

Ileus

Alexander Aigner

Key Facts

Ein Ileus ist ein Darmverschluss, eine sogenannte Passagestörung des Dünn- oder des Dickdarms. Ein nicht erkannter oder nicht behandelter Ileus kann einen septischen Schock bzw. auch einen hypovolämischen Schock auslösen. Daher ist Ileus ein akuter Notfall, der lebensbedrohlich sein kann. Der Verdacht auf Ileus erfordert den sofortigen Notruf, Lagerung in schonender Rückenlage mit angewinkelten Beinen und die Vermeidung von Essen und Trinken.

Ein Ileus ist ein Darmverschluss oder eine **Darmobstruktion.** Er tritt auf, wenn der normale Durchfluss von Nahrung, Flüssigkeiten und Gasen im Darm beeinträchtigt ist. Ein Ileus kann entweder im Dünndarm (Dünndarm-Ileus) oder im Dickdarm (Dickdarm-Ileus) auftreten.

Es gibt verschiedene **Ursachen** für einen Ileus, darunter:

1. **Mechanischer Ileus:** Dieser tritt auf, wenn der Darm physisch blockiert ist, z. B. durch einen Tumor, eine Verwachsung, eine Hernie oder einen Fremdkörper.
2. **Funktionaler (paralytischer) Ileus:** Hierbei handelt es sich um einen Darmverschluss aufgrund einer Störung der Darmmuskulatur oder der Nerven, die die Darmbewegungen steuern. Dies kann durch Entzündungen, Infektionen, Medikamente, Elektrolytstörungen oder neurologische Erkrankungen verursacht werden.

Die **Symptome** eines Ileus können bestehen in:

- Bauchschmerzen
- Übelkeit, Erbrechen
- Aufgeblähtem Bauch
- Erbrechen von Stuhl
- Vermindertem oder ausbleibendem Stuhlgang sowie dem Fehlen von Darmgeräuschen

Erste-Hilfe-Maßnahmen

- Ein Ileus ist eine ernsthafte Erkrankung, die medizinische Notfallversorgung erfordert – daher sofort den Notruf wählen
- Patient*in in eine schonende Rückenlage mit angewinkelten Beinen bringen. Meist wird eine sitzende, vornübergebeugte Haltung oder die Seitenlage mit angezogenen Beinen bevorzugt. Wenn die Person es toleriert, kann man sie auch auf dem Rücken liegend mit einer Knierolle (zusammengerollte Decke) lagern.
- Bei Schocksymptomatik Sauerstoff verabreichen
- Nichts zu essen oder zu trinken geben

Think Box

Ein Ileus ist ein Darmverschluss. Es gibt verschiedene Arten, nämlich den mechanischen und den funktionalen (paralytischen) Darmverschluss. Der Ileus gehört zu den schweren Baucherkrankungen; wenn er nicht bemerkt wird, kann es zu einem schweren Schock kommen. Er ist durch Bauchschmerzen, Übelkeit und stuhlartiges Erbrechen sowie das Fehlen von Darmgeräuschen gekennzeichnet und erfordert eine schnelle Notfallversorgung.

Appendizitis

Alexander Hoffelner

Key Facts

Bei Verdacht auf Appendizitis ist sofort der Notruf zu wählen. Darüber hinaus ist schonende Lagerung angebracht sowie das Vermeiden von Essen und Trinken.

Die Appendizitis, besser bekannt als Blinddarmentzündung, ist eine **akute Entzündung des Wurmfortsatzes** des Blinddarms (Appendix vermiformis) am Anfang des Dickdarms, die zumeist bei Kindern oder jungen Erwachsenen auftritt. Typischerweise äußert sich die Appendizitis anfangs durch diffuse, schwer lokalisierbare viszerale Schmerzen im Bereich des Oberbauchs/Nabels, die innerhalb weniger Stunden in den rechten Unterbauch wandern und dann einen stechenden, somatischen Charakter annehmen. Zusätzlich treten häufig Fieber, Erbrechen und allgemeines Unwohlsein sowie Appetitverlust auf. Durch unterschiedliche klinische Tests und Untersuchungstechniken kann die Diagnose erhärtet werden. Hierzu gehören typische Schmerzpunkte im rechten Unterbauch bei Palpation, Erschütterungsschmerz sowie der gegenüberliegende Loslass-Schmerz. Auch wenn eine Appendizitis ein häufiger vorkommendes Krankheitsbild ist, ist sie nicht weniger gefährlich, da es zur Perforation und somit zu einer lebensbedrohlichen Peritonitis kommen kann.

Erste-Hilfe-Maßnahmen

- Notruf wählen
- Patient*in in eine schonende Rückenlage mit angewinkelten Beinen bringen. Meist wird eine sitzende, vornübergebeugte Haltung oder die Seitenlage mit angezogenen Beinen bevorzugt. Wenn die Person es toleriert, kann man sie auch auf dem Rücken liegend mit einer Knierolle (zusammengerollte Decke) lagern.
- Nichts zu essen oder zu trinken geben

Think Box

Leitsymptom der Appendizitis sind rechtsseitige Unterbauchschmerzen. Die typische Zusatzsymptomatik besteht z. B. in Fieber, Erbrechen, allgemeinem Unwohlsein und Appetitverlust.

Magen- und Zwölffingerdarmgeschwür

(= Ulcus ventriculi, Ulcus duodeni; gastroduodenale Ulkuskrankheit)

Alexander Hoffelner

Key Facts

Magen- und Zwölffingerdarmgeschwüre werden durch ein Ungleichgewicht zwischen schützenden und aggressiven Faktoren verursacht und können zu Symptomen wie Schmerzen, Übelkeit, Blutungen und in schweren Fällen zur lebensbedrohlichen Perforation führen.

Definition

Magen- und Zwölffingerdarmgeschwüre, auch bekannt als Ulcus ventriculi und Ulcus duodeni, sind entzündete Schleimhautdefekte im Magen bzw. im Zwölffingerdarm. Die Hauptursache für diese Geschwüre liegt in einem Ungleichgewicht zwischen schützenden und aggressiven Faktoren. Zu den aggressiven Faktoren zählen Magensäure, der Bakterienstamm Helicobacter pylori, Stress, langfristige Einnahme von entzündungshemmenden Medikamenten ohne Magenschutz sowie Alkohol- und Nikotinmissbrauch.

Die **Symptome** eines Magen- oder Zwölffingerdarmgeschwürs können neben **akutem epigastrischem Schmerzbeginn** auch **Schmerzen nach dem Essen** (ventriculi) oder **bei leerem Magen** (duodeni) sein und zusätzlich Übelkeit und (blutiges) **Erbrechen** umfassen. Eine häufige Komplikation ist Blutung, die sich durch **Bluterbrechen** oder **Blut im Stuhl** (Meläna) zeigt und lebensbedrohlich sein kann.

Wenn ein Geschwür die Magenwand durchbricht, spricht man von einer **Perforation**. In diesem Fall tritt Magensäure und anderer Mageninhalt in die Bauchhöhle aus und verursacht eine generalisierte **Peritonitis (Bauchfellentzündung)**, die oft zum Tod führt. Betroffene leiden unter extremen Schmerzen, einer hartgespannten Bauchdecke und Anzeichen eines beginnenden Schocks.

Think Box

Die gastroduodenale Ulkuskrankheit beschreibt einen ulzerierenden Gewebedefekt in der Wand des Magens oder des Zwölffingerdarms. Sie äußert sich klinisch meist durch epigastrische Schmerzen, kann aber auch asymptomatisch verlaufen und erst durch Komplikationen wie Blutungen oder eine Perforation offensichtlich werden.

Akutes Nierenversagen

Alexander Aigner

Key Facts

Akutes Nierenversagen kann einen ernsthaften Zustand darstellen, der eine sofortige medizinische Behandlung erfordert, auch wenn diese Erkrankung zumeist langsamer fortschreitet.

Definition

Akutes Nierenversagen, auch bekannt als akute Niereninsuffizienz oder akute Nierenschädigung, bezeichnet den plötzlichen Verlust der normalen Nierenfunktion. Dies ist eine ernsthafte Erkrankung, die eine sofortige Behandlung erfordert. Akutes Nierenversagen tritt auf, wenn die Nieren plötzlich ihre Fähigkeit verlieren, Abfallprodukte und überschüssige Flüssigkeit aus dem Blut zu filtern und auszuscheiden.

Die Behandlung von akutem Nierenversagen zielt darauf ab, die zugrunde liegende Ursache zu behandeln, die Nierenfunktion zu unterstützen und Komplikationen zu vermeiden. Die häufigste Behandlungsmethode ist die **Dialyse**. Sie bewirkt, dass überschüssige Flüssigkeit und Abfallprodukte aus dem Blut entfernt werden.

Symptome

- Plötzlicher Rückgang der Harnproduktion
- Schwellungen im Körper (insbesondere im Gesicht, an den Beinen oder den Füßen)
- Müdigkeit, Übelkeit, Erbrechen, Appetitlosigkeit

Erste-Hilfe-Maßnahmen

- Notruf absetzen, da hier eine sehr schnelle Behandlung erforderlich ist
- Bei Schockzeichen Sauerstoffgabe
- Schonende Lagerung (Seitenlage oder leicht erhöhter Oberkörper)

Think Box

Akutes Nierenversagen, ein plötzlicher Verlust der Nierenfunktion, erfordert sofortige Behandlung – oft durch Dialyse –, um überschüssige Flüssigkeit und Abfallprodukte aus dem Blut zu entfernen. Symptome können Harnproduktion, Schwellungen, Müdigkeit und Übelkeit umfassen, daher sind schnelle Erste Hilfe und das Absetzen des Notrufs unerlässlich.

Leberzirrhose

Alexander Aigner

Key Facts

Leberzirrhose kann einen ernsthaften Zustand darstellen, der eine sofortige medizinische Behandlung erfordert, auch wenn diese Erkrankung zumeist langsamer fortschreitet.

Definition

Leberzirrhose ist eine fortschreitende Erkrankung der Leber, bei der gesundes Lebergewebe durch Narbengewebe ersetzt wird. Diese Narbenbildung beeinträchtigt die normale Funktion der Leber und kann zu schwerwiegenden Komplikationen führen.

Die häufigsten **Ursachen** für Leberzirrhose sind langfristiger Alkoholmissbrauch und chronische Virusinfektionen wie Hepatitis B und C. Andere mögliche Ursachen sind Fettlebererkrankungen, Autoimmunerkrankungen, genetische Störungen, bestimmte Medikamente, chronische Gallengang-Erkrankungen und Stoffwechselstörungen.

Symptome

- Müdigkeit, Appetitlosigkeit, Gewichtsverlust
- Gelbsucht (Gelbfärbung von Haut und Augen)
- Bauchschmerzen und -schwellung, Ödeme (Flüssigkeitsansammlungen)
- Juckreiz
- Verwirrtheit
- Bewusstseinstrübung

Erste-Hilfe-Maßnahmen

- Sofort Notruf absetzen
- Bei Schock Sauerstoffgabe
- Lagerung mit angezogenen Beinen
- Bei Übelkeit Seitenlage

Think Box

Leberzirrhose ist eine fortschreitende Lebererkrankung, bei der gesundes Gewebe durch Narben ersetzt wird, was die Leberfunktion beeinträchtigt. Ursachen sind oft Alkoholmissbrauch und Virusinfektionen. Die Symptome umfassen Müdigkeit, Gelbsucht, Juckreiz und Bauchschmerzen sowie Bewusstseinstrübung. Insbesondere die letzteren beiden erfordern Notfallmaßnahmen wie das Absetzen des Notrufs.

Fragen zur Überprüfung des Wissens

1. Was versteht man unter einem akuten Abdomen?
2. Welche Symptome können auf ein akutes Abdomen hinweisen?
3. Welche Arten von Ileus unterscheidet man?
4. Welche Erste-Hilfe-Maßnahmen sind bei einem akuten Abdomen zu ergreifen?
5. Was sind mögliche Ursachen für ein akutes Abdomen?
6. Was ist ein Ileus?
7. Welche Symptome können bei einem Ileus auftreten?
8. Welche Erste-Hilfe-Maßnahmen sollten bei Verdacht auf eine Appendizitis ergriffen werden?

8. Kapitel: **Traumatologische Notfälle**

Sophie-Theres Wanka

Bewegungs- und Stützapparat

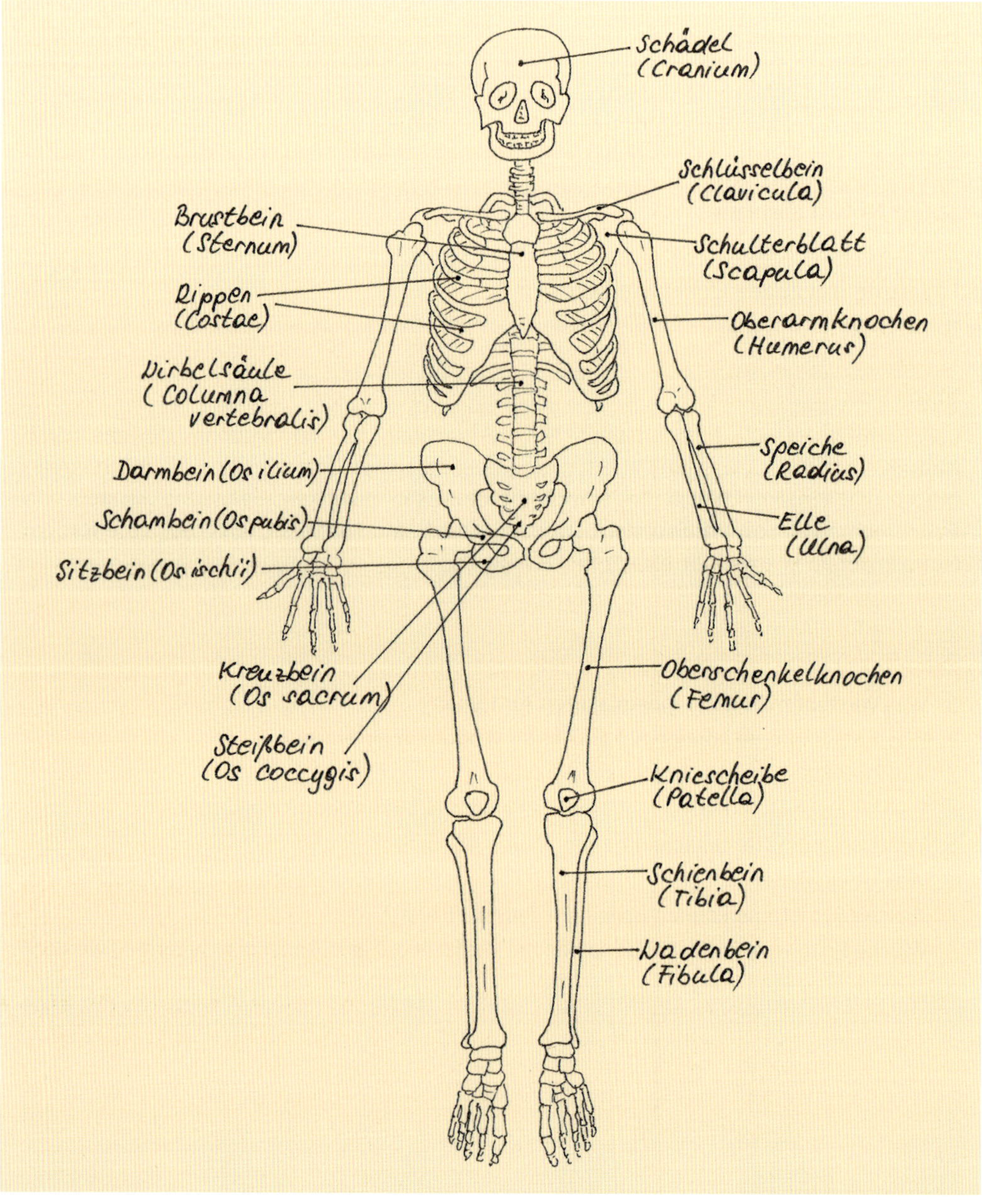

Abb. 44: **Skelett**

Key Facts

Knochen, Gelenke, Bänder und Skelettmuskeln verleihen dem Körper Form und Halt. Sie ermöglichen Bewegungen. Die Unfallkinematik ist der Ersteindruck, der Aufschluss über den Vorgang und die Bewegungen während des Unfalls gibt.

Der Bewegungs- und Stützapparat ermöglicht Bewegungsabläufe, gibt uns Halt und schützt die darunterliegenden Organe. Er besteht aus Knochen, Gelenken, Bändern und Skelettmuskeln. Die Knochen geben uns Halt und Form. Ein Gelenk ist eine Verbindung aus mindestens zwei Knochen, die durch Bänder gestützt wird. Die Muskeln setzen an den Knochen an und ermöglichen eine Bewegung durch Kontraktion.

Verletzungen können einzelne Teile des Bewegungs- und Stützapparats oder alles betreffen. Die Unfallkinematik beschreibt den Unfallvorgang und gibt somit Aufschluss darüber, welche Strukturen verletzt worden sind. Für medizinisches Personal ist die Unfallkinematik relevant, z. B. die Höhe eines Sturzes oder die Geschwindigkeit der beteiligten Fahrzeuge bei einem Unfall.

Knochenbrüche (Frakturen)

Fallbeispiel

Boris J. wollte seinen Pullover aus dem obersten Fach seines Kleiderschranks herausnehmen. Er steigt auf einen Sessel, um mit der Hand hinaufzureichen, als der Sessel plötzlich umfällt. Boris J. liegt am Boden neben dem Sessel. Er hat Schmerzen in der rechten Hüfte und im rechten Oberschenkel. Er kann das Bein aufgrund der Schmerzen kaum bewegen. Seine Frau ruft sofort die Rettung und gibt ihm ein Kühlpack zur Schmerzlinderung. Die Rettung kann Boris J. schonend aufheben und ins Krankenhaus bringen.

Key Facts

Ein Knochenbruch ist eine Fraktur. Es gibt offene und geschlossene Knochenbrüche. Knochenbrüche können zu einem enormen inneren Blutverlust führen. Bei einer Fraktur des Oberschenkelknochens kann der Verlust bis zu 3 Liter betragen.

Definition

Durch äußere Gewalt kann ein Knochen durch- oder anbrechen. Man unterscheidet offene und geschlossene Frakturen. Bei offenen Knochenbrüchen kommt es zu einer Wunde, durch die Keime eindringen und zu einer Infektion führen können, während bei geschlossenen Knochenbrüchen die Haut intakt bleibt. Ein Knochenbruch kann zu einer Blutung im betroffenen Bereich führen. Der Blutverlust darf hierbei nicht unterschätzt werden – er kann bei größeren Verletzungen lebensbedrohlich sein.

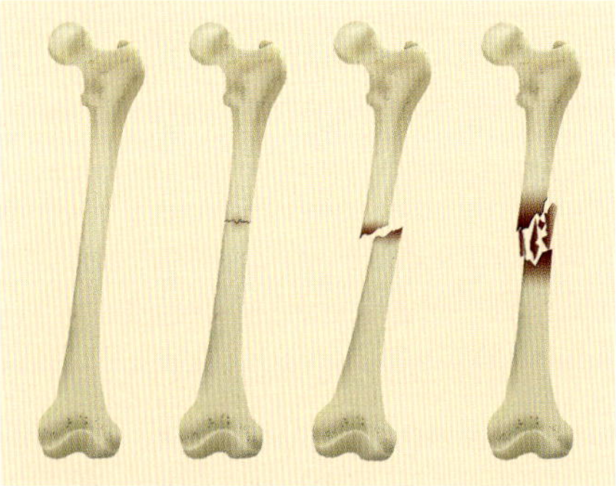

Abb. 45: **Knochenfraktur**

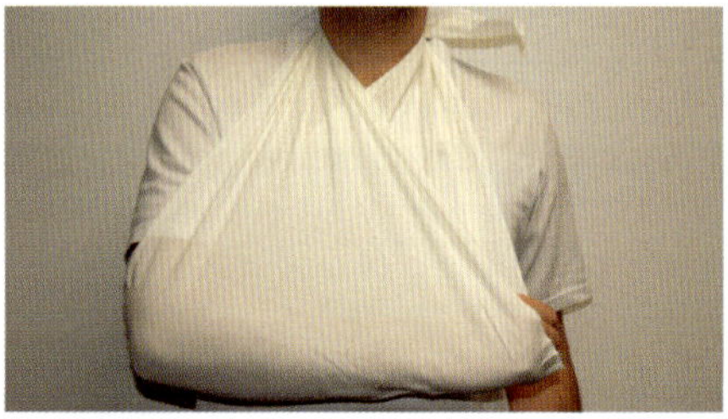

Abb. 46: **Armtragetuch**

Symptome

Ein Knochenbruch lässt sich durch **Schmerzen**, **Schwellung**, **Fehlstellung**, **abnorme oder eingeschränkte Beweglichkeit**, **Blutergüsse** (Hämatom) und v. a. an der **Unfallkinematik** erkennen. Bei offenen Brüchen kann das Knochenstück auch sichtbar werden oder sogar die Haut durchspießen.

Folgende **Maßnahmen** sind bei einem Knochenbruch zu setzen:

- Notruf absetzen
- Betroffene Extremität ruhigstellen
- Betroffene Extremität kühlen
- Beengendes (z. B. Kleidung) entfernen
- Puls ertasten und Sensibilität an der betroffenen Extremität überprüfen
- Bei offenen Knochenbrüchen zusätzlich Wundversorgung (auf lockeren Verband achten)

Gelenksverletzung

Fallbeispiel

Heute Früh ist Karina W. bei der Straßenbahn gestolpert. Dabei hat sie ihr Fußgelenk verdreht. Es schwillt rasch an und verursacht Schmerzen, v. a. bei Bewegung. Sie kann kaum noch auftreten und fährt zur Abklärung in ein Krankenhaus.

Key Facts

Eine Luxation ist ein Kontaktverlust der gelenksbildenden Knochen, wodurch es zu einer Fehlstellung der Knochen kommt.

Definition

Ein Gelenk kann durch äußere Gewalt verletzt werden. Dabei können die betroffenen Knochen gestaucht werden und die darum herum liegenden Bänder einreißen. Es kann auch zu einer kompletten Ausrenkung des Knochens (Luxation) aus einem Gelenk kommen. Durch eine Gelenksverletzung wird das Gelenk instabil. Es ist wichtig, das Gelenk bis zur Heilung, die mehrere Wochen dauern kann, ruhigzustellen.

Symptome

Zum Erkennen einer Gelenksverletzung ist die Unfallkinematik relevant. Es ist schwierig, eine Gelenksverletzung von einem Knochenbruch zu unterscheiden. Es kommt auch hier zu **Schmerzen**, **Schwellungen**, **Fehlstellungen**, **abnormer oder eingeschränkter Beweglichkeit** und **Blutergüssen**.

Folgende **Maßnahmen** sind bei einer Gelenksverletzung zu setzen:

- Notruf absetzen
- Betroffenes Gelenk ruhigstellen und hochlagern
- Betroffenes Gelenk kühlen
- Beengendes (z. B. Kleidung) entfernen
- Puls ertasten und Sensibilität an der betroffenen Extremität überprüfen

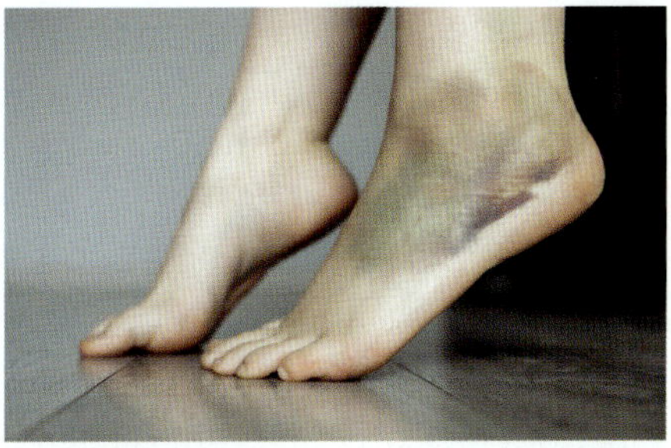

Abb. 47: **Bluterguss**

Think Box

Knochen- und Gelenksverletzungen entstehen meist durch äußere Gewalteinwirkung. Die Symptome umfassen Schmerzen, Schwellungen, Fehlstellungen, Bewegungseinschränkungen und Blutergüsse. Wenn die Haut ebenfalls verletzt wurde, muss eine Wundversorgung durchgeführt werden. Dabei muss der Verband locker angelegt werden, um Schmerzen zu vermeiden. Es kann im Rahmen eines Knochenbruchs auch zu massiven inneren Blutungen kommen, die lebensbedrohlich sein können. Wichtig ist es, den betroffenen Körperteil ruhigzustellen und zu kühlen, um der Schwellung entgegenzuwirken. Durch Ertasten des Pulses und Überprüfen der Sensibilität wird festgestellt, ob Nerven oder Blutgefäße ebenfalls verletzt wurden.

Skelettmuskel- und Sehnenverletzungen

Fallbeispiel

Michael K. trainiert für den Marathon. Bei seiner morgendlichen Laufrunde stolpert er über einen Ast und verdreht sich das Bein. Dabei hört er ein „Schnalzen" und verspürt sofort einen starken Schmerz in der Wade. Beim Abtasten spürt er eine Delle entlang der Achillessehne. Das Fußgelenk schwillt an und ein Bluterguss bildet sich. Dank einer Passantin wird die Rettung verständigt, da Michael K. nicht aufstehen bzw. nicht auftreten kann.

Definition

Skelettmuskeln setzen über die dazugehörigen Sehnen am Knochen an. Durch Kontraktion der Muskeln entsteht ein Zug auf den Sehnen. Bei übermäßiger Belastung oder traumatischen Ereignissen (Verdrehung, Gewalteinwirkung …) kann es zu einer Verletzung bzw. einem Einriss oder Riss kommen. Vor allem ältere Personen sind betroffen, da chronische

Erkrankungen, wie z.B. rheumatische Erkrankungen, und jahrelange Belastungen zu einer Schädigung der Muskeln und Sehnen führen können. Deshalb ist es wichtig – v.a. bei sportlichen Aktivitäten –, sich aufzuwärmen und eine entsprechende Ausrüstung zu tragen.

Symptome

Schmerzen, **Schwellungen**, **eingeschränkte Beweglichkeit** und **Blutergüsse** können bei Skelettmuskel- und Sehnenverletzungen auftreten. Beim Abtasten der betroffenen Stelle kann ein Einriss in Form einer Delle oder eine Verhärtung des Muskels spürbar sein. Bei Sehnenverletzungen hören Betroffene beim Unfallhergang oft ein „**Schnalzen**".

Folgende **Maßnahmen** sind bei einer Skelettmuskel- oder Sehnenverletzung zu setzen:

- Notruf absetzen
- Betroffene Extremität ruhigstellen und hochlagern
- Betroffene Extremität kühlen
- Beengendes (z.B. Kleidung) entfernen
- Puls ertasten und Sensibilität an der betroffenen Extremität überprüfen

Think Box

Skelettmuskel- und Sehnenverletzungen entstehen bei körperlichen Aktivitäten durch Kontraktion der Muskeln und damit einhergehendem Zug auf den Sehnen. Wenn es zu einer Verletzung kommt, leiden die Betroffenen unter Schmerzen, Schwellungen, eingeschränkter Beweglichkeit und Blutergüssen. Wichtig ist es, die verletzte Extremität ruhigzustellen und hoch zu lagern. Kühlung kann gegen Schwellung und Schmerzen helfen. Für die weitere Versorgung durch medizinisches Personal ist es wichtig, ob Pulse getastet werden können und die Sensibilität vorhanden ist.

Polytrauma

Key Facts

Ein Polytrauma liegt vor, wenn mindestens eine oder mehrere Verletzungen in Kombination lebensbedrohlich sind.

Wenn eine oder mehrere zeitgleich entstandene Verletzungen für Patient*innen lebensbedrohlich sind, spricht man von einem Polytrauma. Sein Ausmaß hängt vom Unfallhergang und von der Schwere der Verletzungen ab. Ein Polytrauma muss rasch erkannt und behandelt werden. Daher ist es wichtig, Patient*innen nach einem Unfall nach dem **ABCDE-Schema** zu beurteilen und auf Verletzungen am ganzen Körper zu untersuchen. Starke Blutungen müssen sofort durch manuellen Druck oder Druckverband gestoppt werden, bei inneren Verletzungen muss der*die Patient*in rasch transportiert werden – sie können nur in einer Klinik behandelt werden.

Think Box

Das Polytrauma ist ein schweres, lebensbedrohliches Syndrom und erfordert eine rasche Behandlung in einer Klinik. Es tritt vor allem bei Hochrasanztrauma oder Sturz aus großer Höhe auf. Durch ein strukturiertes ABCDE-Schema und eine Ganzkörperuntersuchung kann der Zustand der Patient*innen besser eingeschätzt und Verletzungen können nicht übersehen werden. Starke Blutungen müssen sofort gestoppt werden.

Schädel-Hirn-Trauma

Fallbeispiel

Christoph T. rutscht am nassen Badezimmerboden aus und schlägt mit dem Kopf am Regal auf. Er hat eine Kopfplatzwunde. Seine Betreuerin Martha hört den Sturz und eilt sofort zur Hilfe. Sie verständigt die Rettung und setzt Christoph T. mit aufrechtem Oberkörper hin. Nachdem sie die Kopfplatzwunde mit einem Verband versorgt hat, erfragt Martha die Symptome. Christoph T. hat Kopfschmerzen und kann sich nicht erinnern, was in den letzten Stunden passiert ist. Martha vermutet eine Gehirnerschütterung.

Key Facts

Unterhalb des Schädelknochens befinden sich eine harte und weiche Hirnhaut sowie entsprechende Räume dazwischen.

Das FAST-Schema bedeutet: Face, Arms, Speech, Time.

Definition

Bei Kopfverletzungen bleibt das Gehirn meist unverletzt. Wenn jedoch die Gewalteinwirkung größer ist, kann es passieren, dass Gehirn oder Halswirbelsäule ebenfalls verletzt sind. Häufige Ursachen sind Stürze, Verkehrsunfälle und herabfallende Gegenstände. Es können Knochenbrüche und offene Wunden auftreten. Wenn das Gehirn verletzt wird, kann es zu Hirnschwellungen oder Blutungen im Gehirn selbst kommen. Da das Gehirn außen vom Schädelknochen geschützt wird, entsteht durch jegliche Raumforderung (Blutung, Schwellung etc.) ein Druck. Gehirnschädigungen sind gefährlich, da sie zu bleibenden neurologischen Defiziten oder gar zu einem Ausfall der lebenswichtigen Funktionen führen können. Bei Bewusstlosigkeit müssen die Atemwege unbedingt freigehalten werden.

Eine Gehirnerschütterung führt zu einer kurzen Bewusstlosigkeit mit Gedächtnisstörungen und ist die leichteste Form des Schädel-Hirn-Traumas. Eine schwere Gehirnerschütterung geht mit einer länger andauernden Bewusstlosigkeit einher und kann zu Defiziten bzw. Beschwerden über mehrere Wochen führen.

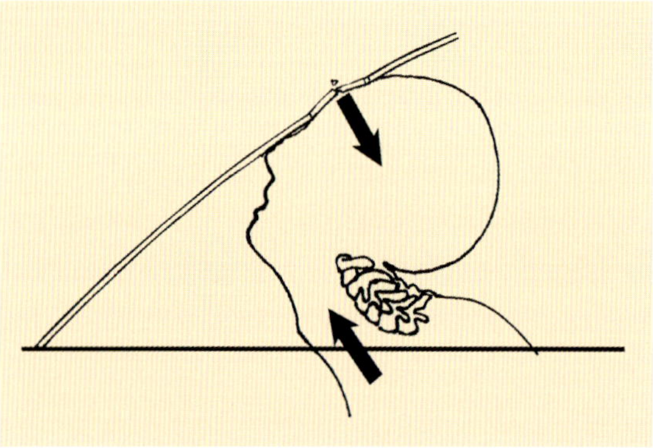

Abb. 48: **Verletzung der Halswirbelsäule**

Man unterscheidet bei Blutungen innerhalb der Schädelhöhle:

- **Epidural-Hämatom**: die Blutung befindet sich zwischen Schädelknochen und harter Hirnhaut
- **Subdural-Hämatom**: die Blutung befindet sich unter der harten Hirnhaut
- **Subarachnoidal-Blutung**: die Blutung befindet sich unter der Spinngewebshaut, sie kann bei Gehirnerschütterungen entstehen
- **Intrazerebrales Hämatom**: Blutgefäße im Gehirn verursachen die Blutung

Vor allem Personen, die Medikamente zur Blutgerinnungshemmung einnehmen („Blutverdünner"), sind besonders gefährdet, bei Kopfverletzungen Blutungen zu entwickeln.

Symptome

Bewusstseinsstörungen und neurologische Defizite sind Symptome eines Schädel-Hirn-Traumas. Es können **Kopfschmerzen**, Übelkeit, **Gedächtnisverlust**, **Pupillenveränderungen** (Pupillen entrundet, unterschiedlich groß, nicht lichtreagibel), **Sehstörungen**, **Lähmungserscheinungen**, **Sensibilitätsstörungen**, **Sprachstörungen** etc. auftreten. Ein Krampfanfall kann ebenfalls die Folge einer Kopfverletzung sein.

Folgende **Maßnahmen** sind bei einem Schädel-Hirn-Trauma durchzuführen:

- Notruf absetzen
- Bewusstsein und Atmung kontrollieren

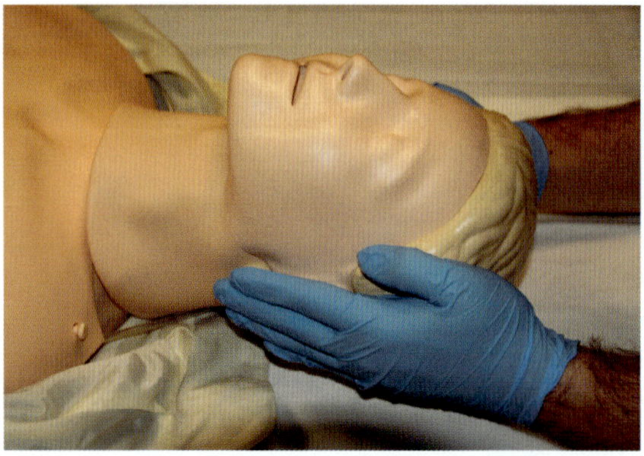

Abb. 49: **Kopf- und Halswirbelsäulenimmobilisation**

Wenn der*die Patient*in bei Bewusstsein ist:

- Oberkörper hochlagern (**CAVE:** bei Verdacht auf Halswirbelsäulenverletzung Kopffixierung durch den*die zweite*n Ersthelfer*in vornehmen, keine Bewegung des Kopfes)
- Gegebenenfalls Blutungen stoppen und Wunde versorgen
- Motorik und Sensibilität der Extremitäten überprüfen
- Pupillen kontrollieren
- FAST-Schema (siehe S. 109 zur Identifizierung der Symptome anwenden

Think Box

Ein Schädel-Hirn-Trauma wird durch eine schwere Kopfverletzung, z. B. infolge von Stürzen oder Verkehrsunfällen, verursacht. Blutungen im Schädel und eine Schwellung des Gehirns können auftreten und zu einem sogenannten Hirndruck führen. Durch die Verletzung und die Kompression können neurologische Beeinträchtigungen wie Lähmungserscheinungen,

Sensibilitätsstörungen, Gedächtnisverlust, Pupillenveränderungen, Seh- und Sprachstörungen auftreten. Die Betroffenen klagen häufig über Kopfschmerzen und Übelkeit. Ein Schädel-Hirn-Trauma kann zu einem Atem-Kreislauf-Stillstand führen und muss rasch behandelt werden. Daher ist sofort die Rettung zu rufen.

Hautverletzungen

Fallbeispiel

Andrea T. kocht für ihre Kinder zum Abendessen Lasagne. Als sie das Backblech aus dem Rohr zieht, verbrennt sie sich die Hand am heißen Metall. Die Hand wird sofort rot und brennt. Andrea hält die Hand ein paar Minuten lang unter handwarmes Wasser. Anschließend versorgt sie die Wunde mit einer Wundauflage für Verbrennungen und fixiert sie locker mit einem Verband. Der Hausarzt verschreibt ihr eine Creme und Andrea T. muss ihre Hand die nächsten Tage etwas schonen.

Key Facts

Zu den Hautverletzungen zählen mechanische und thermische Wunden. Bei den mechanischen Wunden unterscheidet man Platz- und Rissquetschwunden, Schnitt- und Stichwunden sowie Bisswunden.

Es gibt vier Grade von Verbrennungen.

Starke Blutungen sind starke, spritz- oder schwallartige Blutungen, wobei es zu einem hohen Blutverlust kommt.

Definition

Hautverletzungen sind sehr häufig. Meist handelt es sich um banale, oberflächliche Wunden, die in der Regel von selbst ausheilen. Komplikationen können durch Blutungen infolge von Verletzungen größerer Blutgefäße in der Tiefe oder durch Infektionen infolge von Kontamination mit Bakterien entstehen. Es ist wichtig, bei blutenden Wunden bzw. offenen Hautverletzungen durch eine entsprechende Wundversorgung ein weiteres Eindringen von Keimen zu verhindern.

Folgende **Maßnahmen** sind bei **Hautverletzungen** durchzuführen:

- Die Person bitten, sich zu setzen
- Einmalhandschuhe anziehen
- Wundversorgung mittels keimfreier Wundauflage und Verband vornehmen
- Betroffene Extremität ruhigstellen und hochlagern
- Bei großflächigen und ausgeprägten Hautverletzungen sollte ein Arzt*eine Ärztin aufgesucht oder gegebenenfalls die Rettung verständigt werden

Folgende **Maßnahmen** sind bei **thermischen Hautverletzungen** durchzuführen:

- Die Person bitten, sich zu setzen
- Einmalhandschuhe anziehen
- Betroffene Extremität unter handwarmes Wasser halten, so lange, wie es für den*die Verletzte*n angenehm ist
- Wundversorgung mittels keimfreier Wundauflage (am besten: aluminiumbedampft) und Verband vornehmen
- Betroffene Extremität ruhigstellen und hochlagern
- Bei großflächigen oder ausgeprägten Verbrennungen sollte ein Arzt*eine Ärztin aufgesucht oder gegebenenfalls die Rettung verständigt werden

Mechanische Wunden

Mechanische Wunden entstehen durch direkte oder indirekte Gewalteinwirkung. Man unterscheidet:

- **Platz- und Rissquetschwunden**: entstehen durch stumpfe Gewalt oder Zugbelastung auf die Haut
- **Schnitt- und Stichwunden**: entstehen durch scharfkantige oder spitze Gegenstände (Messer, Glasscherben, Metallkanten ...)
- **Bisswunden**: entstehen durch Zähne, hohes Infektionsrisiko durch Keime

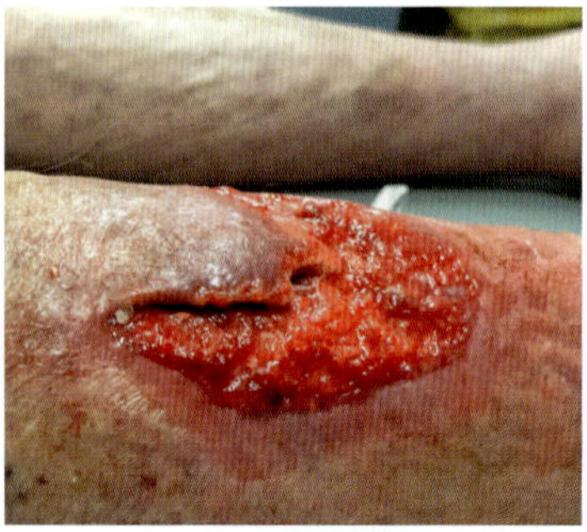

Abb. 50: **Rissquetschwunde**

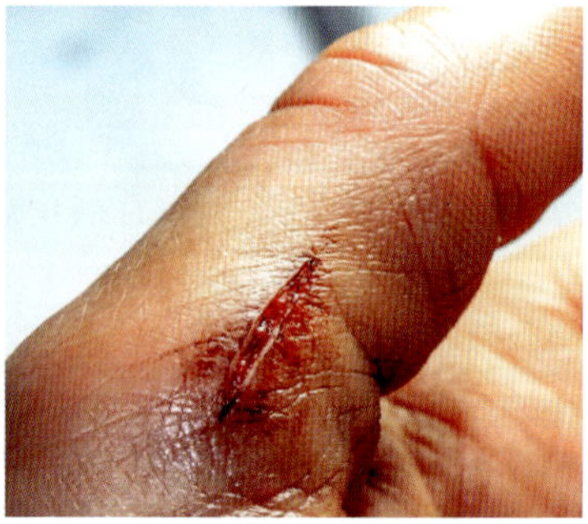

Abb. 51: **Schnittwunde**

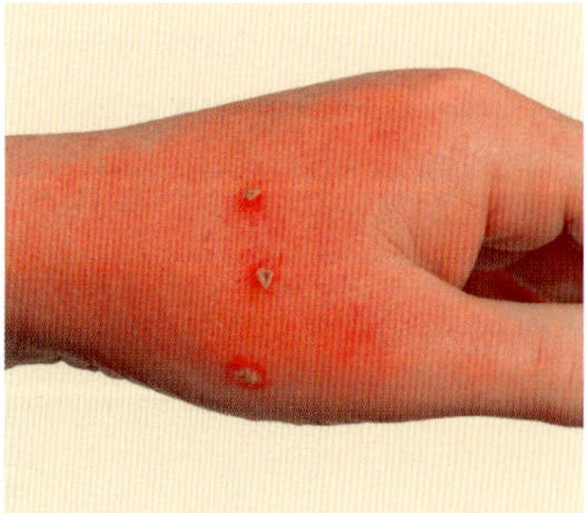

Abb. 52: **Tierbiss**

Thermische Wunden

Thermische Wunden umfassen Wunden bzw. Schädigungen der Haut, die durch hohe oder niedrige Temperaturen entstehen.

Verbrennung und Verbrühung

Verbrennungen werden durch hohe Temperaturen hervorgerufen. Je nach Temperaturgrad und Länge der Hitzeeinwirkung wird die Haut in unterschiedlichen Graden geschädigt. **Verbrühungen** sind Hautschädigungen, die durch heiße Flüssigkeiten oder Dämpfe entstehen.

Verbrennungen werden anhand der Tiefenausdehnung in den Hautschichten in Schweregrade unterteilt:

- **1. Grad:** Rötung, Schwellungen, Schmerzen (z. B.: Sonnenbrand)
- **2. Grad:** Rötung, Blasenbildung, starke Schmerzen
- **3. Grad:** weißgelblicher oder dunkelroter Wundgrund, kaum Schmerzen, da viele Nervenendungen zerstört sind
- **4. Grad:** Verkohlung, alle Hautschichten und darunter liegende Muskeln, Sehnen und Knochen sind zerstört

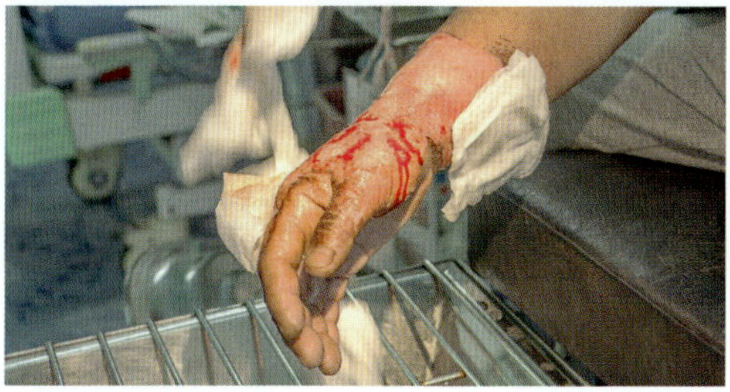

Abb. 53: **Verbrennung**

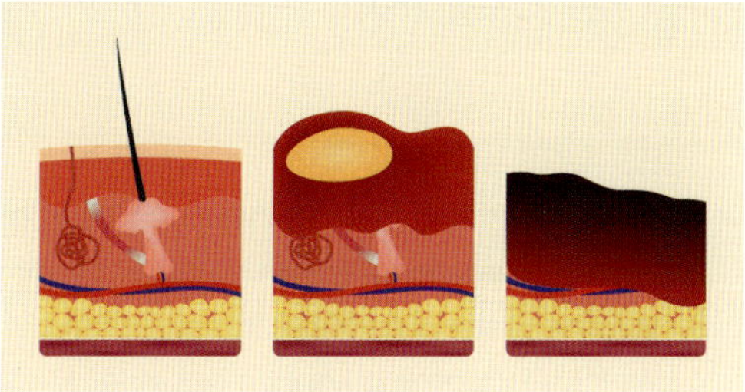

Abb. 54: **Verbrennungsgrade**

Starke Blutung

Wenn aus einer Wunde Blut spritzt oder schwallartig austritt, spricht man von einer starken Blutung. Starke Blutungen sind für Patient*innen lebensbedrohlich und müssen unmittelbar gestoppt werden. Dazu eignen sich:

- **Manueller Druck**
  Beim manuellen Druck wird mit der Hand Druck auf die Wunde ausgeübt. Dazu müssen Handschuhe angezogen werden. Eine Wundauflage verhindert das Eindringen von Keimen in die Wunde.
- **Druckverband**
  Für einen Druckverband benötigt man eine Wundauflage, einen Verband und einen saugfähigen Druckkörper. Die Wundauflage wird zuerst auf der Wunde platziert und mit einem Verband einmal fixiert. Anschließend wird der Druckkörper darübergelegt und ebenfalls fixiert. Es ist darauf zu achten, dass die komplette Wundauflage abgedeckt ist.

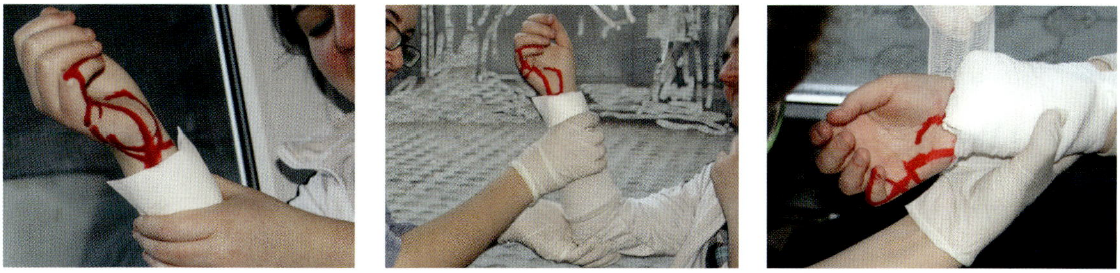

Abb. 55: **Manueller Druck und Druckverband:**
a) Die Wunde selbst zuhalten
b) Manueller Druck
c) Fixieren des Druckkörpers mit einer Mullbinde

Think Box

Hautverletzungen sind meist oberflächliche, komplikationslose Wunden. Eine sterile Wundversorgung ist wichtig, um Infektionen zu vermeiden. Man unterscheidet zwischen mechanischen und thermischen Wunden. Bei thermischen Wunden lindert das Abspülen mit handwarmem Wasser direkt nach dem Unfallgeschehen die Schmerzen. Danach ist eine keimfreie Wundversorgung wichtig, hierfür eignen sich vor allem aluminiumbedampfte Wundauflagen. Sollte es zu einer starken Blutung (spritzendes oder schwallartiges Austreten von Blut) kommen, muss dieses umgehend mithilfe von manuellem Druck oder durch einen Druckverband gestoppt und der Notruf abgesetzt werden.

Fragen zur Überprüfung des Wissens

1. Was ist der Unterschied zwischen einer offenen und einer geschlossenen Fraktur?
2. Welche Symptome treten bei Knochenbrüchen auf?
3. Welche Erste-Hilfe-Maßnahmen sollen bei einer Gelenksverletzung durchgeführt werden?
4. Welche Symptome können bei einer Skelettmuskel- oder Sehnenverletzung auftreten?
5. Was ist ein Polytrauma?
6. Welche Symptome können bei einem Schädel-Hirn-Trauma auftreten?
7. Welche Erste-Hilfe-Maßnahmen sollen bei einem Schädel-Hirn-Trauma durchgeführt werden?
8. Welche Arten von Hautverletzungen gibt es?
9. Welche Einteilung gibt es für thermische Wunden?
10. Welche Erste-Hilfe-Maßnahmen sind bei thermischen Wunden durchzuführen?
11. Was ist eine starke Blutung?
12. Wie funktioniert ein Druckverband?

9. Kapitel: **Neurologische Notfälle**

Walter Zell

Der Schlaganfall (auch: Insult oder Apoplexie)

Fallbeispiel

Herr Wilhelm P. hat am Sonntagmorgen um 9 Uhr Früh eine Verabredung mit seinem Schwiegervater. Der Schwiegervater, Franz, ist 72 Jahre alt, leidet unter Bluthochdruck, gegen den er Medikamente nimmt, und ist seit 30 Jahren Diabetiker (Typ II). Er nimmt seine Medikamente aber regelmäßig, lebt sehr gesundheitsbewusst, betreibt regelmäßig Sport und hat eine ausgezeichnete Konstitution. Heute ist Franz zur Verabredung mit seinem Schwiegersohn nicht erschienen, deswegen sucht Herr P. Franz zu Hause auf. Franz sitzt in seinem Wohnzimmer und macht einen verwirrten Eindruck. Er wirkt müde, kann sich an keine Verabredung erinnern, gibt aber an, dass er plötzlich entsetzliche Kopfschmerzen bekommen hat, und jetzt fühlt sich sein linker Arm ganz taub an. Seine Sprache klingt verwaschen und undeutlich. Als er versucht, aufzustehen, gibt sein linkes Bein nach und er sinkt in den Sessel zurück. Herr P. ruft das Rote Kreuz. Bei Eintreffen der Sanitäter*innen ist Franz kaum mehr ansprechbar und lallt nur noch. Die Sanitäter*innen drehen Franz auf die Seite, lagern seinen Oberkörper leicht erhöht und entschließen sich zu einem raschen Abtransport mit dem Hubschrauber.

Key Facts

Bei einem Schlaganfall kommt es durch eine Minderdurchblutung von Teilen des Gehirns zum Ausfall (Absterben) einzelner Gehirnregionen. Je nach betroffener Region kann es zu entsprechenden Funktionsausfällen kommen (Motorik, Sensorik, Sprache, Bewusstsein). Eine gute Möglichkeit zur Schnelldiagnostik ist das FAST-Schema.

Je mehr Zeit zwischen Anfall und Behandlung vergeht, desto mehr Gehirnzellen gehen zu Grunde (Time is Brain). Manchmal bilden sich die Symptome nach kurzer Zeit (innerhalb von 24 Stunden) wieder vollständig zurück, das Geschehen muss jedoch unbedingt als Alarmzeichen betrachtet werden.

Anatomisch-physiologischer Hintergrund

Unser Gehirn steuert den gesamten Körper und ist damit für unser Überleben und unser Wohlergehen unerlässlich. Neben dem Herzen ist das Gehirn das einzige Organ unseres Körpers, das ununterbrochen auf Hochtouren arbeitet. Ununterbrochene Arbeit bedeuten aber auch ununterbrochenen Energieverbrauch. Und tatsächlich, grob gerechnet machen Gehirn und Herz gemeinsam die Hälfte unseres Energieumsatzes aus. Hoher Energieverbrauch bedeutet automatisch hohen Sauerstoffverbrauch. Von allen Organen im Körper reagiert das Gehirn am empfindlichsten auf jede Schwankung der Sauerstoffversorgung, und letztlich ist auch das Gehirn das erste Organ, das Schaden nimmt, wenn die Sauerstoffversorgung nicht mehr funktioniert.

Ursachen und Gefahren

Beim Schlaganfall kommt es zu **Durchblutungsstörungen** im Gehirn und damit zu einer akuten **Minderversorgung der Gehirnzellen** mit Sauerstoff. Die Folge dieser Minderversorgung ist ein **Absterben** der betroffenen Gehirnzellen und dadurch ein Ausfall der Funktionen, die von diesen Zellen gesteuert werden.

!

> **Merke:** Je länger die Situation andauert, desto mehr Gehirnzellen gehen verloren. Je mehr Gehirnzellen verlorengehen, desto umfangreicher und nachhaltiger sind die bleibenden Schäden für den Gesamtorganismus.
>
> Zeit ist Gehirn.

Warum kommt kein Blut mehr ins Gehirn?

Man unterscheidet hier zwei mögliche Ursachen und spricht einerseits vom **ischämischen Insult** (altgriech. Ischämie, Minderdurchblutung), andererseits vom **hämorrhagischen Insult** (altgriech. Hämorrhagie, Blutung).

Ischämischer Insult

Hier kommt es zu einer **Verengung** bzw. Verstopfung eines Gehirngefäßes (z. B. durch ein Blutgerinnsel, das sich an einer schadhaften Herzklappe gebildet hat und ins Gehirn geschwemmt wurde), damit zu einer Minderdurchblutung des betroffenen Hirnareals, in weiterer Folge zum Ausfall und im schlimmsten Fall zum Absterben des betroffenen Areals.

Hämorrhagischer Insult

Hier **zerreißt ein Gehirngefäß**, z. B. als Folge einer Bluthochdruckkrise. Auch hier kommt es zu einer Minderdurchblutung des betroffenen Areals und zum Ausfall und Absterben der betroffenen Zellen. Zusätzlich kann es durch die Blutung zu einer Blutansammlung im Gehirn und damit zu einer Erhöhung des intrakraniellen Drucks kommen, was den Gesamtzustand weiter rapide verschlechtern kann.

Die beiden Formen des Schlaganfalls sind von außen nicht sicher zu unterscheiden.

Etwas Licht in die Sache bringen kann die Erhebung der **Hintergrundgeschichte.** Allenfalls könnte man auch sagen, dass die Symptome beim hämorrhagischen Insult meistens heftiger sind (massive Kopfschmerzen, Bewusstseinsstörungen, Krampfanfälle) und sich der Gesamtzustand rascher verschlechtert, weil durch den steigenden Druck das gesamte Gehirn in Mitleidenschaft gezogen wird. Auch ungleich große Pupillen können ein Hinweis darauf sein, während beim ischämischen Insult die Ausfallserscheinungen eher einen begrenzten Teil des Gehirns betreffen (typisch die bekannten einseitigen Lähmungen). Aber tatsächlich bestätigen hier – wie fast überall – die Ausnahmen die Regel.

Eine Unterscheidung ohne entsprechende radiologische Untersuchungen ist nicht möglich, aber auch nicht notwendig, da die Maßnahmen bei beiden Varianten dieselben sind. Und bei beiden Varianten gilt: **Zeit ist Gehirn.**

Woran erkennt man einen Schlaganfall?

Die Symptome sind davon abhängig, welcher Teil des Gehirns vorrangig betroffen ist. Grundsätzlich können alle Funktionen, die vom Gehirn gesteuert werden, ausfallen.

Die „klassischen“ Symptome

- Allgemeine Schwäche, Verwirrtheit, Bewusstseinsstörungen
- Motorische Störungen (Schwäche, Lähmungserscheinungen etc., oft einseitig)
- (Einseitige) Lähmungen der mimischen Muskulatur (Mundwinkel, Augenlid)
- Sensorische Ausfälle, Missempfindungen, Taubheit an den Extremitäten
- Sehstörungen; Lichtblitze, Gesichtsfeldausfälle
- Verlust der Sprechfähigkeit (motorisch und sensorisch)
- Plötzlich einsetzender Schwindel, Gangunsicherheit
- Bewusstseinsstörungen

Dazu können kommen:

- Plötzlicher, starker Kopfschmerz
- Übelkeit, Erbrechen
- Krampfanfall
- Unterschiedlich große Pupillen

Das FAST-Schema

Das FAST Schema dient der Schnelldiagnostik eines Schlaganfalls in der Ersten Hilfe. Damit kann auch der medizinische Laie*die Laiin rasch und effizient die wichtigsten Symptome des Schlaganfalls überprüfen.

FAST ist ein Akronym und steht für

- **Face:** Ich fordere den*die Betroffene auf, die Stirn zu runzeln oder zu grinsen – damit kann ich Ausfälle der mimischen Muskulatur überprüfen.
- **Arms:** Ich fordere meine Patientin*meinen Patienten auf, die Augen zu schließen und die Arme zu heben, ggf. in der Luft zu drehen – damit kontrolliere ich die Motorik der oberen Extremitäten.
- **Speech:** Ich fordere mein Gegenüber auf, einen einfachen Satz nachzusprechen (z. B.: Die Blumen blühen auf der Wiese) – damit überprüfe ich die Sprechfähigkeit.
- **Time:** Dies soll uns an den Grundsatz „Zeit ist Hirn“ erinnern. Ich notiere mir, wenn möglich, wann die Beschwerden begonnen haben und teile das dem Rettungsdienst mit. Im Idealfall sollten Betroffene innerhalb von 60 Minuten bei der Endversorgung sein.

Erste Hilfe bei Schlaganfall

- Prophylaktische Seitenlage (da die Betroffenen jederzeit bewusstlos werden können, empfiehlt es sich, sie von Anfang an in Seitenlage zu bringen)
- Oberkörper leicht erhöht (um einem allfälligen Druckanstieg im Kopf entgegenzuwirken)
- Weitere Basismaßnahmen (Frischluftzufuhr, Wärmeerhalt und v. a. Beruhigung sind bei einem Schlaganfall essenziell)
- So rasch wie möglich Transport in ein geeignetes Krankenhaus (**Stroke Unit)** veranlassen

Transitorische Ischämische Attacke/TIA (oder anfallsartige vorübergehende Durchblutungsstörung)

Key Facts

Manchmal verschwinden Schlaganfallsymptome von selbst wieder; auch dann ist dieser Anfall zur Sicherheit immer wie ein tatsächlicher Schlaganfall zu behandeln.

Fallbeispiel

Es ist vier Uhr Früh. Frau U. ruft ihre erwachsene Tochter Selina an und bittet sie, zu kommen: „Dem Papa geht's nicht gut, er hat einen Schlaganfall". Als die Tochter fünf Minuten später im Haus der Eltern eintrifft, wiegelt der 65-jährige Vater ab. Er sei aufgestanden, weil er sich nicht wohlgefühlt habe (Kopfschmerzen, Übelkeit). Beim Aufstehen aus dem Bett sei er beinahe gestürzt, weil sein linkes Bein plötzlich nachgegeben habe. Dann sei er ins Badezimmer gegangen, um ein Glas Wasser zu trinken. Das Glas sei ihm aus der Hand gefallen, er habe es nicht halten können. Aber jetzt sei alles wieder gut, es wäre nur blinder Alarm gewesen. Selina macht mit ihrem Vater den FAST-Test und stellt keine Auffälligkeiten fest. Trotzdem entschließt sie sich gegen seinen Protest, das Rote Kreuz zu rufen. Die eintreffenden Sanitär*innen loben Selina für ihre Umsicht und transportieren Herrn U. ins Krankenhaus.

In manchen Fällen treten bei Betroffenen eindeutige Schlaganfallsymptome auf, die nach einiger Zeit (bis 24 Stunden) restlos wieder verschwinden.

Achtung, diese Zeichen sind unbedingt ernst zu nehmen und einer ärztlichen Abklärung zuzuführen! Eine TIA kann tatsächlich folgenlos vorübergehen und nie mehr auftreten; grundsätzlich muss man die TIA aber als Zeichen dafür ansehen, dass sich im Gehirn Veränderungen ereignen, die jederzeit wieder auftreten und dann tatsächlich zu einem Schlaganfall führen können.

Think Box

Bei einem Schlaganfall kommt es zur Minderdurchblutung eines Gehirnareals durch Verstopfung oder Platzen eines zuführenden Blutgefäßes. Durch die Minderdurchblutung (ausfallende Sauerstoffversorgung) kommt es zum Ausfall bis hin zum Absterben des betroffenen Areals. Je länger die Sauerstoffversorgung unterbrochen ist, desto größer werden das Areal und der manifeste Schaden.

Typische Anzeichen für Schlaganfall sind motorische Ausfälle (einseitige Lähmungen der mimischen Muskulatur oder des Bewegungsapparates), sensorische Ausfälle (Empfindungsstörungen), Sprachstörungen, Kopfschmerzen, allgemeine Schwäche und Ähnliches.

Das FAST-Schema dient der Schnelldiagnose in der Ersten Hilfe.

Maßnahmen: Seitenlage mit leicht erhöhtem Oberkörper, Frischluftzufuhr, Beruhigung und Wärmeerhalt sowie schnellstmöglicher Transport.

Eine TIA ist als Warnsignal zu werten und wie ein Schlaganfall zu behandeln.

Der zerebrale Krampfanfall

Fallbeispiel

Herr N. kommt gegen 18:00 nach Hause in seine WG und findet seinen Mitbewohner Ernst im Wohnzimmer auf dem Boden liegend vor. Ernst liegt halb auf dem Teppich, halb auf dem nackten Boden, der Teppich ist verrutscht und zerknittert, daneben liegen zwei umgestürzte Sessel. Er hat die Augen geschlossen, gibt schnarchende Geräusche von sich und reagiert nicht auf Ansprechen, bei starkem Schütteln macht er unbeholfene Abwehrbewegungen. Aus seinem Mund rinnt ein leichter Blutfaden, im ganzen Zimmer riecht es intensiv nach Exkrementen. Herr N. dreht Ernst auf die Seite, deckt ihn zu und ruft den Rettungsdienst. Die eintreffenden Sanitäter*innen loben Herrn N. für seine Umsicht und transportieren Ernst ins nächstgelegene Krankenhaus.

Key Facts

Zu einem zerebralen Krampfanfall kommt es durch eine akute Störung im Gehirn, die verschiedene Ursachen haben kann (eine dieser Ursachen ist die Krankheit Epilepsie). Wir unterscheiden fokale und generalisierte Krampfanfälle.

Ein generalisierter Krampfanfall verläuft in mehreren Phasen und endet in der „Nachschlafphase“. Während der Nachschlafphase kann eine Hilfeleistung erfolgen (Sicherung der Atemwege, Versorgung von Verletzungen), davor ist ein Eingreifen (Festhalten der Patient*innen oder Ähnliches) weitgehend kontraindiziert.

Einen lang andauernden Anfall (>5 Minuten) oder eine Serie von Anfällen bezeichnet man als „Status Epilepticus“ – ein lebensgefährlicher Zustand, der medikamentös unterbrochen werden muss.

Der zerebrale Krampfanfall ist eine Störung des Gehirns (manche vergleichen das Ereignis mit einem Gewittersturm, manche mit einem Kurzschluss), die die unterschiedlichsten Ursachen haben kann und durch die es zu einem Krampf der quergestreiften Muskeln des Bewegungsapparates kommt. Dieser Krampf kann den gesamten Organismus betreffen (**generalisierter Krampfanfall**) oder auch nur einzelne Muskel(gruppen) (**fokaler Krampfanfall**).

Mögliche Ursachen für Krampfanfälle

- Chronische Krankheiten (Grand-Mal-Epilepsie)
- Fieberkrampf (v. a. bei Kindern)
- Vergiftungen und Drogenentzug
- Eklampsie (Schwangerschaftskomplikation)
- Stoffwechselentgleisungen (Hyperventilation, Hypoglykämie)
- Sauerstoffmangel im Gehirn
  (Schlaganfall, Trauma, Beginn eines Atem-Kreislauf-Stillstandes)

Typischer Verlauf eines Krampfanfalles

Ein Krampfanfall (Grand-Mal-Epilepsie) spielt sich in mehreren Phasen ab (dies gilt für Krampfanfälle aufgrund anderer Ursachen sinngemäß). Wir unterscheiden **tonische Krämpfe** (Muskelstarre, Streck- oder Beugekrämpfe) von **klonischen Krämpfen** (mehr oder weniger ausladende Muskelzuckungen).

- **Tonische Phase:** Es kommt zu einer Muskelstarre des gesamten Bewegungsapparates (Streckkrampf). Manche Epileptiker*innen spüren den Anfall kommen (Aura) und können sich entsprechend vorbereiten (niederlegen). Kommt der tonische Krampf unvorbereitet, kann es jetzt zum Sturz kommen (Verletzungsgefahr). Da sich auch die Atemmuskulatur verkrampft, stoßen manche Epileptiker*innen in diesem Moment einen unartikulierten Schrei aus. Es kommt zu Bewusstlosigkeit und Atemstillstand, evtl. auch zu Stuhl- und/oder Harnentleerung; durch Zungenbiss entsteht eventuell blutiger Schaum vor dem Mund.
- **Klonische Phase:** Es kommt zu mehr oder weniger ausladenden Muskelzuckungen (klonischer Krampf); hier besteht Verletzungsgefahr durch Anschlagen an Hindernissen.
- **Nachschlafphase:** Unterschiedlich langanhaltende Bewusstseinsstörung, evtl. Unruhe.

Ein kompletter Anfall kann mehrere Minuten dauern. Hält der Anfall länger als fünf Minuten an oder kommt es kurzfristig zu wiederholten Anfällen, spricht man von **„status epilepticus“** – aufgrund der Bewusstlosigkeit und des Atemstillstandes ein potenziell lebensbedrohlicher Zustand.

Erste Hilfe bei Krampfanfällen

Während des Anfalles

- Schutz vor Verletzungen (Hindernisse beseitigen, Polster unter den Kopf)
- Keinesfalls festhalten (Verletzungsgefahr für Helfende und Betroffene)

Nach dem Anfall

- Lebensrettende Sofortmaßnahmen
- Bei Bewusstsein: allgemeine Maßnahmen
- Bei Bewusstseinsveränderung oder -ausfall: Seitenlage
- Leicht erhöhter Oberkörper (ca. 30 Grad)
- Reize fernhalten (Lärm oder Blaulicht können weitere Anfälle auslösen)
- Allfällige Verletzungen versorgen
- Intimsphäre beachten (Stuhl, Harn)
- Wärmeerhalt
- Basismaßnahmen (Frischluftzufuhr)
- Evtl. Sauerstoff

CAVE: Status Epilepticus bedeutet Lebensgefahr!

CAVE: Erinnerungslücken durch Bewusstlosigkeit während des Anfalls können die Beurteilung erschweren!

CAVE: Beachten und überprüfen Sie mögliche Ursachen des Anfalls und setzen Sie gegebenenfalls die nötigen lebensrettenden Sofortmaßnahmen!

Think Box

Ein zerebraler Krampanfall wird durch eine Störung des Gehirns ausgelöst, die viele Ursachen haben kann – Epilepsie ist eine davon. Man unterscheidet fokale und generalisierte Anfälle.

Ein voller Krampfanfall (Grand-Mal-Epilepsie) dauert mehrere Minuten und läuft in verschiedenen Phasen ab (tonische Phase, klonische Phase, Nachschlafphase).

Während des Anfalls sind die Betroffenen bewusstlos und atmen nicht, es kann zu Stuhl- und Harnabgang oder zu Zungenbiss kommen.

Während des Anfalls durch Freiräumen der Umgebung Sekundärverletzungen verhindern. Nicht versuchen, die Betroffenen festzuhalten.

In der Nachschlafphase Verletzungen versorgen, lebensrettende Sofortmaßnahmen je nach Zustand und Bewusstseinslage der Betroffenen ergreifen.

CAVE: Staus Epilepticus!

Fragen zur Überprüfung des Wissens

1. Wie erkennt man einen Schlaganfall?
2. Welche Maßnahmen sind unbedingt sofort zu setzen?
3. Wie erkennt man einen (abgelaufenen) Krampfanfall, wenn man den Anfall selbst nicht unmittelbar beobachtet hat?
4. Welche Gefahren bestehen in der Nachschlafphase und welche Maßnahmen sind zu setzen?
5. Was ist ein Status Epilepticus und welche Maßnahmen sind zu setzen?

10. Kapitel: Spezielle Notfälle

Alexander Aigner, Walter Zell

Diabetes

Walter Zell

Fallbeispiel 1

Tobias S. ist 57 Jahre alt und deutlich übergewichtig. Es ist Nachmittag, 16:00 Uhr, an einem warmen Sommertag. Tobias sitzt in seiner Wohnung am Küchentisch, wirkt apathisch, sein Gesicht ist gerötet und er atmet tief und schwer. Im Zimmer liegt ein scharfer alkoholischer Geruch. Seine Frau hat das Rote Kreuz gerufen; bei dessen Eintreffen erzählt sie den Sanitäter*innen, dass er ihr den ganzen Tag schon so „komisch" vorkommt. Er sei schon in der Früh gereizt, unkonzentriert und vergesslich gewesen. Jetzt spreche er verwaschen und unzusammenhängend und wirke deutlich verwirrt. Auf näheres Befragen durch eine Sanitäterin erzählt die Frau, dass Tobias ihr schon seit ein paar Wochen „komisch" vorkommt. Er sei ständig gereizt und aufbrausend gewesen, habe sich pausenlos darüber beklagt, dass er so oft „aufs Klo" müsse, sei aber ununterbrochen durstig gewesen. Außerdem leide er schon seit einiger Zeit unter ständigem Juckreiz. Das Ehepaar schläft auf Wunsch der Ehefrau auch seit einiger Zeit getrennt, weil Tobias durch seinen Juckreiz so unruhig ist und außerdem „komisch" riecht. Die Sanitäterin misst Tobias' Blutzucker, der Wert liegt bei über 350 mg/dl.

Diabetes mellitus

Key Facts

Unser Organismus benötigt eine konstante Menge Zucker im Blut, um unsere Organe (allen voran das Gehirn) laufend mit Energie versorgen zu können. Der Organismus hält diesen „Blutzuckerspiegel" durch Hormone aus der Bauchspeichel konstant; Insulin beispielsweise senkt den Zuckerspiegel wieder, wenn er nach dem Essen steigt. Diabeteskranke können den Blutzuckerspiegel nicht mehr selbstständig regulieren (senken).

Wir unterscheiden Typ-I- und Typ-II-Diabetes.

Bei Diabeteskranken kann es sowohl durch Steigen des Zuckerspiegels (Hyperglykämie) – meistens über einen längeren Zeitraum hinweg oder danach durch das Sinken des Zuckerspiegels (Hypoglykämie) zu lebensbedrohlichen Zuständen kommen (u. a. Bewusstlosigkeit, Krampfanfälle, Kreislaufstillstand).

Diabetes mellitus (zu Deutsch „honigsüßer Harnfluss") ist eine Stoffwechselerkrankung, bei welcher der Organismus den **Zuckergehalt des Blutes** (Blutzucker) nicht mehr kontrollieren kann. Zucker ist der wichtigste Energiespender für unsere Körperorgane, insbesondere unser Gehirn ist auf regelmäßige Zuckerzufuhr angewiesen. Aus diesem Grund kreist immer eine bestimmte Menge Zucker in unserem Blut.

Weil sowohl zu viel Zucker – man spricht hier von **Hyperglykämie** – als auch zu wenig Zucker – **Hypoglykämie** – für unseren Organismus schädlich sein kann, hält unser Körper diesen Wert konstant bei ca. 80 bis 100 mg/dl. Dazu benötigt er verschiedene Hormone aus der Bauchspeicheldrüse, allen voran **Insulin**. Wenn der Zuckerspiegel nach dem Essen steigt, schüttet die Bauchspeicheldrüse Insulin aus und bewirkt auf diese Weise, dass sich die Körperzellen (allen voran Fettzellen) öffnen, den überschüssigen Zucker aufnehmen und für „schlechte Zeiten" speichern. Mit einem weiteren Hormon (Glukagon) kann der gesunde Körper diesen Prozess auch wieder umkehren, wenn der Zuckerspiegel – etwa nach großen Anstrengungen – plötzlich sinkt.

Insulin ist daher **lebenswichtig** für unseren Organismus.

Was passiert beim Diabetiker*bei der Diabetikerin?

Beim Diabetiker*bei der Diabetikerin kann der Körper den Blutzuckerspiegel nicht mehr kontrollieren. Der Blutzucker steigt kontinuierlich an, was in verschiedenen Organen auf Dauer zu großen Schäden führt.

Man unterscheidet bei dieser Krankheit zwei Varianten:

- **Typ-I-Diabetes**
  Bei dieser Variante, die in der Regel angeboren ist, produziert die Bauchspeicheldrüse aus verschiedenen Gründen **kein oder viel zu wenig Insulin**. Die Auswirkungen sind meistens schon im Jugendalter spürbar, die Betroffenen müssen von Anfang an Insulin zuführen (spritzen).
- **Typ-II-Diabetes**
  Ursache für diese Variante ist meistens ein **Überangebot an Zucker**, mit dem man den Körper jahrelang überschwemmt. Manchmal auch mit anderen pathologischen Faktoren verbunden, kann dies dazu führen, dass die überforderten Körperzellen zum Selbstschutz „beschließen", keinen Zucker mehr aufzunehmen. Sie bauen die **Rezeptoren für Insulin** ab und machen dieses damit wirkungslos – was dann im nächsten Schritt dazu führen kann, dass die Bauchspeicheldrüse aus ökonomischen Gründen beschließt, die **Insulinproduktion einzuschränken**. Ein Teufelskreis, der dazu führt, dass bei den Betroffenen der Blutzuckerspiegel oft über Wochen und Monate, manchmal über Jahre hinweg langsam, aber kontinuierlich ansteigt. Weil der Körper sich auf diesen langsamen Anstieg einstellen kann, bleibt die Krankheit oft lange unentdeckt und hat so Zeit, im Organismus nachhaltigen Schaden anzurichten. Die Behandlung erfolgt meistens (zumindest anfänglich) mit blutzuckersenkenden Medikamenten, manchmal ist es aber auch hier notwendig, Insulin zu spritzen.

Bei beiden Typen müssen die Betroffenen immer darauf achten, dass Diät und eingenommenes Medikament im richtigen Verhältnis zueinander stehen. Die Angabe von „Broteinheiten" auf vielen Nahrungsmitteln hilft den Betroffenen, diese Berechnungen durchzuführen.

Was passiert nun, wenn der **Zuckerspiegel steigt**? Der Körper merkt dies und versucht, schädlichen Überzucker loszuwerden. Im ersten Anlauf probiert er dies über den Harn: Es kommt zu verstärkter Ausscheidung von süßem Harn (daher „honigsüßer Harnfluss"). Das ist einerseits nur begrenzt möglich, ohne die Niere nachhaltig zu schädigen, andererseits führt das zu ungünstigen Verschiebungen im Wasserhaushalt, was anhaltendes Durstgefühl, trockene, schuppige, gerötete Haut und ständigen Juckreiz bewirken kann.

In weiterer Folge sucht der Organismus nach anderen Wegen, den Zucker abzubauen, was zur Entstehung von giftigen Abbauprodukten führt, die ihrerseits wieder dem Körper – allen voran der Leber – massiven Schaden zufügen können. Azeton („Nagellackentferner") ist eines dieser Abbauprodukte, das der Körper dann über den Schweiß und die Atemluft ausscheidet. Manche Diabetiker*innen strömen daher einen intensiven Azetongeruch aus.

Kurz gefasst könnte man sagen: Der Körper von Diabetiker*innen vergiftet sich nach und nach selbst, bis die Auswirkungen deutlich sichtbar werden und die Organe, allen voran das Gehirn, nach und nach den Dienst versagen.

Typische Symptome einer Hyperglykämie

- Erhöhte Blutzuckerwerte (>250 mg/dl)
- Entwickelt sich langsam
- Durstgefühl
- Trockene, rote Haut
- Vermehrte Harnausscheidung

In letzter Konsequenz führt die schleichende Vergiftung zu Bewusstseinstrübung, Bewusstlosigkeit und zum hyperglykämischen Koma:

- Ausatemluft riecht nach Azeton
- Kußmaul'sche Atmung (schnelle, sehr tiefe Atmung, mit welcher der Organismus versucht, die im Körper angehäuften Giftstoffe loszuwerden)

Erste Hilfe bei Hyperglykämie

- Seitenlage
- Sicherstellen der Lebensfunktionen
- Basismaßnahmen
- Rasch ärztlicher Versorgung zuführen (Insulin)

Fallbeispiel 2

Mario F., 42 Jahre alt, sitzt an einem warmen Sommertag um 14:00 Uhr in seinem Büro. Er ist blass, schweißüberströmt und zittert am ganzen Körper. Er reagiert auf Ansprechen, wirkt aber insgesamt erschöpft und eher apathisch. Sein Arbeitskollege erzählt dem herbeigerufenen Rettungsdienst, dass Mario einen hektischen Arbeitstag hinter sich habe. Er arbeitet zurzeit an einem wichtigen Projekt, und irgendwie habe er den ganzen Vormittag, einschließlich der Mittagspause, am Telefon verbracht – um zu retten, was noch zu retten sei. Er sei sehr aufgeregt und zornig gewesen, habe am Schluss sogar sein Telefon an die Wand geworfen. Daraufhin sei er sehr blass geworden, habe zu zittern und zu schwitzen begonnen und nur mehr unzusammenhängende Worte von sich gegeben. Die Sanitäterin misst einen Blutzucker von 40mg/dl und ersucht den Arbeitskollegen, eine Tasse Kaffee mit sehr viel Zucker für Mario zu organisieren. Mario trinkt den Kaffee, woraufhin sich sein Zustand deutlich bessert. Auf Befragen erzählt er der Sanitäterin, dass er seit einiger Zeit Typ-II-Diabetiker sei. Ihm sei bewusst, dass er auf das Mittagessen nicht verzichten hätte sollen, aber das Projekt sei momentan wichtiger und er habe nicht gedacht, dass sich das gleich so auswirke.

Wie kommt es zu einer Hypoglykämie?

Grundsätzlich sinkt der Blutzuckerspiegel bei Anstrengungen und Aufregungen, weil der Körper den kreisenden Zucker verbraucht. Ein gesunder Organismus kann das normalerweise recht gut kompensieren – selbst wenn es durch sehr große Anstrengungen (etwa beim Sport) zu einem „Schwächeanfall“ kommt, wird der Körper ganz gut damit fertig. Unterstützen kann man ihn dabei mit Getränken und Lebensmitteln wie z. B. Obst, die Zucker enthalten und den Kreislauf unterstützen.

Zu einem lebensbedrohlichen Problem kann Hypoglykämie bei einem*einer Diabetiker*in werden. Wir erinnern uns: Diabetiker*innen, die Medikamente nehmen, müssen immer darauf achten, dass die eingenommenen Medikamente und der zugeführte Zucker im Gleichgewicht stehen. Kommt es zu einer Verschiebung (zu viele Medikamente, zu wenig Essen, unvorhergesehene Anstrengungen oder Aufregungen, die viel Energie kosten), kann es zu einem Abfall des Blutzuckerspiegels kommen, der sich unter Umständen rasch entwickeln und sehr schnell (innerhalb von Minuten) zu einer lebensbedrohlichen Situation (Bewusstlosigkeit, Krampfanfall, Kreislaufstillstand) führen kann.

CAVE: Das Sinken des Blutzuckerspiegels bei einem*einer Diabetiker*in ist immer ein Alarmsignal. Die Betroffenen brauchen sofort Zuckerzufuhr. Nicht warten, bis ein lebensgefährlicher Zustand eintritt!

Woran erkennt man eine Hypoglykämie?

- Kann sich rasch entwickeln
- Blutzuckerspiegel sinkt unter 40 mg/dl
- Aggressive Gereiztheit
- Heißhunger
- Müdigkeit, Schwächegefühl
- Schweißausbruch, Zittern
- Desorientiertheit
- Bewusstseinstrübung
- Krampfanfälle

Erste Hilfe bei Hypoglykämie

Bei erhaltenem Bewusstsein (die Betroffenen müssen selbstständig essen und trinken können):

- rasche Zuckerzufuhr (gesüßte Getränke, Zucker, Schokolade, Brot ...)

Bei Bewusstseinsausfall:

- Seitenlage
- Sicherstellen der Lebensfunktionen
- Basismaßnahmen
- Ärztliche Versorgung (Zuckergabe intravenös)

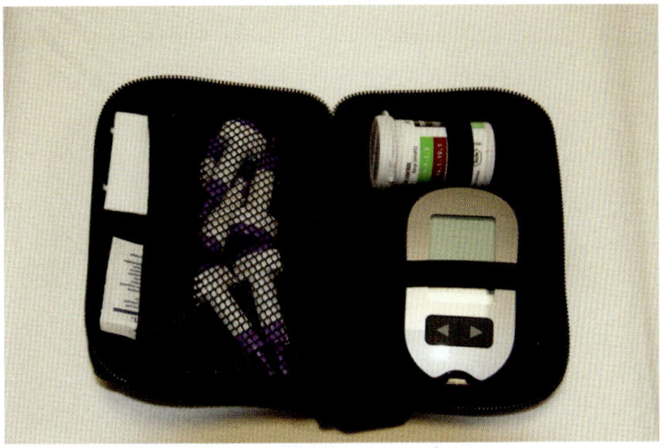

Abb. 56: **Blutzuckermessgerät**

Think Box

Diabetes mellitus („honigsüßer Harnfluss“) ist eine Stoffwechselerkrankung, bei der der Körper mangels wirksamen Insulins nicht in der Lage ist, seinen Blutzuckerspiegel konstant zu halten.

Wir unterscheiden Typ-I-Diabetes (eine angeborene Erkrankung, bei der der Körper kein oder zu wenig Insulin produziert – hier muss das Insulin durch Spritzen von außen zugeführt werden) von Typ-II-Diabetes (hier reagieren die Körperzellen wegen oft jahrelangen Überangebots nicht mehr auf das Insulin, woraufhin die Bauchspeicheldrüse irgendwann darauf verzichtet, sich weiterhin mit der sinnlosen Produktion von Insulin abzuplagen). Beides führt zu einem einmal schnelleren, einmal langsameren, aber kontinuierlichen Anstieg des Blutzuckerspiegels (Hyperglykämie), bei welcher der Körper versucht, den Zucker über verschiedene Wege loszuwerden (Harnausscheidung, Abbau und Ausscheidung über Atmung, Schweiß etc.).

Wird die Krankheit nicht rechtzeitig erkannt und Insulin zugeführt, kann es zum lebensgefährlichen hyperglykämischen Koma kommen.

Maßnahmen: wie bei jeder Bewusstseinsstörung, außerdem rasche Insulinzufuhr durch den ärztlichen Dienst.

Die Betroffenen müssen ständig ein Gleichgewicht zwischen eingenommenen Medikamenten und zugeführter Nahrung aufrechterhalten. Passiert hier ein Fehler, verbrauchen die Betroffenen mehr Energie als geplant, kann es sehr schnell (wenige Minuten) zur lebensbedrohlichen Hypoglykämie mit Bewusstseinsstörungen kommen (hypoglykämisches Koma).

Maßnahmen: Bei erhaltenem Bewusstsein rasche Zuckergabe, sonst Behandlung wie bei jeder Bewusstseinsstörung, außerdem intravenöse Zuckergabe durch den ärztlichen Dienst.

Hitzenotfall

Alexander Aigner

Fallbeispiel

Frau Susanne B. ist 53 Jahre alt und arbeitet in einer Gärtnerei. An einem Sommertag hat es 38,5 Grad. Frau Susanne B. soll heute die Rosen schneiden und geht gleich an die Arbeit. Nach der Mittagspause merkt sie, dass ihr schwindelig wird und eine Übelkeit eintritt. Ihr Puls schlägt schneller. Susanne B. geht zu ihren Kolleg*innen. Diese bemerken, dass sie einen roten Kopf hat und reagieren sofort, indem sie Susanne B. in den Schatten bringen und den Notruf absetzen.

- Welcher Notfall liegt bei Susanne B. vor?
- Wie kann sich Susanne B. am besten schützen?

Key Facts

Hitzenotfälle können sich in kürzester Zeit zu einem lebensbedrohlichen Zustand entwickeln. Sie beeinflussen das Bewusstsein so, dass auch Bewusstseinsstörungen auftreten können.

Ein Hitzenotfall tritt auf, wenn der Körper aufgrund von extremer Hitze überhitzt und nicht mehr in der Lage ist, seine normale Temperatur zu regulieren. Hitzenotfälle können von mildem Hitzestau bis hin zu lebensbedrohlichen Hitzschlag-Zuständen reichen.

Einige häufige **Arten von Hitzenotfällen** sind:

1. **Hitzeerschöpfung**
   Dies ist eine milde Form von Hitzenotfall und tritt auf, wenn der Körper dehydriert ist und nicht genügend Flüssigkeit hat, um sich abzukühlen. Die Symptome können Müdigkeit, Schwäche, Schwindel, Kopfschmerzen, Muskelkrämpfe und verstärkten Durst umfassen.
2. **Hitzekrämpfe**
   Hitzekrämpfe entstehen durch starkes Schwitzen, was einen Verlust von Salzen und Mineralstoffen im Körper bewirkt. Dies kann zu schmerzhaften Muskelkrämpfen in den Armen, Beinen oder Bauchmuskeln führen.
3. **Hitzekollaps**
   Ein Hitzekollaps tritt auf, wenn der Körper aufgrund von Hitze und Dehydrierung den Blutdruck nicht aufrechterhalten kann. Dies kann zu Schwindel, Ohnmacht oder einem vorübergehenden Verlust des Bewusstseins führen.
4. **Hitzschlag**
   Hitzschlag ist der schwerwiegendste Hitzenotfall. Er tritt auf, wenn der Körper seine Fähigkeit zur Wärmeregulierung verliert und die Körpertemperatur gefährlich ansteigt. Hitzschlag kann zu Verwirrtheit, Krampfanfällen, Bewusstlosigkeit, schnellem Herzschlag, starkem Schwitzen oder fehlendem Schwitzen führen.
5. **Sonnenstich**
   Ein Sonnenstich tritt auf, wenn der Kopf und die oberen Teile des Körpers übermäßiger Hitze und Sonneneinstrahlung ausgesetzt sind. Es ist eine Form von Hitzenotfall, die durch eine Überhitzung der Hirnhäute verursacht wird. Ein Sonnenstich kann sich zu einem ernsthaften Notfall entwickeln.

Symptome

- Schwindel
- Benommenheit und Übelkeit
- Hohe Herzfrequenz
- Erhöhte Körpertemperatur
- Roter Kopf
- Bewusstseinsstörungen
- Krampfanfälle

Erste-Hilfe-Maßnahmen

- Flüssigkeit geben – am besten Wasser
- Kühle Umgebung/Schattenplätze/Kühlzonen aufsuchen
- Den Körper mit feuchten Tüchern oder durch Wasser abkühlen
- Falls keine Besserung eintritt, Notruf wählen

Think Box

Bei Verdacht auf einen Hitzenotfall ist es wichtig, sofort Erste-Hilfe-Maßnahmen zu ergreifen, um den*die Betroffene*n abzukühlen. Dazu gehört, den*die Betroffene*n aus der Hitze zu entfernen, ihn*sie von überschüssiger Kleidung zu befreien, das Anwenden von kalten Kompressen oder das Eintauchen in kühles Wasser, das Trinken von Flüssigkeiten und das Überwachen des Bewusstseins und der Vitalfunktionen. Hitzenotfälle sind ernst zu nehmen und erfordern eine angemessene Erste-Hilfe-Leistung, um Komplikationen zu vermeiden.

Hypothermie (Unterkühlung)

Alexander Aigner

Fallbeispiel

Der kleine Michael W. geht mit seinen Freunden im Winter zu einem nahegelegenen See, der zugefroren ist. Michael spielt als Erster mit seinen Freunden fangen und läuft am Rand des Sees entlang. Auf einmal rutscht er ab und gleitet direkt auf das Eis. Durch sein Gewicht bricht eine Eisplatte und Michael fällt ins Wasser. Er kann sich mit Hilfe der Freunde am Ufer aus dem eiskalten Wasser retten, jedoch geht es ihm nicht gut. Die Freunde laufen zu einem nahegelegenen Haus und wählen den Notruf. Der Rettungsdienst bringt Michael mit einer Körpertemperatur von 31 Grad in die Notaufnahme.

- Welche Kreislaufprobleme kann eine Hypothermie verursachen?
- Welche Maßnahmen sind unbedingt zu ergreifen?

Was ist eine Hypothermie?

Key Facts

Bei einer Hypothermie kann der Körper keine Wärme speichern oder produzieren. Eine Hypothermie erzeugt Bradykardie und kann dann zu einem Herzstillstand führen.

Hypothermie tritt auf, wenn die Körpertemperatur einer Person auf einen gefährlich niedrigen Wert fällt. Es handelt sich um einen Zustand, bei dem der Körper mehr Wärme verliert, als er produzieren oder speichern kann. Hypothermie kann lebensbedrohlich sein und erfordert sofortige medizinische Hilfe. Sie kann durch längere Exposition bei kaltem Wetter, durch nasse Kleidung, durch kaltes Wasser, bestimmte medizinische Bedingungen oder Alkohol- und Drogenmissbrauch verursacht werden.

Es gibt verschiedene Grade der Hypothermie, abhängig von der Schwere der Senkung der Körpertemperatur:

1. **Leichte Hypothermie**
   Die Körpertemperatur liegt zwischen 32 °C und 35 °C. Symptome: Zittern, Kältegefühl, Müdigkeit, Verwirrung und schneller Herzschlag.

2. **Mäßige Hypothermie**
   Die Körpertemperatur liegt zwischen 28 °C und 32 °C. Symptome: intensives Zittern, Steifheit der Muskeln, langsame Atmung, Verwirrung, Schläfrigkeit und Herzrhythmusstörungen.
3. **Schwere Hypothermie**
   Die Körpertemperatur liegt unter 28 °C. Dies ist ein lebensbedrohlicher Zustand. Symptome: Bewusstseinsverlust, flache Atmung, langsamer Herzschlag, dilatierte Pupillen und Herzstillstand.

Erste-Hilfe-Maßnahmen

- Entfernen aus der Kälte, Aufwärmen mit warmem Wasser oder Bereitstellen von warmen Getränken, Anziehen warmer Kleidung, Anwenden von warmen Decken
- Notruf wählen

Think Box

Es ist wichtig, Maßnahmen zur Vorbeugung von Hypothermie zu ergreifen, wie das Tragen von angemessener Kleidung in kalter Umgebung, das Vermeiden von übermäßiger Kälte-Exposition und das Vermeiden von Nässe. Bei Outdoor-Aktivitäten sollten Präventionsmaßnahmen getroffen werden, um Hypothermie zu verhindern. Sollte eine Person an Hypothermie leiden, ist es daher wichtig, Erste-Hilfe-Maßnahmen zu ergreifen und, sofern keine Besserung eintritt, auch umgehend ein Krankenhaus aufzusuchen.

Nasenbluten

Alexander Aigner

Fallbeispiel

Christina F. geht gerne wandern und betreibt auch sehr gerne Sport. An einem Samstag ist sie auf einem Berg unterwegs und muss einen steilen Anstieg bewältigen. In der Mitte des Anstieges wird es richtig anstrengend; sie bemerkt, dass der Blutdruck höher wird und auch der Puls ansteigt. Plötzlich bekommt sie Nasenbluten und muss sich kurz hinsetzen. Gott sei Dank ist eine gute Freundin mit ihr mitgegangen, die sofort ein saugfähiges Tuch und eine kühle Flasche bei der Hand hat. So kann das Nasenbluten gleich gestoppt werden. Christina F. gibt an, öfter Nasenbluten zu haben.

Key Facts

Nasenbluten kann auch durch Hypertonie ausgelöst werden, daher ist bei Nasenbluten auch immer der Blutdruck zu messen.

Wenn Nasenbluten nach 10 Minuten nicht aufgehört hat, ist der Notruf zu wählen.

Nasenbluten, auch als Epistaxis bezeichnet, tritt auf, wenn Blut aus den Blutgefäßen in der Nase austritt. Dis ist eine recht häufige Erscheinung und kann bei Menschen jeden Alters auftreten. Nasenbluten kann unterschiedlich stark sein, von leichten Blutspuren beim Naseputzen bis hin zu starkem Blutfluss.

Die häufigste Form des Nasenblutens betrifft die vorderen Bereiche der Nase und wird als **vorderes Nasenbluten** bezeichnet. Es wird meist durch das Platzen kleiner Blutgefäße in der Nasenschleimhaut verursacht, oft aufgrund von Trockenheit der Nasenmembranen, durch Nasenbohren, Verletzungen der Nase oder Infektionen.

Ein weiterer Grund ist **Hypertonie** (hoher Blutdruck): Durch den Anstieg des Blutdruckes kann es zum Platzen eines kleinen Blutgefäßes kommen. Daher ist es auch wichtig, den Blutdruck der Person zu messen.

Es gibt auch Fälle von Nasenbluten, die **aus tieferen Bereichen** der Nase stammen, z. B. aus den Nasennebenhöhlen oder den hinteren Nasengefäßen. Solche Blutungen können schwerwiegender sein und erfordern möglicherweise ärztliche Untersuchungen und Behandlungen.

Erste-Hilfe-Maßnahmen

- Den Kopf leicht nach vorne beugen
- Mit Daumen und Zeigefinger sanften Druck auf die weiche Stelle der Nase ausüben
- Kalte Kompressen auf den Nacken legen

In einigen Fällen kann jedoch medizinische Hilfe erforderlich sein, insbesondere wenn das Nasenbluten nach 10–15 Minuten nicht aufhört, stark ist oder regelmäßig auftritt.

Augenverletzungen

Alexander Aigner

Fallbeispiel

Herr Michael S. ist bei einer großen Baufirma als Arbeiter beschäftigt. An einem schönen Montagvormittag muss er gelöschten Kalk vorbereiten und fertig machen. Bei der Zubereitung spritzt ihm etwas ins Auge, er spürt ein Brennen. Herr Michael B. holt sofort Hilfe, da hier die Gefahr einer schlimmeren Verätzung besteht.

Key Facts

Wenn Augenverletzungen frühzeitig erkannt werden, kann der Schaden begrenzt bzw. dauerhafter Schaden vermieden werden.

Eine Augenverletzung bezieht sich auf jegliche Art von Schaden am Auge oder im Bereich um das Auge herum. Augenverletzungen können von milden Reizungen und oberflächlichen Kratzern bis hin zu schweren Verletzungen reichen, die das Sehvermögen beeinträchtigen oder sogar zu dauerhaften Schäden führen können. Im Folgenden sind einige der häufigsten Arten von Augenverletzungen angeführt:

- **Fremdkörper im Auge**
  Kleine Partikel wie Staub, Sand, Metallsplitter oder Chemikalien können ins Auge gelangen und Irritationen, Rötungen oder Kratzer an der Oberfläche des Auges verursachen.
- **Hornhautverletzungen**
  Die Hornhaut ist die klare, vordere Schicht des Auges. Kratzer, Schnitte oder Stiche in der Hornhaut können zu Schmerzen, Lichtempfindlichkeit und Sehstörungen führen.
- **Augenkontusion**
  Eine Augenkontusion, auch als Prellung des Auges bezeichnet, tritt auf, wenn das Auge durch einen Schlag, Stoß oder eine Verletzung beschädigt wird. Dies kann zu Schwellungen, Blutergüssen und Augenschmerzen führen.
- **Chemische Verbrennungen (Verätzungen)**
  Der Kontakt mit bestimmten Chemikalien wie Säuren oder Laugen kann zu schweren Verbrennungen am Auge führen.

Erste-Hilfe-Maßnahmen

- Notruf wählen
- Patient*in lagern
- Bei Verätzungen mit reichlich Wasser spülen
- Bei Fremdkörper: Nicht versuchen, den Fremdkörper zu entfernen. Dies muss vom Fachpersonal gemacht werden.

Think Box

Wenn jemand eine Augenverletzung hat oder jemanden mit einer Augenverletzung sieht, ist es wichtig, sofort für medizinische Hilfe zu sorgen. In vielen Fällen können Augenverletzungen behandelt werden, wenn sie frühzeitig erkannt und angemessen versorgt werden.

Vergiftungen

Alexander Aigner

Fallbeispiel

Herr Georg H. lebt alleine zu Hause und wird von einer mobilen Pflegerin betreut. Sie kommt einmal pro Woche zu ihm und bereitet alle Medikamente für eine Woche vor. Herr H. leidet auch unter beginnender Demenz und vergisst leider oft, seine Medikamente einzunehmen. Eines Tages ist er sich nicht mehr sicher, ob er alle Medikamente genommen hat, und beschließt, alle auf einmal zu nehmen, um sicher zu gehen. Leider wird ihm nach einer Zeit unwohl, er empfindet Schwindel und Übelkeit. Er ruft seine Tochter an, die auf dem schnellsten Wege zu ihm kommt und auch sofort bemerkt, um welche Situation es sich handelt.

- Welche Auswirkungen kann eine Medikamentenvergiftung noch haben?
- Welche Maßnahmen würden Sie sofort treffen?

Key Facts

Vergiftungen können durch verschiedene Substanzen verursacht werden, daher sollte man sie so aufbewahren, dass keine Kinder sie erreichen können. Potenziell giftige Substanzen sollen korrekt angewendet werden (z. B. Medikamente).

Vergiftungen können durch verschiedene Substanzen verursacht werden, darunter Haushaltschemikalien, Pestizide, Medikamente (einschließlich Überdosierungen), giftige Pflanzen, Schlangen- oder Insektenbisse, Lebensmittelvergiftungen, industrielle Chemikalien und viele andere.

Wie erkennt man eine Vergiftung?

Die Symptome einer Vergiftung können je nach Art der Substanz, der aufgenommenen Menge und der individuellen Reaktion des Körpers variieren.

Häufige **Symptome** einer Vergiftung sind:

- Übelkeit, Erbrechen
- Durchfall
- Bauchschmerzen
- Schwindel, Verwirrung
- Bewusstseinsstörungen
- Krampfanfälle
- Atembeschwerden
- Hautausschläge oder Rötungen
- Schmerzen oder Brennen in Mund oder Rachen

Erste-Hilfe-Maßnahmen

- Kontakt mit giftigen Substanzen vermeiden – Selbstschutz vor Fremdschutz!
- Bei Giftstoffen den*die Betreffende*n nicht zum Erbrechen bringen
- Bei Kontakt mit giftigen Substanzen die betroffene Stelle gründlich mit Wasser abspülen
- Notruf wählen
- Vergiftungsinformationszentrale anrufen und Informationen über die Art der Vergiftung bereitstellen, wenn möglich

Think Box

Es ist wichtig, Vergiftungen zu vermeiden, indem man giftige Substanzen außerhalb der Reichweite von Kindern aufbewahrt, Chemikalien oder andere Stoffe sicher verwendet und verschreibungspflichtige Medikamente korrekt einnimmt. Bei Verdacht auf eine Vergiftung ist es immer ratsam, sofort den Notruf zu wählen, da sich der Gesundheitszustand des Patienten*der Patientin verändern kann oder diese*r sich bereits in einem lebensbedrohlichen Zustand befindet.

Allergische Reaktion

Alexander Aigner

Key Facts

Eine allergische Reaktion kann mild verlaufen, aber innerhalb kurzer Zeit auch lebensbedrohlich werden.

Fallbeispiel

Es ist ein schöner, warmer Sommertag, die kleine Ilse spielt mit ihrer Mutter im Garten fangen. Ilse läuft gerne ohne Schuhe im Garten herum und freut sich, wenn ihre Mutter sie fangen möchte. Auf einmal spürt sie einen Stich im Fuß, der zu schmerzen und brennen anfängt. Das Mädchen fängt zu weinen an und setzt sich hin. Die Mutter erkennt sofort, was passiert ist und holt einen Kühlbeutel. Der Fuß der Kleinen ist stark geschwollen und auch warm. Die Mutter bemerkt, dass es zu einer allergischen Reaktion kommt und verständigt sofort die Rettung.

Eine allergische Reaktion tritt auf, wenn das Immunsystem des Körpers übermäßig auf eine bestimmte Substanz, das sogenannte Allergen, reagiert. Diese Reaktion kann unterschiedliche Symptome und Schweregrade aufweisen.

Wie erkennt man eine allergische Reaktion?

Die Symptome einer allergischen Reaktion können von mild bis lebensbedrohlich reichen. Zu den häufigen Symptomen gehören:

- **Hautreaktionen**
  - Juckreiz
  - Hautausschlag
  - Nesselsucht (Quaddeln)
  - Schwellungen (Angioödem)
- **Atemwegssymptome**
  - Niesen, laufende oder verstopfte Nase
  - Juckende oder tränende Augen
  - Husten, Atembeschwerden
  - Pfeifendes Atmen (Keuchen) oder Bronchospasmen
- **Verdauungssymptome**
  - Übelkeit, Erbrechen
  - Bauchschmerzen
  - Durchfall
- **Allgemeine Symptome**
  - Müdigkeit
  - Kopfschmerzen
  - Schwindel
  - Benommenheit

Bei einigen Menschen kann eine schwere allergische Reaktion auftreten, die als anaphylaktischer Schock bezeichnet wird. Diese Reaktion ist lebensbedrohlich und es muss sofort der Notruf abgesetzt werden.

Symptome eines anaphylaktischen Schocks sind

- Atemnot
- Schwellungen in Gesicht oder Hals
- Starke Hautausschläge
- Schwindel, schneller Puls und Bewusstlosigkeit

Erste-Hilfe-Maßnahmen

- Wenn vorhanden, sofort Notfallmedikamente verwenden – in solchen Fällen kann die Verabreichung von Adrenalin (Epinephrin) mithilfe eines EPI-PENs lebensrettend sein
- Notruf wählen
- Kühlende Umschläge um Hals und Atemwege, um von außen zu kühlen
- Lagerung mit erhöhtem Oberkörper

Think Box

Menschen mit bekannten Allergien sollten deren Auslöser vermeiden und im Falle einer allergischen Reaktion einen Notfallplan haben. Wenn Sie wissen, dass Sie allergisch sind oder wenn Sie eine allergische Reaktion vermuten, ist es wichtig, Präventionsmaßnahmen zu treffen, um Schlimmeres zu verhindern. Sollte eine schwere allergische Reaktion auftreten, ist es wichtig, so schnell wie möglich Erste-Hilfe-Maßnahmen zu setzen.

Fragen zur Überprüfung des Wissens

1. Wie kommt es zu einer Hyperglykämie/Hypoglykämie?
2. Wie erkennt man Hyperglykämie bzw. Hypoglykämie an Patient*innen?
3. Welche Gefahren bestehen bei einer Hyperglykämie bzw. Hypoglykämie und welche Maßnahmen sind zu setzen?
4. Welche Arten von Hitzenotfällen kennen Sie?
5. Welche Erste-Hilfe-Maßnahmen treffen Sie bei einem Hitzenotfall?
6. Was passiert bei einer schweren Hypothermie?
7. Was passiert bei Nasenbluten und welche Maßnahmen müssen getroffen werden?
8. Was ist eine Augenkontusion?
9. Wie erkennen Sie eine Vergiftung?
10. Welcher Schock ist bei einer allergischen Reaktion zu erwarten?

11. Kapitel: Kinder- und Säuglingsnotfälle

Alexander Hoffelner

Grundlagen

Anatomie im Kinder- und Säuglingsalter

Im Gesundheitswesen hört man oft den einprägsamen Satz: „Kinder sind keine kleinen Erwachsenen". Aber warum ist das eigentlich so? Inwiefern unterscheiden sich Säuglinge und Kinder tatsächlich von Erwachsenen?

Key Facts

Kinder und Säuglinge unterscheiden sich anatomisch und physiologisch von Erwachsenen.

Größenverhältnisse, Anatomie der Atemwege, Herz-Kreislauf-System, Stoffwechsel und Wärmehaushalt sind auch innerhalb der Gruppe der Kinder und Säuglinge unterschiedlich.

Definition

Wenn man von „Kindern" als übergeordnete Kategorie spricht, begegnet man oft unterschiedlichen Begriffen mit teilweise unterschiedlichen und teilweise genau definierten Bedeutungen: Ein Kind in der Zeitspanne vom ersten Atemzug bis zum Alter von 28 Tagen ist ein Neugeborenes. Direkt daran anschließend folgt die Säuglingsperiode, welche bis zum vollendeten 1. Lebensjahr reicht. Von Kleinkindern spricht man vom 2. bis zum 3. Lebensjahr, wobei der Übergang zum Vorschulalter fließend ist. Auch das Schulkindalter ist etwas schwieriger zu definieren, es reicht im Allgemeinen aber vom 7. Lebensjahr bis zum Eintritt in die Pubertät.[2]

Größenverhältnisse

Die Antwort auf die eingangs gestellte Frage liegt in der Anatomie und auch Physiologie im Kinder- und Jugendalter, die nun im Folgenden erläutert wird. Abgesehen von offensichtlichen Aspekten wie der Tatsache, dass Kinder eine kleine Körpergröße haben, der Kopf überproportional groß ist und der Körperstamm vergleichsweise viel Masse hat, gibt es auch beträchtliche Besonderheiten der Anatomie der inneren Organe. Durch das stetige Wachstum und die Entwicklung nimmt das Ausmaß der Unterschiede bis zum Erreichen der Pubertät immer weiter ab, bis der erwachsene Körper entwickelt ist.

Durch diese Unterschiede ergeben sich bei Kindern und Säuglingen andere Probleme und andere kritische Situationen als bei Erwachsenen, die allerdings oftmals rasches und gezieltes Handeln verlangen.

2 Frei nach Pschyrembel.

Atemwege

Eines der Systeme, die bei Kindern und besonders Säuglingen aufgrund der Anatomie häufig zu Komplikationen führen, sind die Atemwege. Dies ist auf mehrere Charakteristika zurückzuführen. Einerseits ist die **Zunge sehr groß** und nimmt viel Platz im Mund ein, andererseits ist der **Hals kurz**, die **Luftröhre eng** und die **Schleimhäute** sind **gut durchblutet**. Durch eine Reizung oder Entzündung der Rachenschleimhaut schwillt diese rascher an und gefährdet dadurch die Atemwege oder verschließt sie sogar. Außerdem liegt der **Kehlkopf** bei Kindern **höher und weiter vorne**. In der Praxis bedeutet dies – ebenso wie der große Hinterkopf von Kindern – die Notwendigkeit einer besonderen Handlungsweise beim Freimachen der Atemwege. Denn hier ist der Kopf in **Neutralstellung** zu positionieren, damit Mund und Nase parallel zum Boden sind und so ein perfekter Fluss der Atemluft erreicht werden kann.

Dazu kommt, dass Neugeborene, Säuglinge und Kleinkinder **vorrangig durch die Nase atmen**, was dazu führt, dass schon ein Schnupfen mit verstopfter Nase zu einer erhöhten Atemanstrengung führen kann. Da bis über das Kleinkindalter hinaus die Atemhilfsmuskulatur erst in Entwicklung ist, wird die Atemarbeit fast ausschließlich durch das Zwerchfell bewältigt. Daraus ergibt sich, dass Kinder die **„Bauchatmung"** verwenden; dies ist anders als bei Erwachsenen, die durch die Zwischenrippenmuskulatur auch die Brustatmung nutzen.

Aus all diesen Faktoren resultiert u. a. auch die **erhöhte Atemfrequenz** in allen körperlichen Entwicklungsstufen vom Neugeborenen bis zum jungen Erwachsenen.

Herz-Kreislauf-System

Der kindliche Herzmuskel ist noch schwach und kann daher nicht so kraftvoll schlagen. Eine gesteigerte Durchblutung des angestrengten Herzens oder des restlichen Körpers wird daher lediglich über die **Erhöhung der Herzfrequenz** erreicht. Kinder, besonders Säuglinge, tolerieren zu hohe Herzfrequenzen bedeutend besser als zu niedrige.

Gleichzeitig haben Kinder aber eine sehr hohe Stoffwechselrate, die einen **höheren Sauerstoffverbrauch** im ganzen Körper nach sich zieht. Dieser wird durch die hohe Schlagfrequenz des Herzens, aber auch die erhöhte Atemfrequenz aufrechterhalten. Reserven wie z. B. die Sauerstoffkonzentration im Blut reichen daher nur sehr kurze Zeit und eine Verringerung oder sogar ein Wegfall der Atmung wird schlechter toleriert als bei Erwachsenen.

Stoffwechsel

Wärmehaushalt

Kleinere, leichte Kinder haben hier noch größere Herausforderungen zu bewältigen als größere, ältere Kinder. Durch eine große Körperoberfläche, wenig Fettgewebe in der Haut und die fehlende Fähigkeit, zu zittern, ist der **Verlust von Körperwärme stärker und** erfolgt viel **rascher**. Da das Konstanthalten des Wärmehaushaltes kraftaufwändig und mit einer **gesteigerten Stoffwechselaktivität** verbunden ist, können darunter letztendlich Atem- und Herzfrequenz leiden.

Wasserhaushalt

Der **Wasseranteil** des Körpergewichts ist bei Kleinkindern und Säuglingen um 15–25 % **höher** als bei Erwachsenen. Zugleich kann ein Wasserverlust aber nur schwer ausgeglichen werden. Das heißt, dass Flüssigkeitsverluste, z. B. infolge von Durchfall oder Erbrechen, schneller zu einer beachtlichen **Dehydratation** führen. Daher ist es auch wichtig, vermehrten Durst, eine erhöhte, angestrengte Atmung, ein verändertes Erscheinungsbild oder verminderte Interaktion zu erkennen und richtig zu deuten.

Grenzwerte bei Kindern und Säuglingen

Key Facts

- Referenzwerte für Vitalparameter wie Atemfrequenz, Herzfrequenz, Blutdruck, Sauerstoffsättigung und Temperatur variieren stark je nach Alter und individueller Konstitution.
- Messwerte sollten immer im Kontext des Gesamtzustandes des Kindes betrachtet werden.
- Messwerte wie Atemfrequenz und Körperkerntemperatur können auch ohne Hilfsmittel beobachtet werden.
- Fieber und Blutsauerstoffsättigung sind wichtige Messwerte, um den Gesundheitszustand von Kindern zu beurteilen.

Die Zustandsbeurteilung von Kindern und insbesondere Säuglingen mag im ersten Moment ungewohnt sein, denn wir sind es von unseren Mitmenschen zumeist gewohnt, dass die vorliegende Verletzung oder Krankheit möglichst klar mit Worten erklärt oder durch Gestik veranschaulicht wird. Dies können wir bei jüngeren Kindern jedoch nicht erwarten, denn oft sind Schreien und Weinen die einzigen Möglichkeiten, die Aufmerksamkeit auf ein (zumeist nicht offensichtliches) Problem zu lenken. Da die heutige Medizin immer mehr Zahlen- und Messwerte erheben lässt, welche zumeist eine Objektivierung erlauben, werden in diesem Kapitel wichtige Referenzwerte für die wichtigsten **Vitalparameter** des Kindesalters dargestellt. Diese umfassen

- Atemfrequenz,
- Herzfrequenz,
- Blutdruck,
- Sauerstoffsättigung sowie
- Temperatur,

welche alle mit oder zum Teil auch ohne Hilfsmittel erhoben werden können.

Beispielsweise kann man bereits an der **Atemarbeit** und **Atemfrequenz** – ohne Tasten, nur mit bloßem Auge – erkennen, ob ein Säugling ausreichend Luft bekommt oder sich mit jedem Atemzug mehr und mehr verausgabt. Man muss auch erwähnen, dass eine nicht dem optimalen Referenzwert entsprechende Anzahl an Atemzügen keinesfalls immer mit „krankhaft verändert" gleichzusetzen ist, sondern dass die Situation für sich betrachtet werden sollte.

Die Atemfrequenz kann auch ausgezählt werden, indem man für 15 oder 30 Sekunden die Atemzüge zählt und dann so multipliziert, dass man die Atemzüge pro Minute erhält.

Wie eingangs bereits erwähnt, entwickeln sich Kinder bis ins Jugendalter fast schon in rasantem Tempo. Besonders Neugeborene und Säuglinge unterliegen drastischen Veränderungen, daher variieren auch die Normwerte der Vitalparameter stark zwischen und auch innerhalb der Altersgruppen. Wenn man beispielsweise die Herzfrequenz eines Neugeborenen mit etwa 140 Schlägen pro Minute im Ruhezustand der Frequenz von 65 eines Jugendlichen gegenüberstellt, dann werden die Unterschiede deutlich. Neben dem Alter und der individuellen Konstitution des Kindes sind Mess- und Normwerte immer in Zusammenschau mit dem Gesamtzustand des Kindes zu betrachten. Denn wenn wir von Normwerten sprechen, meinen wir Parameter, die beim wachen, ruhigen und insbesondere nicht angestrengten oder nicht fieberhaften, also gesunden Kind im Durchschnitt vorliegen.

Ein oftmals erhobener Parameter ist beispielsweise die **Körper(kern)temperatur**. Doch auch hier ist relevant, wo und wie gemessen wird. Typische Orte der Temperaturmessung sind das Ohr (aurikulär), der Mund (oral), das Rektum/der Po (rektal), die Schläfe (temporal) oder Stirn (frontal) und die Achsel (axillär). Durch alle Messarten versucht man, die Körperkerntemperatur so akkurat wie möglich zu erheben, wobei die rektale Messung die Körperkerntemperatur am genauesten wiedergibt.

Fieber ist ein häufiges Anzeichen des Körpers für die Aktivierung des Immunsystems unabhängig von der Ursache; wir sprechen bei Kindern ab einer Körperkerntemperatur von 38,5 °C von Fieber. Vor allem bei Säuglingen unter zwei Monaten, aber auch darüber kann es durch die noch nicht voll entwickelte innere Temperaturregulierung zu hohen Fieberspitzen kommen, welche ernst zu nehmen, aber in Kombination mit dem Gesamteindruck zu beurteilen sind. In der Regel kann man sagen, dass bis zum vollendeten 3. Lebensjahr Fieber ärztlich begutachtet werden sollte, wenn es höher als 39 °C ist oder länger als 5 Tage anhält. Wichtig ist es, in Zusammenhang mit diesem Symptom auf den Flüssigkeitsstatus des Kindes zu achten, also eine Austrocknung, die sogenannte Dehydratation, zu vermeiden.

Ein weiterer Messwert, der erhoben wird, ist die **Blutsauerstoffsättigung (SpO_2)**, welche mittels Pulsoxymetrie durch die Haut, also nicht-invasiv, abgeleitet werden kann. Hierbei wird mittels Durchleuchtung festgestellt, wie viel Sauerstoff im Blut dem kindlichen Körper zur Verfügung steht. Die Normwerte liegen über 94 % SpO_2. Am Körper kann die Elektrode des Pulsoxymeters u.a. an Fingern, Füßen, Zehen oder am Ohrläppchen angelegt werden. Naheliegend sind daher typische Messfehler, die auftreten können, denn alles, was die Durchblutung reduziert, kann zu falsch niedrigen Werten führen, wie beispielsweise Kälte oder Kreislaufzentralisierung, um hier nur ein paar Faktoren zu nennen.

Man sollte immer beachten, wie und in welcher Situation die Vitalparameter erhoben wurden und diese auch immer unter Zusammenschau aller erhobenen Befunde betrachten, um möglichst informiert damit umgehen zu können. Auch sind diese Parameter mit zunehmender Reife geschlechtsabhängig zu betrachten. Hier allerdings soll dies der Übersichtlichkeit und Praktikabilität halber nicht weiter hervorgehoben werden.

Wie und wann diese Normwerte Verwendung finden sowie weitere Wege zur Beurteilung von Kindernotfällen werden nachfolgend, insbesondere im Abschnitt „Der Kindernotfall“, erläutert.

Tab. 5: **Referenzwerte von Vitalparametern im Kindes- und Jugendalter**

Alter	Herzfrequenz (bpm)	Atemfrequenz	syst. Blutdruck (mmHG)	Pulsoxymetrie (SpO_2 in %)
NG	120–160	35–55	(NG-12a): 80	>94 %
2-12m	120–150	25–40		>94 %
1a–3a	100–140	23–35	90	>94 %
3a–6a	90–130	21–30	95	>94 %
6a–12a	80–120	18–24	100	>94 %
>12a	60–100	16–20	110–120	>94 %

Think Box

Säuglinge und Kinder haben durch die von den Erwachsenen abweichende Anatomie und Physiologie auch andere Referenzintervalle für viele Messwerte. Vitalparameter können auch ohne Hilfsmittel, teilweise nur durch Beobachtung erhoben werden. Grundsätzlich dürfen Messwerte nie alleine, sondern sollen immer in Zusammenhang mit der Klinik interpretiert werden.

Der Kindernotfall

Key Facts

Das pädiatrische Beurteilungsdreieck (PBD) ermöglicht eine schnelle Einschätzung des Zustandes von Kindern. Es beurteilt das allgemeine Erscheinungsbild, die Atmung und die Haut, um physiologische Probleme zu erkennen. Die häufigsten Kindernotfälle umfassen schwere allergische Reaktionen, Erkrankungen der oberen Atemwege, Fieberkrämpfe sowie Dehydratation bei Säuglingen

- Wie krank ist das Kind?
- Was ist das Problem?
- Was ist auffällig?
- Wie dringend muss das Kind professionell behandelt werden?

Notfallsituationen, an denen Kinder beteiligt oder sogar betroffen sind, erfordern ein besonderes Maß an Achtsamkeit und Fürsorge, da z. B. Selbsthilfe hier schwerlich zu erwarten ist. Damit in der Ausnahmesituation trotz der vielen Einflussfaktoren effektiv und koordiniert Hilfe geleistet werden kann, werden in diesem Abschnitt das strukturierte Vorgehen und Erkennen wichtiger Symptome bei einem Kindernotfall erläutert.

Bei einem medizinischen Zwischenfall kann man ebenso wie bei Erwachsenen nach dem bereits erwähnten ABCDE-Schema vorgehen. Die Verwendung des pädiatrischen Beurteilungsdreiecks ist am Beginn der Beurteilung zu empfehlen, dieses ist als Zusatzwerkzeug zu sehen.

Das **pädiatrische Beurteilungsdreieck** (PBD oder engl. **Paediatric Assessment Triangle, PAT**) ist ein sogenanntes Quick-Look-Tool: Es soll mit nur einem Blick die grobe Einschätzung des Patientenzustandes und damit eine Einteilung in „potenziell kritisch" oder „nicht kritisch" ermöglichen. Es dient dazu, rasch physiologische Probleme und Prioritäten herauszufiltern, ist aber weniger geeignet, um direkt zu einer klinischen Diagnose zu gelangen. Es eignet sich gut für Kinder, da diese ihren Zustand oder Symptome selten direkt benennen und von Berührung durch Fremde irritiert werden können.

Das PBD ist grafisch verankert und hat drei Seiten:

1. Eine Seite steht für das **allgemeine Erscheinungsbild** des Kindes. Zu diesem Schenkel gehören
   - die Erhebung der Sauerstoffversorgung des Körpers und insbesondere des Gehirns durch die Atmung und die Durchblutung,
   - der Zustand des Zentralnervensystems (ZNS),
   - das Gleichgewicht der regulären Körperfunktionen und somit eine Beurteilung von Bewusstsein(sstörungen).

Im Grunde genommen geht es hier darum, zu beurteilen, wie und ob das Kind mit der Umwelt interagiert, z. B. durch Laute, Blicke, Bewegungen, und ob eine Beruhigung möglich ist.

2. Des Weiteren wird auch die **Atmung** über diese Methode bewertet, genauer gesagt: der Aufwand, der vom Patienten*von der Patientin betrieben wird, um eine normale Atmung oder Versorgung mit Sauerstoff zu gewährleisten. Schon alleine an der Körperposition, wie z. B. am Abstützen mit den Armen beim Sitzen und somit am Einsatz der Atemhilfsmuskulatur, oder an auffälligen Atemnebengeräuschen kann man ableiten, wo ein Problem in der Lunge vorliegen könnte. Ein weiterer Befund, den man bei Kindern häufiger sehen kann, ist das sogenannte Nasenflügeln oder Einziehungen am Brustkorb, die eindeutig für einen erhöhten Atemaufwand sprechen.
3. Die abschließende Seite des PBD bildet die **Beurteilung der Haut**, um eine verminderte Durchblutung des Körpers und lebenswichtiger Organe sowie insbesondere eine verminderte Herz-Kreislauf-Leistung zu erkennen. Auffälligkeiten umfassen Blässe, Blaufärbung (Zyanose) oder Marmorierung der Haut sowohl zentral am Körperstamm als auch peripher an den Händen und Füßen.

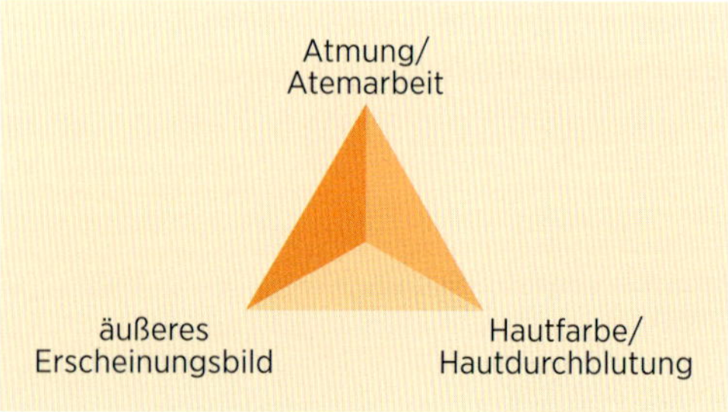

Abb. 57: **Die drei Seiten des Pädiatrischen Beurteilungsdreiecks**

Die drei Seiten des PAT sind gleich stark gewichtet, wobei Auffälligkeiten an mehreren Seiten in der Regel für eine ausgedehnte Problematik sprechen. Das PAT erlaubt somit schnell und effektiv, relevante Informationen zu filtern, den Zustand als kritisch oder nicht kritisch einzustufen und dementsprechend zu handeln.

Think Box

Das pädiatrische Beurteilungsdreieck (PBD, PAT) dient der schnellen Beurteilung von pädiatrischen Notfallpatient*innen und kann im Rahmen des ersten Eindrucks bereits aus der Ferne ohne spezifische Untersuchungstechniken sowie altersunabhängig angewendet werden. Es schließt die drei Aspekte Atmung, Haut und Gesamteindruck ein, dient dem schnellen Erkennen von medizinischen Hauptproblemen und kann vor einer umfangreicheren Erhebung mit dem ABCDE-Schema eingesetzt werden. Um das Werkzeug effizient anwenden zu können, ist Wissen über die Besonderheiten von Anatomie, Physiologie und Symptomen bei Kindern essenziell.

Schwere allergische Reaktion[3]

Key Facts

Eine schwere allergische Reaktion kann lebensbedrohlich sein. Symptome wie Atemwegsobstruktion, Kollaps, gastrointestinale Symptome und Schocksymptomatik erfordern eine rasche medizinische Behandlung.

3 Zusätzlich zu allen nachfolgend exemplarisch ausgeführten Krankheitsbildern können Erkrankungen, die in anderen Kapiteln bereits für Erwachsene genannt wurden, auch bei Kindern auftreten.

Fallbeispiel

Es ist ein sonniger Tag auf dem Spielplatz, als plötzlich ein scharfer Schrei die fröhliche Atmosphäre durchbricht. Alle drehen sich um und sehen die 8-jährige Anna am Boden liegen, mit panischem Gesichtsausdruck und nach Luft ringend. Erwachsene eilen zu ihr und versuchen, sie zu beruhigen. Ein Erwachsener überprüft vorsichtig ihre Atemwege und erkennt, dass Anna von einer Biene unglücklich am Hals gestochen wurde. Ihren Hals umklammert sie nun, während ihre Wangen rot werden, das Gesicht anschwillt und sie um jeden einzelnen Atemzug, der von einem pfeifenden Atemgeräusch begleitet wird, kämpft. Der Erwachsene äußert den Verdacht, dass es sich um eine schwere allergische Reaktion handeln könnte, und fragt: „Anna, hast du deinen EpiPen dabei?" Anna nickt und drückt den Adrenalin-Autoinjektor für 10 Sekunden gegen ihren äußeren Oberschenkel. Sie spürt sofort Erleichterung, während die Erwachsenen ihre Vitalparameter überwachen, auf weitere Symptome achten und das Eintreffen der bereits alarmierten Rettung abwarten.

Eines von zehn Kindern ist von einer allergischen Erkrankung betroffen. Im Allgemeinen bezeichnet eine allergische Reaktion eine abnorm starke Abwehrreaktion des Körpers auf einen eigentlich harmlosen, aber fremden Stoff. Aber nicht alle Allergien sind gleich stark ausgeprägt. Die Reaktionsgrade reichen von einer selbstlimitierenden Lokalreaktion mit einer Schwellung von kleiner 10 cm über eine leichte Allgemeinreaktion mit juckendem Nesselausschlag (Quaddelbildung) bis hin zur systemischen Sofortreaktion im Sinne einer Anaphylaxie, welche potenziell lebensbedrohlich sein kann. Das letztgenannte Stadium, auch schwere allergische Reaktion genannt, beinhaltet oft eine Atemwegsobstruktion, Kollaps, gastrointestinale Symptome und/oder eine Schocksymptomatik.

Der stadienhafte Verlauf einer anaphylaktischen Reaktion wird anhand des Schweregrades der systemischen und lebensbedrohlichen Leitsymptome getroffen.

- Während es bei **Grad 1** zu **Hautsymptomen** kommt, folgen bei
- **Grad 2 Symptome des Verdauungstrakts**.
- Ab **Grad 3** kann es zu einer schwerwiegenden **Atemwegs- und Herz-Kreislauf-Symptomatik** mit Zyanose, Dyspnoe, niedrigem Blutdruck, Herzrasen und Schocksymptomatik kommen, und
- **Grad 4** stellt den **Atem-Kreislauf-Stillstand** als Endpunkt dar.

Erste-Hilfe-Maßnahmen

- Wenn gefahrlos möglich, auslösendes Allergen entfernen
- Lokale Kühlung von bedrohlichen Schwellungen, wenn erträglich
- Ruhe bewahren und Ruhe schaffen
- Lagerung nach Bedürfnissen des Patienten*der Patientin, zumeist mit aufrechtem Oberkörper
- Beurteilen des Zustandes und des Schweregrades der allergischen Reaktion
- Wenn Atem- oder Kreislaufbeschwerden vorliegen, dann rasche (Selbst-)Applikation von Medikamenten wie dem (persönlichen) Adrenalin-Autoinjektor oder Sauerstoff und weitere unterstützende Maßnahmen
  - Für den Adrenalin-Autoinjektor gibt es unterschiedliche, zumeist vorgefertigte Dosierungen für Kinder und Erwachsene

- Der Injektor soll laut Herstellerangaben genutzt werden, wobei zumeist eine schwungvolle Anwendung aus 10 cm Entfernung durch Injektion in den äußeren Oberschenkel, Verweilen der Nadel für mindestens 10 Sekunden im Muskel und einer anschließenden energischen Druckmassage des Punktionsortes mit der Faust für 10 Minuten empfohlen wird.

Think Box

Bei schweren allergischen Reaktionen treten die Symptome plötzlich und in zunehmender Stärke auf. Es können alle Organsysteme, bei einer schweren Reaktion allerdings zumindest zwei unterschiedliche – insbesondere die Haut, das Abdomen, der Atemapparat und das Herz-Kreislauf-System – betroffen sein. Rasche Erste-Hilfe-Maßnahmen sind bei (schweren) allergischen Reaktionen von großer Bedeutung. Neben der symptomatischen, unterstützenden Versorgung kann eine medikamentöse Therapie den gewünschten Erfolg bringen.

Erkrankungen der oberen Atemwege

Key Facts

Krankheiten der oberen Atemwege wie Kehlkopfentzündung und Kehldeckelentzündung können zu Atembeschwerden führen. Ein Stridor und andere kritische Symptome erfordern professionelle Abklärung und Hilfe.

In diesem Abschnitt sollen zwei charakteristische und bei Kindern häufige Krankheitsbilder beschrieben werden. Es geht auch darum, zu vermitteln, welche Symptome, die die oberen Atemwege betreffen, als kritisch bewertet werden müssen und daher eine rasche professionelle Abklärung und Hilfe benötigen.

Die beiden dargestellten Krankheiten haben die Schwellung und Verengung der oberen Atemwege gemeinsam, sind aber aufgrund vieler Charakteristika und Symptome unterschiedlichen Schweregrades voneinander zu unterscheiden. Vorwegzunehmen ist, dass das Symptom eines **Stridor**, welcher in der Einatemphase zu hören ist, die Enge der oberen Atemwege bedeutet und mit Atemnot einhergeht, weshalb dies ein **kritisches Zustandsbild** darstellt.

Kehlkopfentzündung
(Laryngitis acuta, Pseudokrupp, Krupp-Syndrom)

Fallbeispiel

Ein dreijähriges Mädchen namens Lisa entwickelt zu Hause einen fieberhaften Infekt. Insbesondere nachts hat Lisa bellenden Husten und Heiserkeit. Ihre Eltern stellen fest, dass Luftbefeuchtung und frische kalte Luft helfen, Lisas Symptome zu lindern. Allerdings entscheiden sie sich dafür, den Krankheitsverlauf weiter zu beobachten und am nächsten Tag, wenn die Atembeschwerden stärker werden sollten und die Heimtherapie nicht mehr hilft, die Kinderärztin aufzusuchen.

Kehlkopfentzündung, auch Pseudokrupp genannt, ist ein häufiges Krankheitsbild, v. a. bei Kindern zwischen dem 1. und 4. Lebensjahr. Es tritt zumeist im Rahmen von (direkt vorangegangenen) fieberhaften Infekten auf und die Symptome kommen besonders nachts zum Vorschein. Dazu gehören der charakteristische **bellende Husten** und **Heiserkeit**, wobei ein gradueller Verlauf typisch ist. Symptomlinderung kann durch das Inhalieren befeuchteter oder frischer, kalter Luft erreicht werden. Bei Auftreten eines inspiratorischen Stridors oder Einziehungen am Brustkorb sowie Zyanose und Blässe ist eine medikamentöse und ärztliche Therapie erforderlich. Schwere Komplikationen wie Ersticken sind bei diesem Krankheitsbild sehr selten.

Erste-Hilfe Maßnahmen

- Beurteilung der Schwere der Beschwerden und des Allgemeinzustandes
- Beruhigung des Kindes und dieses, wenn möglich, bei den Bezugspersonen lassen
- Aufregung vermeiden
- Bei leichten Symptomen zunächst frische, kalte, feuchte Luft zuführen
- Ab umfangreicherer und schwerwiegender Symptomatik wie Stridor oder Atemnot ist bei Nichtansprechen auf die vorherige Therapie der Rettungsdienst zu verständigen oder die nächstgelegene kinderärztliche Ambulanz aufzusuchen

Kehldeckelentzündung
(Epiglottitis, Supraglottitis, supraglottische Laryngitis)

Fallbeispiel

Im häuslichen Umfeld erkrankt die 4-jährige Emma schwer. Emma zeigt einen raschen und starken Verlauf mit hohem Fieber über 39 °C, Blässe und Schluckbeschwerden. Sie will nun auch nichts mehr essen und hat Spuckflecken an ihrem T-Shirt. Beim Vorlesen bemerken die Eltern Emmas Atemnot mit Einziehungen bei dem Kind, sie nimmt dabei auch eine vornübergebeugte Schonhaltung im Sitzen ein. Emmas Eltern deuten die Zeichen korrekt und verständigen den Rettungsdienst, welcher Emma sofort Sauerstoff und abschwellende Medikamente zum Inhalieren gibt, bevor sie ins nächstgelegene Kinderspital gebracht wird.

Kehldeckelentzündung tritt gehäuft bei Kindern vom 2. bis 7. Lebensjahr, aber auch darüber hinaus auf. Die Häufigkeit dieser schweren und potenziell tödlichen Erkrankung ist allerdings dank der Impfung gegen den auslösenden Erreger Haemophilus influenzae stark rückläufig, weshalb ein schwerer und tödlicher Verlauf fast nur bei Ungeimpften auftritt.

Die Epiglottitis ist charakterisiert durch einen raschen, starken Verlauf in Kombination mit hohem Fieber, meist bis über 39 °C. Ein Häufigkeitsgipfel zu einer bestimmten Jahreszeit liegt nicht vor, weshalb die Entzündung des Kehldeckels ganzjährig auftreten kann. Weitere Symptome, die sich bei dieser Erkrankung zeigen, sind neben starkem allgemeinem **Krankheitsgefühl** und **Blässe Schluckbeschwerden** sowie die damit verbundenen **Schmerzen**, weshalb es bei den betroffenen Kindern zu **Nahrungsverweigerung** und vermehrtem **Speichelfluss** aus dem Mund kommen kann. Bei Verschlechterung des Zustandsbildes kommt es auch zu **Dyspnoe** und **Brustkorbeinziehungen**. Dann wird in der Folge von den Betroffenen auch die typische vornübergebeugte Schonhaltung im Sitzen mit abgestützten Armen eingenommen.

Eine Kehldeckelentzündung kann unbehandelt lebensgefährlich sein, daher ist rasche Begutachtung durch ärztliches Personal wichtig. Allerdings sind andere Krankheitsbilder mit Entzündung der oberen Atemwege von diesem absoluten Notfall klar abzugrenzen, um die Epiglottitis nicht mit leichteren Erkrankungen wie Pseudokrupp oder einer Mandelentzündung (Tonsillitis) zu verwechseln. Ein wichtiger Unterschied zu letzterer ist, dass eine Mandelentzündung oft nur mit Halsschmerzen, Schluckbeschwerden und Fieber einhergeht, jedoch langsam fortschreitet und die Atmung nicht beeinträchtigt.

Erste-Hilfe Maßnahmen

- Beurteilung des raschen und starken Verlaufs, Abgrenzung zu anderen Ursachen
- Beruhigung, Kind möglichst bei der Bezugsperson lassen und weitere Aufregung vermeiden
- Ärztliche Hilfe aufsuchen, sobald die anfänglichen Halsschmerzen und Schluckbeschwerden zu Nahrungsverweigerung führen und es zum Auftreten von Atemnot oder einem erhöhten Atemaufwand kommt
- Das betroffene Kind eine angenehme, sitzende Körperhaltung einnehmen lassen und nicht hinlegen
- Rettungsdienst verständigen

Think Box

Erkrankungen der oberen Atemwege haben oft unterschiedliche Ausprägungen. Symptome, die für einen kritischen Zustand sprechen, sind Atemnot oder erhöhter Atemaufwand sowie Stridor. Der Verlauf der Krankheit lässt oft wichtige Rückschlüsse zu. Im Zweifelsfall sollte ärztliche Hilfe aufgesucht werden. Erste-Hilfe-Maßnahmen sind einfach und dienen der Symptomlinderung.

Fieberkrampf

Key Facts

Ein Fieberkrampf ist ein häufiger Notfall bei Kindern, der meist mit Fieber und/oder Infekten assoziiert ist. Die meisten Betroffenen erholen sich schnell, aber eine angemessene Betreuung und die Einleitung der Rettungskette sind wichtig.

Fallbeispiel

Fiona, ein drei Jahre altes Mädchen, entwickelt beim Besuch der Großeltern plötzlich hohes Fieber von etwa 40 °C; sie war schon am Tag davor etwas kränklich. Ihre Eltern sind besorgt und entschließen sich, ihr fiebersenkende Medikamente zu geben. Doch plötzlich beginnt Fiona zu krampfen, verliert das Bewusstsein und hat rhythmische Zuckungen. Der Großvater ruft sofort die Rettung. Das eintreffende medizinische Team stabilisiert Fionas Atmung, legt sie in eine stabile Seitenlage, überwacht ihre Vitalfunktionen und beginnt, krampflösende Medikamente vorzubereiten. Nach etwa zwei Minuten hören die Krämpfe auf und Fiona kommt langsam wieder zu Bewusstsein. Sie wird zur weiteren Untersuchung und Überwachung ins Krankenhaus gebracht, auch um die Diagnose eines einfachen Fieberkrampfs zu sichern.

Der Fieberkrampf ist ein häufiger Notfall bei Kindern. Ein wichtiges Kriterium des Fieberkrampfes – neben dem Zusammenhang mit Fieber (≥ 38,5 °C) – ist, dass sich das Kind schnell wieder erholt. Meist präsentiert sich ein Fieberkrampf mit unkontrollierten Zuckungen oder Anspannungen am ganzen Körper und einer Beeinträchtigung des Bewusstseins; er betrifft v. a. Kinder bis zu einem Alter von fünf Jahren. Die Dauer des Zwischenfalls beträgt oft nur wenige Minuten, kann aber 15 Minuten übersteigen, wobei mit zunehmender Dauer die rasche medikamentöse Therapie zur Durchbrechung des Krampfs im Vordergrund steht.

Erste-Hilfe-Maßnahmen

- Zustand erkennen und Notruf absetzen
- Vor Verletzungen schützen
- Nach abgelaufenem Geschehen Atmung des Kindes in Neutralstellung des Kopfes überprüfen und stabile Seiten- oder Bauchseitenlage etablieren
- Medikamentöse Therapie, wie durch Ärzte*Ärztinnen vorgeschrieben

Think Box

Ein Fieberkrampf ist ein bei Kindern häufiges Krankheitsbild und verläuft zumeist unkompliziert und selbstlimitierend. Es ist mit Fieber und/oder Infekten assoziiert. In der Regel erholen sich die Betroffenen ohne Schäden schnell noch vor Ankunft des Rettungsdienstes oder im Krankenhaus. Dennoch sind das Ingangsetzen der adäquaten Rettungskette sowie umfassende Betreuung nötig, um Komplikationen zu vermindern.

Dehydratation bei Säuglingen

Key Facts

Säuglinge können durch Anstrengung oder Infekte leicht dehydrieren und benötigen Flüssigkeitszufuhr von außen. Symptome wie trockene Schleimhäute, reduzierte Harnmenge und Gewichtsverlust erfordern Aufmerksamkeit und gegebenenfalls ärztliche Hilfe.

Fallbeispiel

Sabrina besucht ihren acht Monate alten Neffen David. Bei ihrer Schwester angekommen, berichtet die Mutter, dass der kleine David die letzten zwei Tage sehr flüssigen Stuhl hatte und dass sie mit dem Windelwechseln kaum nachkomme; außerdem trinke er auch so wenig. Sabrina bemerkt, dass David nun auffällig ruhig ist und eine trockene Mundschleimhaut hat. Daher teilt sie ihre Sorge, dass David dehydriert sein könnte, ihrer Schwester mit, und sie fahren gemeinsam in die nahegelegene Kinderambulanz.

Säuglinge können schon geringe Flüssigkeitsverluste nicht alleine ausgleichen und laufen Gefahr, eine Austrocknung, auch Dehydratation oder Exsikkose genannt, zu entwickeln. Das macht es erforderlich, Flüssigkeit von außen zuzuführen. Oftmals stehen gastrointestinale Erkrankungen mit Symptomen wie Erbrechen oder Durchfall mit einer

Exsikkose ursächlich in Zusammenhang. Ein einfacher Infekt mit Fieber kann ebenso zu einem erhöhten Elektrolyt- und Flüssigkeitsbedarf beim Säugling führen. Typische klinische Zeichen sind eine trockene Schleimhaut, reduzierte Festigkeit der Haut (stehende Hautfalte), verringerte Harnmenge (trockene Windeln), eine eingesunkene Fontanelle, erhöhte Herzfrequenz, akuter Gewichtsverlust, reduzierter Allgemeinzustand, verminderter Bewusstseinszustand und Anzeichen eines (Volumsmangel-)Schocks.

Erste-Hilfe-Maßnahmen

- Zustand und Krankheitsverlauf genau beobachten, um kritische Dehydratationen frühzeitig zu erkennen
- Häufig kleine Mengen zu trinken geben
- Bei Fortbestehen oder Verschlechterung des Zustandes einen Arzt*eine Ärztin aufsuchen

Think Box

Kinder und insbesondere Säuglinge haben einen sehr hohen Wasserbedarf, daher können schon geringe Verluste große Auswirkungen auf die innere Regulation und das Gleichgewicht im Körper haben. Oftmals lassen sich durch Aufmerksamkeit und bestimmte Maßnahmen starke Dehydratationszustände vermeiden, aber dennoch sollte bei Bedarf medizinische Hilfe in Anspruch genommen werden.

Kinderreanimation

Key Facts

- Das Pädiatrische Beurteilungsdreieck (PBD) und die ABCDE-Beurteilung dienen der Einschätzung des Atem-Kreislauf-Stillstands bei Kindern.
- Bei Verdacht auf Atemwegsverlegung durch Verschlucken sollte gezieltes Handeln erfolgen wie 5 Rückenschläge oder 5 Thoraxkompressionen bei Säuglingen sowie 5 Heimlich-Manöver bei größeren Kindern, jeweils im Wechsel.
- Bei einem bewegungslosen Kind oder Säugling sind die Atemwegeöffnung durch Verbringen des Kopfes in Neutralstellung und Überprüfung der Eigenatmung wichtig. Fehlende effektive Atmung deutet auf einen Atem-Kreislauf-Stillstand hin.
- Nach dem Öffnen der Atemwege werden 5 initiale Beatmungen durchgeführt, gefolgt von 15 Thoraxkompressionen und 2 Beatmungen im Wechsel.
- Die Reanimationsmaßnahmen bei Kindern und Säuglingen sind unabhängig von Alter und Größe im Verhältnis von 15:2 (Kompressionen:Beatmungen) durchzuführen.
- Ab dem Zeitpunkt, ab dem das Kind wie ein Erwachsener aussieht, können die Maßnahmen wie beim Erwachsenen durchgeführt werden – auch wenn der spezifische Wiederbelebungsalgorithmus für Kinder und Säuglinge nicht erinnerlich ist.

Die kardiopulmonale Reanimation (CPR) besteht aus lebensrettenden Maßnahmen, die beim Auftreten eines Atem-Kreislauf-Stillstandes durchgeführt werden, um das Überleben der Betroffenen zu ermöglichen. Auch wenn es bei Kindern und Säuglingen, verglichen mit Erwachsenen, nur selten zu dieser kritischen Notfallsituation kommt, ist rasches und effizientes Handeln für den bestmöglichen Ausgang der Situation und für die Prognose ausschlaggebend.

Wie bereits an mehreren Stellen in diesem Buch verdeutlicht, verlangt die Anatomie und Physiologie von Säuglingen und Kindern eine spezifische Herangehensweise, insbesondere auch bei der Wiederbelebung.

In diesem Abschnitt werden daher die grundlegenden Schritte der CPR bei Kindern und Säuglingen dargestellt, um das nötige Wissen und die Fähigkeiten zu vermitteln, im Notfall schnell und effektiv lebensrettende Maßnahmen zu setzen. Am Anfang des Kapitels ist ein kurzer Exkurs eingeschoben, um das Vorgehen bei Verlegung der Atemwege bei einem Säugling oder Kind darzulegen.

Wie in den vorangegangenen Abschnitten erläutert, soll auch hier das **Pädiatrische Beurteilungsdreieck (PBD)**, gefolgt von einer **ABCDE-Beurteilung**, genutzt werden, um das Notfallbild Atem-Kreislauf-Stillstand zu erheben.

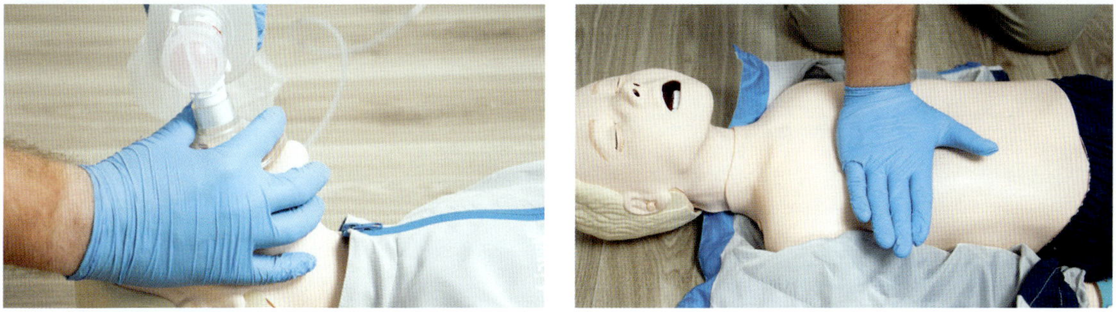

Abb. 58: **Kinderreanimation:**
a) Beatmung beim Kind
b) Herzdruckmassage beim Kind

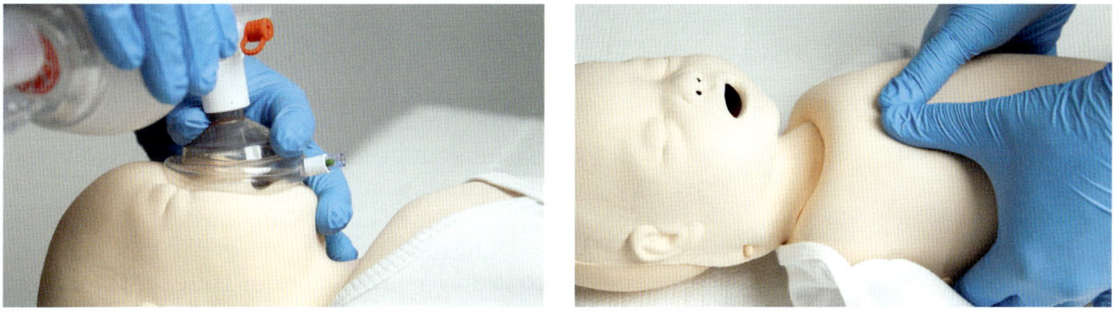

Abb. 59: **Säuglingsreanimation:**
a) Beatmung beim Säugling
b) Herzdruckmassage beim Säugling

Verlegung der Atemwege

Wenn man den Verdacht hat, dass der aktuellen Notfallsituation unmittelbar ein Verschlucken mit nachfolgender **Verlegung der Atemwege (Aspiration)** vorausgegangen ist, ist zunächst gesondertes Handeln nötig. Wenn der*die Betroffene noch bei Bewusstsein ist und noch effektiv hustet, soll lediglich zum starken Husten angeleitet werden. Wenn aber kein effektives Husten mehr möglich ist, dann ist die Entfernung des Fremdkörpers mittels gezielter Manöver angebracht.

Säuglinge werden in Bauchlage auf dem Unterarm des Ersthelfers*der Ersthelferin gelagert und mit den Fingern oder der Hand wird das Kinn gestützt. Dann werden bei leichter Kopftieflagerung bis zu 5 Schläge zwischen die Schulterblätter des erstickenden Säuglings platziert. Wenn kein Erfolg oder keine Besserung der Symptomatik eintritt, wird der Säugling in die Rückenlage gedreht und man versucht mittels maximal 5 stoßartiger Thoraxkompressionen den Fremdkörper zu entfernen. Dies wird im Wechsel bis zum Erfolg oder der Bewusstlosigkeit des*der Betroffenen angewandt.

Beim **größeren Kind** ist ein dem Handeln beim Erwachsenen analoges Vorgehen mit 5 kräftigen Schlägen zwischen die Schulterblätter sowie 5 Heimlich-Manövern indiziert. Bewusstlosigkeit mit Verlegung der Atemwege ist mit dem Atem-Kreislauf-Stillstand gleichzusetzen, daher muss mit der kardiopulmonalen Reanimation begonnen werden.

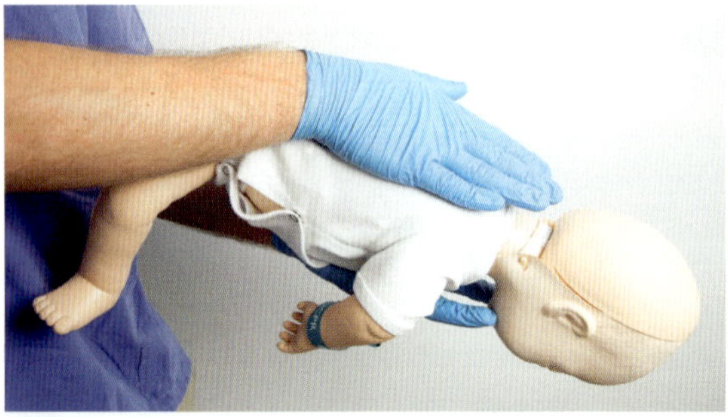

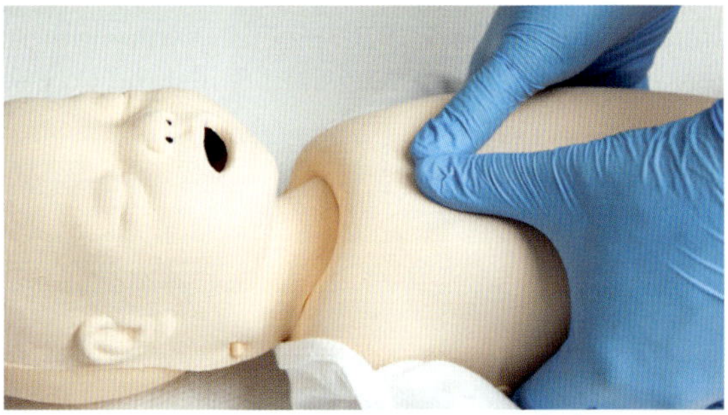

Abb. 60: **Verlegung der Atemwege:**
a) Rückenschläge beim Säugling
b) Thoraxkompressionen beim Säugling

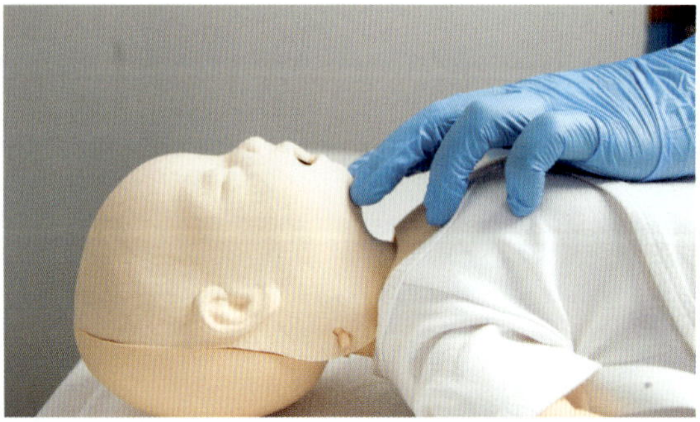

Abb. 61: **Neutralposition eines Säuglingskopfes**

Im Rahmen des ABCDE-Schemas, Punkt A – Airway („Atemweg“), ist es nötig, sich zu versichern, dass die Atemwege nicht offensichtlich verlegt sind. Gegebenenfalls sind diese zu öffnen und dann auf eine effektive Atmung zu kontrollieren. Bei einem reglosen Kind oder Säugling ist der Mund zu öffnen und der Kopf in **Neutralposition** zu bringen – dies bedeutet, dass Nase und Mund parallel zum Untergrund sind.

Sobald man einen Säugling oder ein Kind bewegungslos vorfindet, muss das Kind auf eine **Reaktion geprüft**, laut um **Hilfe geschrien** und der **Notruf abgesetzt** werden. Hierbei empfiehlt es sich, durch zweimaliges lautes Klatschen mit den Händen oder durch Zwicken in die Nackenmuskulatur eine Reaktion zu erzeugen. Auf Schütteln sollte insbesondere bei Säuglingen verzichtet werden. Zum Absetzen des Notrufes kann man von der Freisprechfunktion des Telefons Gebrauch machen.

Nach dem **Öffnen der Atemwege** ist zu überprüfen, ob eine effektive **Eigenatmung** vorhanden ist. Dies erfolgt, indem man beobachtet, ob sich der Brustkorb des Patienten*der Patientin hebt. Bei Vorhandensein einer suffizienten Eigenatmung ist das betroffene Kind in die **stabile Seitenlage** zu bringen bzw. der Säugling in Bauchseitenlage am Unterarm des Ersthelfers*der Ersthelferin zu lagern. Wenn der Brustkorb sich nicht oder weniger als zweimal in einer Zeitspanne von maximal 10 Sekunden hebt, dann ist keine effektive Atmung feststellbar und somit das Notfallbild des Atem-Kreislauf-Stillstandes erkannt.

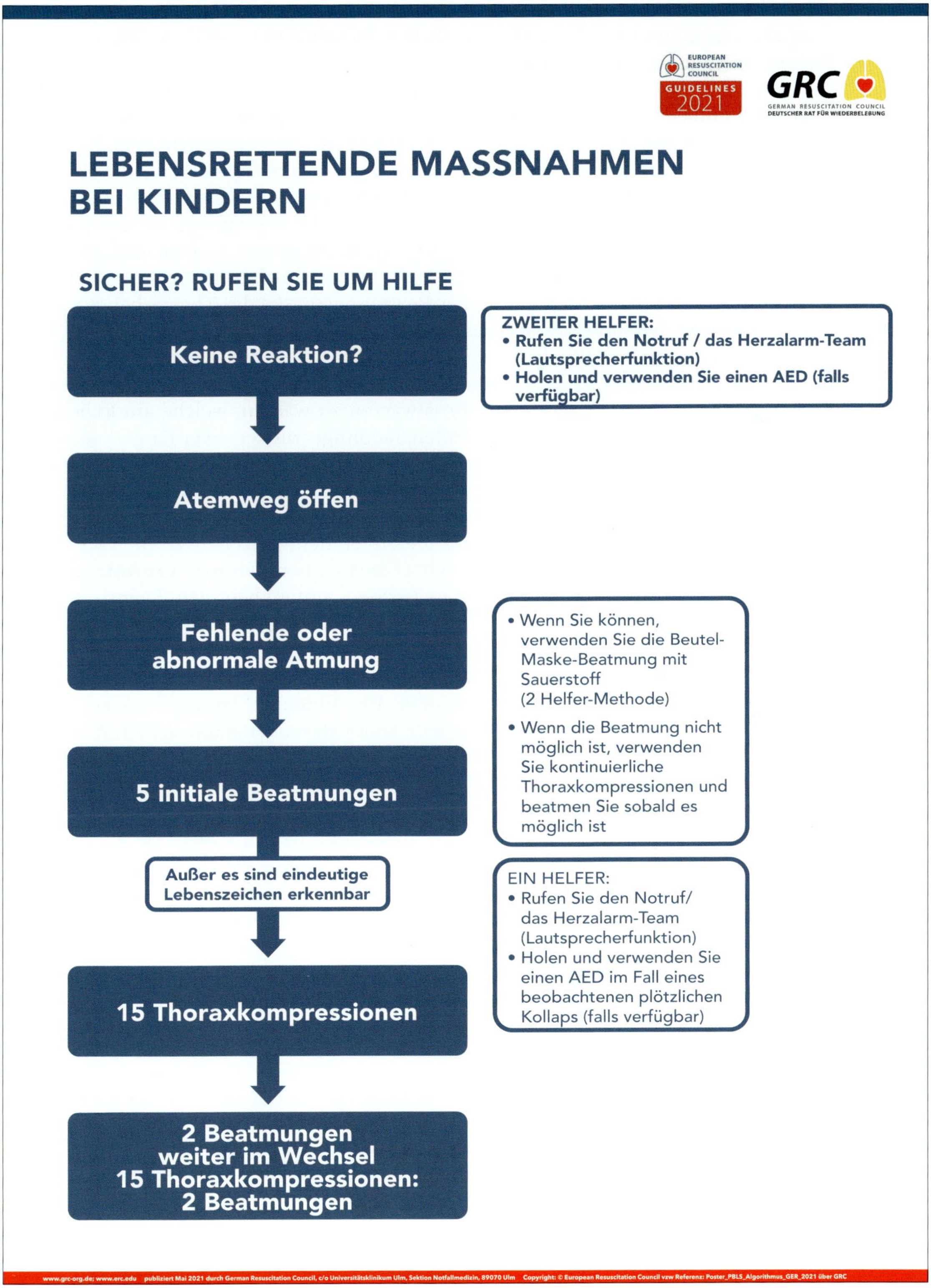

Abb. 62: **PBLS-Algorithmus**

Priorität bei der Reanimation von Kindern hat neben hochwertigen Thoraxkompressionen die **Beseitigung der** zumeist ursächlichen **Atemstörung** und Unterversorgung des Gehirns mit Sauerstoff, die Hypoxie.

Wenn die Atemwege geöffnet wurden und keine effektive Atmung zu erkennen ist, müssen **5 initiale Beatmungen** durchgeführt werden, welche aus B – Breathing (Atmung) resultieren. Diese kann man, abhängig von der Patientengröße und der Situation, mit der Mund-zu-Mund- oder der Mund-zu-Nase-Beatmung oder, wenn vorhanden, mit einem für die Körpergröße geeigneten Beatmungsbeutel sowie einer Beatmungsmaske leisten. Die Beatmung, d. h. jeder Atemzug, soll 1–2 Sekunden unter kontinuierlicher, nicht stoßartiger Atemspende dauern. Die Beatmungen sind wichtig, sollen aber Thoraxkompressionen als lebensrettende Maßbnahmen nicht verzögern.

Wenn sich unter guter Abdichtung der Beatmungsmaske der Thorax bei den einzelnen Beatmungen hebt und keine offensichtlichen Lebenszeichen erkennbar sind, muss mit **15 Thoraxkompressionen** begonnen werden. Dies stellt einen unverzichtbaren Teil der Maßnahmen zu Punkt C – Circulation (Kreislauf) dar. Als **Druckpunkt** ist die Mitte der gedachten Linie zwischen den Brustwarzen zu wählen, welche am knöchernen Brustbein liegt. Je nach Körpergröße werden Säuglinge mit der Zwei-Finger- oder Zwei-Daumen-Methode, Kleinkinder mit einer ausgestreckten Hand und größere Kinder mit zwei übereinanderliegenden Händen wiederbelebt werden. So werden also **2 Beatmungen und 15 Thoraxkompressionen im Wechsel** durchgeführt, und zwar so lange, bis die Spontanatmung wieder einsetzt oder bis andere eindeutige Lebenszeichen vorhanden sind. Für optimale Thoraxkompressionen liegt die Frequenz bei **100–120/min**, die Tiefe soll **ein Drittel des Brustkorbdurchmessers** (vorne – hinten) betragen. Ebenso muss auf eine gute Entlastung geachtet werden, ohne jedoch die Hand vollständig vom Brustkorb abzuheben.

An dieser Stelle soll erwähnt werden, dass bis ins Vorschulalter **Ertrinken** zu den häufigsten Todesursachen von Kindern zählt. Das Vorgehen bei einem Kind, das aus dem Wasser gerettet wird, unterscheidet sich kaum vom oben dargestellten Ablauf. Bei einem ertrunkenen Kind ohne Spontanatmung muss eine sofortige CPR begonnen werden. Gerade hier kommt den 5 Initialbeatmungen eine besondere Bedeutung zu, um dem ursächlichen Sauerstoffmangel entgegenzuwirken.

Daher ist das Vorgehen bei allen Kindern und Säuglingen, die nicht gerade erst geboren wurden, im Rahmen der kardiopulmonalen Reanimation gleich. Nur bei der *Art und Weise*, wie die Maßnahmen durchgeführt werden, ist auf die Körpergröße zu achten. Ab dem Zeitpunkt, wo der*die Patient*in wie ein Erwachsener aussieht, können die Maßnahmen auch genauso wie beim Erwachsenen gesetzt werden.

Abschließend sei erwähnt, dass in diesem Text Erstversorgung und Reanimation von Neugeborenen nach der Geburt bewusst nicht dargestellt wurden.

Think Box

Zum Freimachen der Atemwege ist der Kopf in Neutralposition zu bringen und dann die Atmung zu kontrollieren (Brustkorbhebung muss gesehen, Atmung gehört und/oder gefühlt werden). Bei fehlender/ineffektiver Atmung sind 5 Initialbeatmungen als erster Schritt der Wiederbelebungsmaßnahmen zu setzen. Der Wiederbelebungsalgorithmus für Kinder und Säuglinge ist – unabhängig von Alter und Größe – im Verhältnis von 15 Brustkompressionen und 2 Beatmungen durchzuführen.

Kindertraumatologie

Key Facts

- Schwere Unfälle sind eine der häufigsten Todesursachen bei Kindern. Unfallvermeidung ist daher von großer Bedeutung.
- Anatomische Besonderheiten wie größere Köpfe, schwache Muskulatur und unreife Knochen führen zu typischen Verletzungsmustern bei Kindern.
- Erste-Hilfe-Maßnahmen bei Unfällen umfassen Blutstillung, Vermeidung unnötiger Bewegungen, Wärmeerhalt und psychische Betreuung.
- Bei Verbrennungen sollte nasse Kleidung entfernt und die Wunde trocken und sauber verbunden werden. Im Akutstadium sollten keine Salben oder Cremes verwendet werden.

- Welche besonderen anatomischen Gegebenheiten führen zu den typischen Verletzungsmustern bei Kindern?
- Welche Unfall- und Verletzungsarten sind bei Kindern häufig?

Allgemeines und Besonderheiten

Schwere Unfälle zählen im deutschsprachigen Raum zu den häufigsten Todesursachen von Kindern bis ins Jugendalter hinein, wobei sich die Ursachen für lebensbedrohliche Unfälle je nach Alter unterscheiden. Bei Säuglingen passieren Unfälle meist zu Hause, z. B. durch Stürze vom Wickeltisch. Mit Zunahme der eigenständigen Fortbewegung der Kinder inklusive Kletterfähigkeiten, gepaart mit Entdeckungsneugier, kommt es bei Kleinkindern zu Stürzen aus der Höhe oder vom Fensterbrett. Verkehrsunfälle nehmen dann über das Kindesalter hinweg immer mehr zu und stehen schließlich an der Spitze der Trauma-Ursachen. Dennoch sind schwere Unfälle von Kindern im Allgemeinen selten.

Wie bereits in einem der vorhergehenden Abschnitte erläutert, weisen Kinder durch ihre Unreife körperliche Besonderheiten auf, welche zu typischen Verletzungsmustern führen. Beispielsweise ist der Kopf – insbesondere von Kleinkindern – vergleichsweise groß und schwer, und zwar bei gleichzeitig schwacher Nackenmuskulatur, was bei Stürzen häufiger zu Kopfverletzungen führen kann, da diese Masse beim Sturz nicht abgefangen werden kann. Außerdem sind die Knochen bei Kindern noch weich; diese erhöhte Biegsamkeit kann dazu führen, dass Verletzungen durch die Ersthelfer*in übersehen werden. Darüber hinaus bieten die noch knorpeligen Knochen in Zusammenspiel mit den schwach ausgeprägten Muskeln weniger Schutz vor äußerer Gewalteinwirkung, insbesondere im Brustkorbbereich. Dies kann zu stärkeren Verletzungen unter Beteiligung der Organe führen.

Polytrauma bei Kindern

Fallbeispiel

Es ist ein sonniger Nachmittag auf dem örtlichen Spielplatz. Kinder lachen und spielen am Klettergerüst. Plötzlich fällt ein Kind vom Gerüst und verletzt sich. Eine erfahrene Erzieherin reagiert sofort. Sie ruft Hilfe und beurteilt die Verletzungen des Kindes. Das verletzte Kind ist Paul, er ist erst drei Jahre alt und hätte gar nicht mit den größeren Kindern auf dem hohen Klettergerüst und der Rutsche spielen dürfen. Weitere Ersthelfer*innen sichern den Bereich, während die Betreuerin das Kind beruhigt, den gebrochenen Arm stabilisiert und die blutende Wunde am Kopf versorgt. Der Rettungsdienst trifft ein und übernimmt die medizinische Versorgung.

Auch wenn in vielerlei Hinsicht die Versorgung von Kindern, insbesondere im Rahmen eines Polytraumas, den Versorgungsansätzen bei Erwachsenen sehr ähnlich ist, sind die Verletzungsmuster anders verteilt. Bei Kindern stellt das **Schädel-Hirn-Trauma** einen großen Teil der lebensbedrohlichen Verletzungen dar. Zu bedenken ist weiter, dass man bei Kindern im Allgemeinen ab einem Sturz aus jener Höhe, welche der **zweifachen Körpergröße des Patienten*der Patientin** entspricht, von einem **Sturz aus großer Höhe** spricht, der verheerende Folgen haben kann.

Bei Unfällen im Verkehr herrschen besondere Kräfte. Beispielsweise liegen, je nach Körpergröße des Kindes, Kopf oder Brustkorb auf Höhe der Stoßstange von Autos, was bei einem Zusammenstoß gravierende Verletzungen zur Folge haben kann – auch weil der Kopf eines angefahrenen Kindes einer enormen Beschleunigung ausgesetzt ist und als erster Punkt wieder abrupt am Boden aufprallt.

Im Allgemeinen ist zu sagen, dass auch schon bei geringfügigeren Unfallmechanismen, an denen der Kopf beteiligt ist, Kinder eine **Gehirnerschütterung** entwickeln können und daher genau auf Symptome wie Übelkeit, Erbrechen, Kopfschmerzen, Verwirrtheit und Bewusstseinstrübung oder auf ungewohnt starke Müdigkeit zu achten ist, damit das Kind gegebenenfalls im Krankenhaus überwacht werden kann.

Erste-Hilfe Maßnahmen

- Blutstillung von starken Blutungen als Erstmaßnahme
- Unnötige Bewegungen vermeiden
- Für Wärmeerhalt sorgen und vor Auskühlung schützen
- Psychische Betreuung leisten, gut zureden und ehrlich erklären, wie die weitere Behandlung aussehen wird

Verbrennungen und Verbrühungen

Fallbeispiel

In einer gemütlichen Küche spielt die zweijährige Verena neugierig herum, während ihre Mutter das Abendessen zubereitet. Plötzlich zieht Verena den Topf mit kochend heißem Wasser vom Herd herunter und schüttet es aus Versehen über ihren Körper. Die Mutter reagiert sofort, zieht das Mädchen von der Gefahrenquelle weg und ruft den Rettungsdienst. Sie zieht Verenas nasse Kleidung aus, kühlt die verbrannte Haut am rechten Arm unter fließendem, handwarmem Wasser, beruhigt das Kind und achtet auf Atmung und Bewusstsein. Der Rettungsdienst trifft ein, übernimmt die medizinische Versorgung und bringt Verena ins Krankenhaus, um ihre Verbrühungen zu behandeln.

Die beste Erste Hilfe ist immer die, die man gar nicht erst leisten muss, da **Sicherheitsvorkehrungen** die schlimmere Situation bereits im Voraus verhindert haben. Dazu gehören Stiegengitter, Kindersicherungen in Steckdosen, an Laden mit spitzen Ecken, an gefährlichen Gegenständen oder an Fenstern sowie kleine Vorsichtsmaßnahmen im Haushalt, z. B. dass heiße Töpfe auf den hinteren Herdplatten verwendet werden.

Schwerere Verbrennungen kommen v. a. bei Kindern bis zum 12. Lebensjahr vor, wobei hier unabsichtliche Verbrühungen mit heißen Flüssigkeiten im Haushalt oder Verbrennungen am offenen Feuer beim Grillen oder am Kamin entstehen.

Eine ausführliche Erläuterung von thermischen Wunden sowie der Verbrennungsgrade erfolgte bereits in Kapitel 8 und gilt unverändert auch für Kinder. Hinzugefügt sei nur, dass bei Kindern bereits ab einem Ausmaß von 10 % der betroffenen Körperfläche von großflächigen Verbrennungen gesprochen wird, wobei hier das Verbrennungsausmaß mit der Handflächenregel abgeschätzt werden kann. Die eigene Handfläche des kleinen Patienten*der kleinen Patientin inklusive Fingern entspricht 1 % der gesamten Körperoberfläche. Großflächige Verbrennungen sollen nicht mehr gekühlt werden, da hier der Wärmeverlust eine schwere Komplikation darstellen kann. Im Allgemeinen sollen Verbrennungen mit handwarmem Wasser gekühlt werden, um eine Auskühlung zu vermeiden, und die Kühlung soll auch nur so lange anhalten, wie es angenehm ist und den Betroffenen nicht kalt wird.

Meist sind Verbrennungen im Kindesalter klein und verlangen nur grundlegende Erste Hilfe.

Erste-Hilfe-Maßnahmen

- Verbrannte, nasse Kleidung, die nicht mit Haut verklebt ist, entfernen
- Bei kleineren Verbrennungen kurzzeitig eine lokale Kühlung durchführen, wenn dies angenehm ist
- Für Wärmeerhalt sorgen und vor Auskühlung schützen
- Wunden trocken und sauber verbinden, im Akutstadium keine Salben oder Cremen anwenden
- Bei größeren oder schwereren Verbrennungen den Notruf wählen

Think Box

Schwere Unfälle gehören zu den häufigsten Todesursachen im Kindesalter, Unfallvermeidung ist also ein wichtiger Aspekt. Anatomische Besonderheiten wie größere Köpfe, schwache Muskulatur und unreife Knochen führen zu typischen Verletzungsmustern. Kopfverletzungen, Stürze aus der Höhe und Verkehrsunfälle sind häufig. Bei Verbrennungen sind Verbrühungen mit heißen Flüssigkeiten und Verbrennungen am offenen Feuer typisch. Erste-Hilfe-Maßnahmen umfassen Blutstillung, Vermeidung unnötiger Bewegungen, Wärmeerhalt und psychische Betreuung. Bei Verbrennungen nasse Kleidung entfernen, Wunden trocken und sauber verbinden.

?

Fragen zur Überprüfung des Wissens

1. Inwiefern unterscheiden sich Säuglinge und Kinder anatomisch und physiologisch von Erwachsenen?
2. Welche Vitalparameter werden bei der Zustandsbeurteilung von Kindern und Säuglingen berücksichtigt?
3. Was ist das pädiatrische Beurteilungsdreieck (PBD) und wofür wird es verwendet?
4. Welche Symptome deuten auf eine schwere allergische Reaktion bei einem Kind hin?
5. Welche beiden Krankheiten der oberen Atemwege wurden beschrieben und wie können sie unterschieden werden?
6. Was sind typische Symptome eines Fieberkrampfs bei Kindern?
7. Welche Maßnahmen sind bei Verdacht auf Atemwegsverlegung durch Verschlucken bei einem Säugling angebracht?
8. Wie lautet das Verhältnis von Thoraxkompressionen zu Beatmungen bei der Reanimation von Kindern und Säuglingen?
9. Welche Handlungsschritte sind bei einem regungslosen, blassbläulichen Säugling zu setzen?
10. Welche besonderen Risiken bestehen bei Stürzen von Kindern aus großer Höhe?
11. Ab welcher betroffenen Körperfläche spricht man von großflächigen Verbrennungen bei Kindern?

12. Kapitel: Geburtshilfliche und gynäkologische Notfälle

Alexander Hoffelner

Schwangerschaft und Geburt

Notfälle bei Schwangeren haben in der Ersten Hilfe oftmals einen besonderen Stellenwert, weil sie selten sind und somit zu bestimmten Herausforderungen führen können. In den folgenden Abschnitten sollen allgemeine gynäkologische, aber auch schwangerschaftsspezifische Notfallsituationen beschrieben werden. Zunächst aber sollen Schwangerschaft und Geburt kurz erläutert werden.

Key Facts

- Die Schwangerschaft dauert 40 Wochen, ab der letzten Regelblutung gerechnet.
- Die Geburt lässt sich in drei Stadien unterteilen: Geburtsbeginn, Eröffnungsperiode und Austrittsperiode.
- Die Geburt ist ein komplexer Vorgang, bei dem das Kind durch den Geburtskanal vorangeht.

Damit es zu einer Schwangerschaft (Gestation, Gravidität) kommt, müssen viele Prozesse korrekt ablaufen. Der erste Schritt ist die Befruchtung der Eizelle und darauffolgend die Entstehung einer Zygote; danach dauert die Schwangerschaft 40 Wochen, gerechnet ab der letzten Regelblutung (post menstruationem). Im Weiteren wird die Eizelle unter ständiger Zellteilung durch die Eileiter transportiert und nistet sich in der Schleimhaut der Gebärmutter ein. Spezifischer teilt man die Schwangerschaft anhand der Dauer von 9 Monaten in 3 Abschnitte zu jeweils 3 Monaten oder 12 Wochen (Trimenon/ Trimester) ein.

In Bezug auf die **Geburt** können 3 Phasen unterschieden werden: **pränatal** (vor), **perinatal** (während) und **postnatal** (nach der Geburt). Im Verlauf der Gravidität verändert sich der mütterliche Körper, um bestmöglich für den Fötus zu sorgen, während das ungeborene Kind heranreift und sich beide Individuen zum Ende der Schwangerschaft hin auf die Geburt vorbereiten.

Die **Geburt** ist ein komplexer Vorgang, bei dem sich das Kind durch den Geburtskanal bewegt. Dabei spielen verschiedene Faktoren wie die Wehentätigkeit und die Eröffnung bzw. vollständige Eröffnung des Muttermundes eine entscheidende Rolle dafür, ob und wann es zur natürlichen, vaginalen Spontangeburt kommt.

Die Geburt selbst lässt sich ebenfalls grob in drei Stadien unterteilen. Das erste Stadium ist der **Geburtsbeginn**, bei dem regelmäßige, schmerzhafte und anhaltende Wehen auftreten. Anfangs finden diese alle 10 Minuten statt, wobei sich die Wehenpause bei der Eröffnung auf 2–3 Minuten reduziert. In der darauffolgenden **Eröffnungsperiode** erfolgt die vollständige Öffnung des Muttermundes, was bei Erstgebärenden langsamer vor sich geht als bei Mehrfachgebärenden.

Die **Austrittsperiode** ist das dritte Stadium, in dem der Muttermund bereits vollständig geöffnet ist und das Kind unter intensiven, regelmäßigen Wehen geboren wird. Bei Erstgebärenden sollte dieser Prozess in weniger als 2 Stunden abgeschlossen sein, während es bei Mehrgebärenden weniger als 1 Stunde dauern sollte. Wird diese Dauer jeweils überschritten, spricht man von einer Verzögerung des Geburtsfortschrittes (protrahierter Geburt) oder von einem Geburtsstillstand.

Nach der Geburt des Kindes folgt die abschließende Nachgeburtsperiode, in der die Plazenta gelöst und ausgestoßen wird. Diese Phase sollte maximal 30 Minuten dauern und geht mit unregelmäßigen, schwachen Wehen einher.

Während der Geburt kann es aus unterschiedlichen Gründen, die sowohl bei der Mutter als auch beim Kind liegen können, zu Komplikationen und Verzögerungen kommen, die mit hohem medizinischem Fachwissen betreut werden müssen.

Notfallsituationen während der Schwangerschaft und Geburt

Vor und rund um die Zeitspanne der Geburt kann es zu Akutsituationen kommen, wobei sowohl die Gesundheit der Mutter als auch die Unversehrtheit des ungeborenen Kindes in Gefahr ist.

Fallbeispiel

Frau Saskia S. ist Ende 20. Seit sechs Wochen ist ihre Regelblutung überfällig. Sie hat in den letzten Tagen leichte Schmerzen auf der linken Seite ihres Unterbauchs verspürt und auch bemerkt, dass sie vor einigen Tagen eine leichte vaginale Blutung bekommen hat und ihr Unterbauch sehr empfindlich auf Berührung reagiert. Da sich die Mitbewohnerin zunehmend Sorgen um Saskia macht, ruft sie die Rettung.

Saskia ist nun blass, schwach und hat einen erhöhten Puls. Bei der Untersuchung durch das Rettungsdienstpersonal zeigt sich ein starker Druckschmerz im linken Unterbauch, der schon bei leichtem Druck zunimmt. Der Bauch ist zudem stark gespannt und es besteht ein leichter Schockzustand. Der Blutdruck ist niedrig, der Puls erhöht. Daher wird Saskia umgehend in ein naheliegendes Spital mit Notfallabteilung und Gynäkologie gebracht.

Extrauteringravidität

Key Facts

- Eine Extrauteringravidität tritt auf, wenn sich die befruchtete Eizelle außerhalb der Gebärmutterhöhle einnistet.
- Risikofaktoren für eine Extrauteringravidität können vorangegangene Operationen, Entzündungen der Eileiter, Infektionen des Genitaltrakts, Erkrankungen der Gebärmutter und fortgeschrittenes Alter sein.
- Symptome einer Extrauteringravidität sind das Ausbleiben der Regelblutung, vaginale Blutungen und Unterbauchschmerzen.

In diesem Kapitel wird die Extrauteringravidität behandelt, die bezüglich Diagnose und Therapie oft eine Herausforderung darstellt.

Eine Extrauteringravidität, auch bekannt als EUG, ektope Schwangerschaft oder „Eileiterschwangerschaft", tritt auf, wenn sich die befruchtete Eizelle außerhalb der Gebärmutterhöhle einnistet. Da nur die Gebärmutter die benötigte Umgebung für Schwangerschaft und Geburt bereitstellen kann, kommt es im Verlauf der Zeit zu Symptomen und Beschwerden, da durch den wachsenden Embryo die umliegenden Strukturen und Organe beeinflusst und komprimiert werden können. So lässt sich klinisch eine ektope Schwangerschaft vermuten.

Es gibt verschiedene Faktoren, die das Risiko für eine Extrauteringravidität erhöhen und bereits im Rahmen einer effizienten Anamnese durch Ersthelfer*innen erhoben werden können. Hierzu gehören z. B. vorangegangene (gynäkologische) Operationen, stattgehabte Entzündungen der Eileiter, Infektionen des Genitaltrakts, Erkrankungen der Gebärmutter sowie fortgeschrittenes Alter.

Das Leitsymptom der EUG ist das Ausbleiben der Menstruationsblutung. Aber auch ein positiver Schwangerschaftstest, leichte vaginale Blutungen und (starke) Unterbauchschmerzen (meist einseitig) mit oder ohne Abwehrspannung können auf eine ektope Schwangerschaft hinweisen. Allerdings ist zu beachten, dass die Symptome vielseitig sein können, oftmals erst spät im Verlauf auftreten und daher in kürzester Zeit zu Komplikationen wie lebensbedrohlichem Schock führen können. Für eine endgültige Diagnosestellung sind ärztliche und hospitale Ressourcen nötig, ebenso für die medikamentöse und operative Therapie.

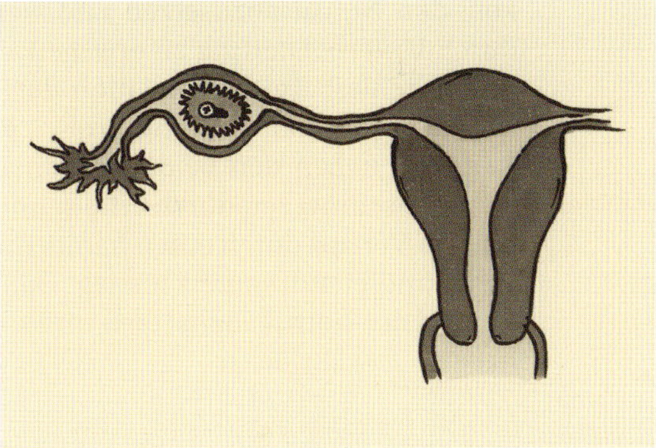

Abb. 63: **Eileiterschwangerschaft**

Think Box

Das Ausbleiben der Regelblutung ist das Leitsymptom einer EUG. Das Vorliegen von Risikofaktoren kann helfen, eine EUG als Differenzialdiagnose zu identifizieren, besonders bei Patientinnen im gebärfähigen Alter mit Bauchschmerzen.

Die Extrauteringravidität stellt einen geburtshilflichen Notfall dar und gehört rasch abgeklärt und behandelt.

Notfälle der Vorgeburtsperiode

Key Facts

- Jede vaginale Blutung in der Schwangerschaft muss abgeklärt werden.
- Ein Nabelschnurvorfall ist ein Notfall, bei dem die Nabelschnur vor den führenden Kindsteil vorfällt und die Sauerstoffversorgung des Ungeborenen beeinträchtigt.
- Eine fehlerhafte Implantation der Plazenta, insbesondere eine Placenta praevia, birgt ein großes Risiko für das ungeborene Kind.

Jede **vaginale Blutung in der Schwangerschaft** muss abgeklärt werden, da sie eine **potenzielle Gefahr** für das Leben der Schwangeren und/oder des ungeborenen Kindes darstellen kann. Eine Blutung in der Schwangerschaft kann viele Ursachen haben; einige Akutsituationen im zweiten und dritten Drittel der Schwangerschaft können z. B. in einer vorausgehenden Plazenta (Placenta praevia) oder vorzeitiger Plazentalösung bestehen. Blutungen in der Frühschwangerschaft – genauer: im ersten Trimenon, also bis zur 13. Woche – müssen von späteren Blutungen in der Schwangerschaft abgegrenzt werden.

Ebenfalls gefährlich ist ein **Nabelschnurvorfall**. Dieser seltene Zwischenfall ist dadurch charakterisiert, dass die Nabelschnur vor den führenden Kindsteil fällt, sodass sie in der Scheide liegt bzw. aus dem äußeren Muttermund heraushängt. Sie kann tastbar sein, manchmal ist sie vor dem Scheideneingang sichtbar. Dadurch drückt das Kind mit seinem Gewicht auf die Nabelschnur und presst sie zusammen, was zur Unterbrechung der Sauerstoffversorgung des Ungeborenen führt und deshalb einen Notfall darstellt. Die Aufgabe des Ersthelfers*der Ersthelferin liegt darin, an diese Komplikation zu denken, den Notruf abzusetzen und wenn möglich eine Beckenhochlagerung der Mutter durch Unterpolsterung zu erwägen.

Eine fehlerhafte Implantation der Plazenta, zumeist eine **„vorausgehende" Plazenta** (Placenta praevia), birgt ein großes Risiko für das ungeborene Kind. Dieser Notfall äußert sich neben den beiden Kardinalsymptomen der vaginalen Blutung und der Unterbauchschmerzen durch eine schmerzhaft kontrahierte Gebärmutter („Holz-Uterus") und im Verlauf durch einen hämorrhagischen Schock mit maternaler Blässe, Blutdruckabfall und Herzfrequenzanstieg. Daher ist bei Auftreten der erwähnten Symptome umgehend der Notruf abzusetzen und somit die Versorgung der Schwangeren im Krankenhaus zu gewährleisten.

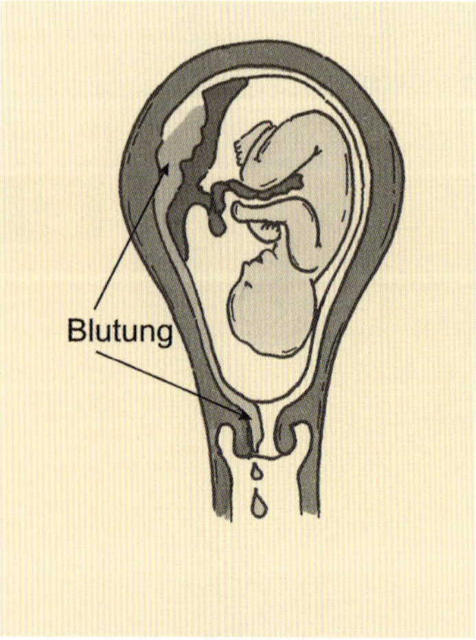

Abb. 64: **Vorzeitige Plazentalösung**

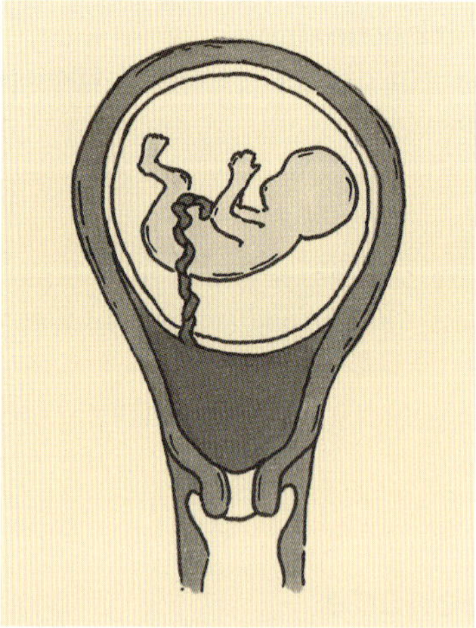

Abb. 65: **Plazenta praevia**

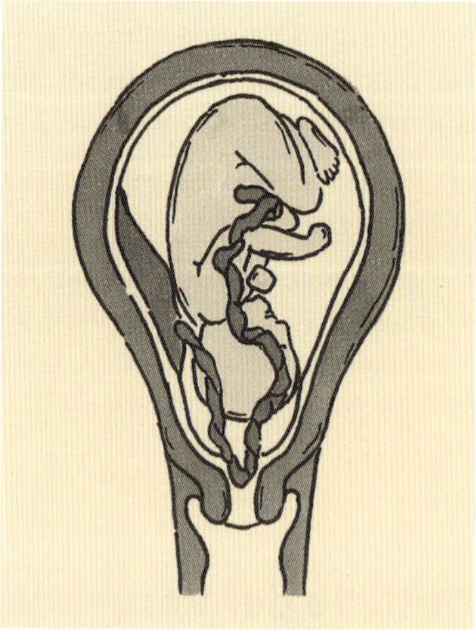

Abb. 66: **Nabelschnurvorfall**

Blutungen nach der Geburt

Key Facts

- Eine postpartale Hämorrhagie (PPH) ist eine verstärkte Blutung der Mutter nach der Geburt.

- Ursachen einer postpartalen Blutung sind Uterusatonie, Lösungsstörungen (z. B. nicht vollständig abgelöste Plazenta) und Geburtsverletzungen.
- Eine postpartale Blutung erfordert eine schnelle Diagnosestellung und Therapie, um Komplikationen zu vermeiden.

In diesem Abschnitt sollten Symptome, Diagnose und Behandlungsmöglichkeiten so erörtert werden, dass die effektive Pflege und Unterstützung von Patientinnen mit nachgeburtlichen Blutungen sichergestellt ist.

Schwere Blutungen gehören zu den häufigsten Ursachen für Müttersterblichkeit in industrialisierten Ländern. Sie sind u. a. durch rechtzeitige und adäquate Therapie vermeidbar.

Die postpartale Hämorrhagie (PPH) wird definiert als verstärkte Blutung der Mutter nach der Geburt. Sie umfasst bei einer Spontangeburt einen Blutverlust von mehr als 500 ml, bei einer Sectio einen Verlust von mehr als 1000 ml. Akut zeigt sie sich durch eine starke vaginale Blutung und geht oft mit der fehlenden Kontraktion der Gebärmutter, welche am Bauch von außen ertastet werden kann, sowie einer hämodynamischen Instabilität einher.

Die Ursachen einer postpartalen Blutung lassen sich mit den **„3 T"** zusammenfassen: **T**onus (Uterusatonie), **T**issue (Lösungsstörung, z. B. nicht vollständig abgelöste Plazenta) und **T**rauma (Geburtsverletzungen). (Auch **T**hrombin – Blutgerinnungsstörungen – werden dazu gezählt wird, wobei diese vierte Ursache außerhalb der Klinik nur einen sehr begrenzten Stellenwert hat.)

Die Diagnose einer nachgeburtlichen Blutung erfolgt anhand des Blutverlusts der Gebärenden und auch anhand der damit einhergehenden Symptomatik. Grob gesagt geht eine **größere Blutungsmenge** zumeist auch mit einer **schwereren Symptomatik** der Mutter einher, welche bis zum **Volumenmangelschock** reichen kann. Der Blutverlust kann anhand von Teetassenvolumen oder anderen Referenzpunkten geschätzt werden.

Für die akute Therapie sowie Erste-Hilfe-Maßnahmen der postpartalen Blutung ist es wichtig, die Vollständigkeit der geborenen Plazenta zu überprüfen und Geburtsverletzungen zu erkennen. Man kann die Kontraktion des Uterus durch das Anreiben einer Wehe sowie durch das Auflegen eines Kühlbeutels auf den Unterbauch stimulieren.

Es ist von großer Bedeutung, bei Verschlechterung des Gesundheitszustandes der Gebärenden nach der Geburt auf die erwähnten Symptome zu achten, um eine nachgeburtliche Blutung zu erkennen und dann frühzeitig den Notruf abzusetzen.

Think Box

Die postpartale Blutung ist eine ernsthafte Komplikation für die Mutter nach der Geburt. Wichtig ist es, die Diagnose frühzeitig zu stellen und korrekt sowie unterstützend zu therapieren. In der Akutsituation ist der Notruf zu wählen.

Fragen zur Überprüfung des Wissens

1. Was sind die drei Phasen der Geburt?
2. Was sind typische Symptome einer Extrauteringravidität?
3. Warum müssen vaginale Blutungen in der Schwangerschaft abgeklärt werden?

13. Kapitel: Psychiatrische Notfälle Psychische Erste Hilfe

Walter Zell

Der*die psychiatrische Notfallpatient*in

Fallbeispiel

Es ist 15:00 Uhr. Auf einer stark befahrenen, fünfspurigen Kreuzung, mitten im Verkehr, steht Herr Ludwig F. und gibt den Autofahrern durch lautstarke Zurufe und ausladende Armbewegungen Anweisungen. Als eine Polizeistreife bei ihm hält, gibt er den Polizisten, die ihn abdrängen wollen, die Auskunft, sie mögen ihn nicht stören, er wäre Kaiser Napoleon und gerade dabei, seine Truppen zum Sieg in der Schlacht von Austerlitz zu dirigieren. Auf die drängende Aufforderung des jüngeren Polizisten, er möge sein Tun einstellen und sich ins Polizeiauto setzen, damit man aus dieser für alle gefährlichen Situation herauskomme, reagiert er gereizt und aggressiv. Bevor es zu Handgreiflichkeiten kommt, reagiert der ältere der beiden Polizisten. Er lenkt das Auto näher an Herrn F. heran, öffnet die hintere Wagentür, verbeugt sich vor ihm und sagt: „Majestät, die Kutsche ist bereit, wir fahren jetzt ins Schloss, die Kaiserin wartet!", woraufhin Herr F. huldvoll lächelt, sich freundlich bedankt und ruhig und friedlich ins Polizeiauto steigt.

Key Facts

Psychiatrische Erkrankungen im allerweitesten Sinne sind Störungen der Gehirnaktivität bzw. Erkrankungen des Gehirns, die von der akuten psychischen Belastung bis zur strukturellen Veränderung des Gehirns sehr unterschiedliche Ursachen haben können und sich in auffälligem, übertriebenem, oft nicht realitätsangepasstem Verhalten (z. B. außergewöhnliche Aggressivität oder Ängstlichkeit), übertriebenen, schwankenden Stimmungen, Wahrnehmungs- und Verarbeitungsstörungen oder auch körperlichen Beschwerden (psychosomatische Störungen) äußern können.

Viele psychiatrische Patient*innen sind sich (während eines akuten Schubs) ihrer Krankheit nicht bewusst. Von psychiatrischen Notfällen spricht man, wenn die Betroffenen sich selbst und/oder andere durch ihr krankheitsbedingtes Verhalten gefährden.

Psychiatrische Erkrankungen sind häufig Stoffwechselstörungen, Störungen des Hormonhaushalts, manchmal auch durch Verletzungen, Blutungen, Vernarbungen, Sauerstoffmangel, Tumoren u. a. m. hervorgerufene Erkrankungen des Gehirns, die sich u. a. als auffälliges Verhalten, überschießende oder fehlende Gefühlsreaktionen mit oder ohne gestörte Impulskontrolle, als Störungen der Wahrnehmung und des Denkens (Wahn), als massive, unbegründete Angstzustände oder als Lebensunlust (Depression) bis hin zum Selbstmord manifestieren können. Das dafür zuständige medizinische Fachgebiet heißt Psychiatrie.

Von psychiatrischen Notfällen spricht man, wenn Leidende durch ihr Verhalten sich selbst oder andere gefährden (vgl. Unterbringungsgesetz, Kap. 1).

Ein Merkmal, das psychiatrische Störungen von anderen Krankheitsbildern unterscheidet, ist, dass sich Betroffene während eines akuten Schubs in der Regel nicht dessen bewusst sind, dass sie Hilfe brauchen und daher auf Hilfsangebote mitunter abweisend bis aggressiv reagieren. Sie sind oft nicht mehr in der Lage, Realität und Phantasie auseinanderzuhalten, was massive Unsicherheit, Angst und auch hier wiederum Abwehrreaktionen auslösen kann. Für psychiatrische Patient*innen brauchen wir daher ein besonderes Maß an Vorsicht und Fingerspitzengefühl.

Psychiatrische Störungen kann man in folgende Zustände unterteilen.

Störungen des Bewusstseins und der Orientierung

Fallbeispiel

Frau Schwarz ist 95 Jahre alt. Sie wird aufgrund einer Verletzung durch einen Sturz ins Krankenhaus eingeliefert. Sie sitzt in der Aufnahme, wirkt auf den ersten Blick fröhlich und aufgeweckt und scheint nicht unter großen Schmerzen zu leiden. Auf die Frage nach ihrem Namen schaut sie erschrocken, überlegt und sagt dann: „Eva ... glaub ich ... Ja, doch, Eva, weil die Mama hat immer Eva zu mir gesagt." Auf die Frage nach dem Familiennamen antwortet sie prompt: „Schweiger", schaut wieder erschrocken und meint dann: „Ach, nein, so ein Blödsinn! Schweiger heißt unser Nachbar!" Daraufhin grinst sie und sagt: „Ich glaube, in der letzten Zeit vergesse ich viel!"

Key Facts

Das Bewusstsein ist dasjenige Instrument in unserem Gehirn, mit dem wir uns selbst und unsere Umwelt wahrnehmen und kontrollieren. Bewusstseinsstörungen können viele Ursachen haben, von leicht behebbaren Problemen (z. B. Exsikkose) über psychiatrische Erkrankungen (z. B. Schizophrenie) bis hin zu neurodegenerativen Erkrankungen (Morbus Alzheimer), und sie können sich in unterschiedlichen Symptomen äußern.

Eine Einschränkung oder ein Ausfall unseres Bewusstseins bedeutet, dass wir unsere Umwelt (z. B. Gefahren) und Vorgänge in unserem Körper (z. B. das Zurücksinken der Zunge und den Ausfall der Atmung) nicht mehr wahrnehmen und nicht mehr entsprechend darauf reagieren können. Das bedeutet Lebensgefahr.

Man unterscheidet quantitative Bewusstseinsstörungen (Somnolenz, Sopor, Koma) von qualitativen Bewusstseinsstörungen (Orientierung zu Zeit, Ort, Person, Situation).

Definition

Unter Bewusstsein versteht man die Fähigkeit eines Individuums, sich selbst und seine Umwelt wahrzunehmen, sich in seiner Umwelt zu orientieren und sich entschieden auf Veränderungen einzustellen. Dort, wo das Bewusstsein dazu dient, sich selbst als besondere Einheit wahrzunehmen und sich von der Umwelt abzugrenzen, spricht man von *Selbstbewusstsein.*

Von *Bewusstseinsstörungen* spricht man dort, wo durch pathologische Veränderungen des Wahrnehmungssystems (i. e. Störungen des Gehirns) eintreffende Informationen aus der

Umwelt oder aus dem eigenen Körper nicht mehr strukturiert verarbeitet werden können, wodurch der Organismus auf diese Veränderungen nicht mehr gezielt antworten kann. Das kann je nach Grad der Bewusstseinsstörung lebensgefährlich sein, etwa durch das Verkennen drohender Gefahren (z. B. bei Rauschzuständen) oder auch durch die Unfähigkeit, auf Veränderungen im Körper zu reagieren (vgl. Zurücksinken der Zunge und Ersticken bei Bewusstlosen). Diese Veränderungen können psychische Ursachen haben (z. B. „Schockzustand" oder Dissoziation bei Traumata), aber auch physische (Vergiftung, Demenz, Schlaganfall u. a. m.).

Bei der Beurteilung von Bewusstseinsstörungen unterscheidet man quantitative von qualitativen Bewusstseinsveränderungen.

Von **quantitativen Bewusstseinsveränderungen** (siehe Kap. 4) spricht man, wenn die „Menge" des Bewusstseins abnimmt. Die Betroffenen verlieren immer mehr an Bewusstsein, d. h. sie verändern sich von völlig wach und munter in Richtung schläfrig bis hin zu „völlig weggetreten" und nicht mehr erweckbar.

Man kann diese Störung in folgende Stadien einteilen:

- **Somnolenz**
  Bei Somnolenz besteht Benommenheit mit abnormer Schläfrigkeit (Schlafbedürfnis) bei erhaltener Ansprechbarkeit und Erweckbarkeit. Es kommt in der Regel nicht zu einer Amnesie (ICD10-Code: R40.0).

  Häufige Ursachen für Somnolenz:
  - Psychische Überlastung
  - Hitzenotfälle, Exsikkose
  - Beginnende schwerwiegende Störungen des Hirnstoffwechsels

- **Sopor**
  Die Betroffenen sind durch äußere Reize nicht mehr voll erweckbar. Nur bei starker Stimulation (z. B. durch Schmerzreize, Anschreien, grelles Licht) kann noch eine Reizantwort ausgelöst werden, die dann jedoch meist als ungezielte Abwehrreaktion erfolgt. Die Schutzreflexe sind in der Regel erhalten (ICD10-Code: R41.0).

  Häufige Ursachen für Sopor:
  - Schädel-Hirn-Traumata
  - Entzündungen (Meningitis, Enzephalitis)
  - Stoffwechselstörungen (z. B. hepatische Enzephalopathie, thyreotoxische Krise)
  - Drogen, Medikamente oder Toxine
  - Hirntumoren

- **Koma**
  Schwerster Grad einer quantitativen Bewusstseinsstörung. Die Betroffenen zeigen keine Reaktion auf Außenreize. Die Spontanatmung ist in der Regel erhalten, aber fast immer pathologisch (vgl. Kußmaul'sche Atmung), die Schutzreflexe sind im Allgemeinen erloschen. Vom Koma im engeren Sinn werden das Wachkoma (apallisches Syndrom) und das künstliche Koma abgegrenzt.

  Häufige Ursachen für Koma:
  - Intoxikationen (Gifte, Rauschmittel, Medikamente etc.)
  - Metabolische Störungen (Hypoxie, Hyperkapnie, Hypoglykämie etc.)
  - Hormonelle Störungen
  - Strukturelle Veränderungen im Gehirn (z. B. Tumoren, Thrombosen, Hirnblutungen etc.)

Die **Diagnose** von quantitativen Störungen erfolgt durch das AVPU-Schema oder die Glasgow-Coma-Scale (GCS). Die **Behandlung** erfolgt symptomatisch (Seitenlage) und richtet sich nach den vermuteten Ursachen.

Von **quantitativen Bewusstseinsstörungen** spricht man, wenn das Bewusstsein zwar quantitativ vorhanden ist, die Betroffenen sich aber nicht mehr in ihrer Umgebung orientieren können. Sie sind zwar unter Umständen hellwach oder sogar übererregt, finden sich in ihrer Umgebung aber nicht mehr zurecht.

Eines oder mehrere der folgenden Elemente sind dabei betroffen:

- **Orientierung zur Zeit**
  Die Betroffenen können die Zeit (Tag, Monat, Jahr, Tageszeit, Jahreszeit etc.) nicht mehr richtig einschätzen und zuordnen („Was, es ist Mittenacht? Ach, darum ist es so finster!"), verlieren ihr Zeitgefühl („Wieso gibt's heute kein Abendessen?" – „Sie haben doch erst vor zehn Minuten Ihr Mittagessen gehabt!") oder fallen völlig aus der Zeit („Was, der Krieg ist seit 80 Jahren aus? Das war doch erst gestern!").
- **Orientierung zum Ort**
  Die Betroffenen können nicht mehr angeben, wo sie sich befinden, finden sich in ihrer Umgebung nicht mehr zurecht, finden vom Waschraum nicht mehr zurück ins Zimmer und machen sich auf die Suche nach Örtlichkeiten, an die sie sich von früher erinnern, obwohl sie von diesen mitunter meilenweit entfernt sind.
- **Orientierung zur Person**
  Die Betroffenen wissen nicht mehr genau, wer sie selbst sind, verwechseln und vergessen wichtige Daten (Geburtsdatum), erkennen Verwandte nicht mehr oder können sie nicht mehr einordnen („Bist du mein Mann oder mein Sohn? Ach, mein Urenkel?! Sowas!") oder vergessen sogar den eigenen Namen.
- **Orientierung zur Situation**
  Die Betroffenen finden sich in der Situation nicht mehr zurecht. Sie wissen nicht mehr, was sie gerade tun, was gerade ansteht, können nicht sagen, warum sie gerade hier sind, können sich in ihre momentane Umgebung und ihre momentane soziale Situation nicht einordnen.

Die Ursachen für qualitative Bewusstseinsstörungen (i. e. Verwirrtheit) sind sehr vielfältig. Neben Verletzungen, Schlaganfällen, Stoffwechselstörungen und Vergiftungen können auch Sauerstoff- oder Flüssigkeitsmangel zu Orientierungslosigkeit führen. Häufig stecken auch Verfallserscheinungen (Demenz) oder seltener auch andere Erkrankungen (Tumoren) dahinter

Think Box

Man unterscheidet quantitative von qualitativen Bewusstseinsstörungen.

Personen mit quantitativen Bewusstseinseinschränkungen können, je nach Schweregrad, nicht mehr adäquat auf Veränderungen ihrer Umwelt reagieren und dadurch in Lebensgefahr geraten. Im schwersten Fall verlieren sie auch die Kontrolle über ihre Körperfunktionen (Atmung).

Personen mit qualitativen Bewusstseinsbeeinträchtigungen finden sich in ihrer Lebenssituation nicht mehr zurecht. Sie fühlen sich verwirrt und hilflos und geraten daher leicht in Angst- und Panikzustände, was zu aggressivem Verhalten oder auch zu depressiven Symptomen führen kann. Sie benötigen ein hohes Maß an Geduld, Zeit und Zuwendung.

Erregungszustände, aggressives und fremdgefährdendes Verhalten

Fallbeispiel

Frau Esther R. ist 39 Jahre alt und bewohnt mit ihrem Lebensgefährten und dessen 16-jährigem Sohn eine kleine Wohnung in einem Mehrparteienhaus. Sie leidet seit einiger Zeit an depressiven Verstimmungen, hat zuletzt obendrein ihren Job verloren und ist jetzt arbeitslos. Um zwei Uhr früh wird durch die Polizei der Rettungsdienst verständigt: Frau R. hat ihren Lebensgefährten mit einer zerbrochenen Bierflasche bedroht und verletzt und sich dann im gemeinsamen Schlafzimmer eingeschlossen. Dort steht sie jetzt am Fenster, wirft Bierflaschen auf Passant*innen und Polizist*innen - auch auf die eintreffende Rettungsmannschaft - und droht laut damit, ihren Lebensgefährten „aufzuschlitzen“, sollte sich jemand der Wohnung nähern. Der Sohn hat sich in der Zwischenzeit in seinem Zimmer eingeschlossen. Der Lebensgefährte, Polizei und Rettungsdienst versuchen, begütigend auf Frau R. einzureden und sie zum Verlassen des Schlafzimmers zu bewegen. Der herbeigerufene Notarzt bereitet beruhigende Medikamente vor.

Key Facts

Verwirrtheit, Delir und psychomotorische Erregungszustände können auf unterschiedliche Ursachen zurückgehen (z. B. auch auf Vergiftungen) und sind infolge der starken Belastung des Organismus als potenziell lebensgefährlich einzustufen.

Verwirrtheit kann zu Angstzuständen und daher oft zum Bedürfnis führen, sich zu verteidigen. Das wiederum führt unter Umständen zu aggressivem Verhalten seitens der Patient*innen.

Verwirrtheit, Delir

Das Delir ist eine der häufigsten Begleiterscheinungen bei körperlich begründbaren Psychosen, wie sie etwa bei Missbrauch psychotroper Substanzen, bei Polypharmazie (Einnahme vieler unterschiedlicher Medikamente), vor allem bei Änderung von Medikamenten oder Dosierungen, aber auch bei hohem Fieber, mehrtägiger Exsikkose oder bei Stoffwechselstörungen (Diabetes mellitus) auftreten können. Das Delir ist gekennzeichnet durch Bewusstseinsstörungen (Aufmerksamkeit, Kognition, Gedächtnis etc.), psychomotorische Störungen, die sowohl durch vermehrten wie auch durch verminderten Bewegungsdrang imponieren können, durch Störungen des Schlaf-Wach-Rhythmus, affektive Beeinträchtigungen (depressiv-ängstlich oder agitiert-euphorisch), vermehrten oder auch verminderten Bewegungsdrang, erhöhte Schreckhaftigkeit, Hyperhidrosis (starkes Schwitzen) oder trockene Haut sowie Elektrolyt- und Thermoregulationsstörungen. Auch Herzrhythmusstörungen, Krampfanfälle und andere vegetative Störungen können auftreten.

CAVE: Aufgrund der zahlreichen körperlichen Belastungen ist das Delir ein akut lebensbedrohlicher Zustand (Sterblichkeit bei 20 %)!

Wegen der akuten Lebensgefahr werden dringend folgende medizinische Maßnahmen empfohlen:

- Monitorisierung und lückenlose Überwachung
- Legen eines venösen Zugangs

- Bei rascher Progredienz: Sedierung mit Benzodiazepinen
- Mögliche Blutdruckentgleisung beachten (Behandlung mit α-Rezeptorenblockern)
- Da aufgrund fehlender Krankheitseinsicht und mangelnder Compliance die Behandlung mitunter schwierig sein kann, ist die Unterbringung in einer geeigneten psychiatrischen Klinik anzudenken (Unterbringungsgesetz).

Akuter Erregungszustand

Dies beschreibt einen Zustand, in dem die Betroffenen, bedingt durch psychiatrische, neurologische, internistische Erkrankungen, durch Unfälle und schwere Verletzungen, unvorhergesehene Aufregungen (schlechte Nachrichten, Todesfälle), übergroßen Stress oder auch durch andere qualvolle Zustände (Schmerzen, Entzugserscheinungen) in einen psychischen Ausnahmezustand geraten, der je nach Auslöser auch hier wieder durch massive somatische Belastungen (Belastungen des Atem-/Kreislaufsystems u. a. m.) **lebensgefährlich** werden kann.

Typische Anzeichen für einen solchen akuten Erregungszustand können ausgeprägte psychomotorische Unruhe und damit verbundene Verhaltensauffälligkeiten (Zappeln, Herumwandern bis hin zur Selbstverletzung) sein. Auch Denkstörungen und Realitätsverlust bis hin zu Wahnvorstellungen und Halluzinationen („weiße Mäuse") können mit einem solchen Erregungszustand oder auch dem oben besprochenen Delir einhergehen. Manchmal zeigen die Betroffenen in ihrem Verhalten auch eine auffallende Sprunghaftigkeit von ausgesprochen ruhig und kooperativ hin zu massiver Aggressivität (**CAVE:** Selbst- und Fremdgefährdung).

CAVE: Der Übergang zum Delir ist fließend!

CAVE: Mögliche Differenzialdiagnose: Alkoholintoxikation!

Empfohlene Maßnahmen:

- Unbedingt Patientengeschichte abklären (notfalls Fremdanamnese), um allfällige somatische Ursachen herauszufinden (Krampfanfall; Schädel-Hirn-Trauma)
- Unbedingt komplettes Monitoring und lückenlose Überwachung durchführen (insbesondere auf Blutzucker, Blutdruck, Herzfunktion achten)

  CAVE: Mögliche Differenzialdiagnose: schmerzloser Myokardinfarkt bei Diabetiker*innen!
- Ruhiges, freundliches, distanziertes Talking-down
- Gegebenenfalls Sedierung: Benzodiazepine (Midazolam)

  CAVE: vorher die Differenzialdiagnose Alkoholintoxikation abklären (Atemdepression u. a.)!
- Gegebenenfalls Neuroleptika (Haldol), z. B. bei quälenden Denkstörungen

Angststörungen

Fallbeispiel

Frau Charlotte S. ist 68 Jahre alt und wohnt in einem Seniorenheim. Sie hat eine leichte Diabetes Typ II und leidet gelegentlich unter Bluthochdruck. Sonst geht es ihr gesundheitlich altersentsprechend gut. Eines Morgens, kurz nach dem Frühstück, ruft sie plötzlich laut um

Hilfe. Dem herbeigeeilten Pflegepersonal präsentiert sie sich panisch um Luft ringend, kurzatmig, blass und schweißüberströmt. Sie klagt über einen plötzlichen ungeheuren Druck auf der Brust, Herzschmerzen, Taubheit im linken Arm und Kribbeln im Gesicht. Frau S. ist überzeugt, einen Herzinfarkt zu haben und sagt das auch laut. Ein sofort erhobenes EKG zeigt eine deutlich beschleunigte Herzfrequenz, aber sonst keine Auffälligkeiten. Eine Pflegerin nimmt daraufhin Frau S. bei der Hand und fordert sie auf, mit ihr gemeinsam zu atmen, langsam, tief und gleichmäßig. Nach wenigen Minuten verschwinden die Symptome vollständig.

Key Facts

Angst ist ein basales Gefühl, das uns vor Bedrohungen und Gefahren warnen soll. Angst in diesem Sinne ist lebensnotwendig, aber wie alle anderen Funktionen unseres Organismus kann auch die Angst pathologisch degenerieren (neurotische Angst) - das heißt, sie kann krankhaft werden und so die Lebensqualität der Betroffenen empfindlich beeinträchtigen, bis hin zu diversen psychosomatischen Erkrankungen.

Angst ist ein generalisierter Erregungszustand des Organismus, der durch das subjektive Erleben einer Gefahr ausgelöst wird - ein Erleben des Verlustes von haltgebenden Strukturen, Ordnung und Sicherheit bis hin zur Vernichtung des eigenen Lebens.

Als spontane, generelle Gegenreaktion („Copingreaktion") kommt es zur Suche nach der Weite des Raumes (Flucht), zum Kampf für mehr Schutz (Kampf) bzw. angesichts der Unausweichlichkeit der Gefahr (Flucht und Kampf sind nicht mehr möglich) zum Erstarren.

Wir unterscheiden neurotische Ängste (Erwartungsängste) von spezifischen Angststörungen (generalisierte Angst, Phobien). Eine besonders schwere Form ist die Paranoia (psychiatrische Erkrankung).

Im weitesten Sinne zu den Angststörungen gehören auch die Panikattacke und bestimmte Zwangsstörungen.

Neurotische Angst

Mit der „neurotischen Angst" beginnt der pathologische Formenkreis der Angst. Hier löst sich die Angst von ihrer ursprünglichen, sinnvollen Schutzfunktion und wird zu einem generalisierten Gefühl, das jederzeit auftreten kann oder auch ständig im Hintergrund schlummert und damit den freien Handlungsspielraum des Lebens und die Lebensqualität empfindlich beeinträchtigen kann.

Sehr oft sind Angstinhalte gar nicht bewusst, sondern manchmal werden unbewusst Angstinhalte vorgeschoben, hinter denen sich die eigentlichen Auslöser verstecken (z. B. bei Phobien). Oft ist den Betroffenen nicht einmal bewusst, dass dieses allgemeine Unbehagen, das sie seit Jahren tagaus, tagein nicht loslässt, Angst ist. Die Angst kann sich hinter diversen körperlichen Symptomen wie Kopfschmerzen, Verspannungen, Magenschmerzen u. Ä. (Somatisierung), hinter aggressivem oder selbstschädigendem Verhalten (Sucht, Risikobereitschaft) verstecken. Sie kann sich aber auch als Selbstwertproblematik oder Perfektionismus präsentieren („Solange ich immer der*die Beste bin, kann nichts passieren"). Angst kann zu verzerrter Wahrnehmung der Realität führen („Überall lauern nur Gefahren") und sich als Zwänge oder – im äußersten Fall – als schwer pathologische Phobie (Paranoia) manifestieren.

Was sind häufige Auslöser pathologischer Ängste?

An erster Stelle stehen hier Traumatisierungen (Verlust der Sicherheit bei gleichzeitiger Erfahrung der ungeschützten Hilflosigkeit; dazu gehören auch Entwicklungskrisen, z. B. Pubertät, Wechseljahre), Krisen in sozialen Beziehungen, Flucht und Vertreibung oder generell der Verlust bisher sicher geglaubter Grundlagen (Krieg, Naturkatastrophen usw.). Des Weiteren sind längerfristige Erfahrungen des Nicht-sein-Könnens (belastende Lebensumstände, fortgesetzte Traumatisierungen, zu wenig äußerer oder innerer Lebensraum) von Bedeutung.

Eine nicht unwesentliche Rolle bei der Entwicklung pathologischer Ängste spielen auch biografische (Lernen an der Ursprungsfamilie; vgl. transgenerationale Traumata) bzw. genetische Komponenten.

Eine weitere häufige Ursache stellen somatische Erkrankungen (chronische Krankheiten) dar, und auch der Missbrauch bestimmter Substanzen (THC, Kokain u. a.) gilt als Ursache für die Entwicklung von Angststörungen.

Wie äußern sich Angststörungen?

Angst wird von unserem Gehirn gesteuert, das sich dazu des sogenannten vegetativen Nervensystems bedient. Das vegetative oder auch autonome Nervensystem steuert im Wesentlichen alle inneren Vorgänge des Körpers wie beispielsweise Atmung, Kreislauf, Verdauung oder eben auch Emotionen (i. e. das Vegetativum), und zwar unter Umgehung des Großhirns, was bedeutet: Wir müssen nicht drüber nachdenken, der Körper löst diese Dinge autonom aus.

Dieses „autonome Nervensystem" besteht aus zwei entgegengesetzt wirksamen Anteilen, dem sogenannten Parasympathikus, der für Ruhe und Entspannung sorgt (ausruhen, schlafen, verdauen usw.), und dem Sympathikus, der für Aufregung sorgt und im Wesentlichen also für Kampf, Flucht und damit auch für Angst zuständig ist (vgl. Stress und Stressreaktionen). Der Sympathikus aktiviert alle Körpersysteme, die für Flucht und Kampf notwendig sind. Die Symptome, die uns auf Angst hinweisen, sind ein Ergebnis der Sympathikusaktivität und können, je stärker die Angst, desto unangenehmer erlebt werden.

Vegetative Symptome

- Herzklopfen, Herzrasen
- Schweißausbrüche, Hitzegefühl oder Kälteschauer
- Muskelzittern, Mundtrockenheit, Gefühllosigkeit oder Kribbelgefühle
- Atembeschwerden (flach, stockend, evtl. Hyperventilation)
- Beklemmungsgefühl, Schmerzen in der Brust (als Folge der Belastung des Herzens und der Atmung)
- Bauchschmerzen, Übelkeit

Weiters können auftreten

- Schwindel, Unsicherheit, Schwäche oder Benommenheit
- Angst, die Kontrolle zu verlieren, verrückt zu werden oder „durchzudrehen"
- Depersonalisations- und Derealisationsgefühl („Ich stehe neben mir und beobachte mich; das ist alle wie ein Film, dem ich zuschaue")
- Angst, zu sterben (auftretende Symptome lösen Todesangst aus)

Da, wie schon oben erwähnt, sehr vielen Menschen gar nicht bewusst ist, dass das Grundproblem in der Angst besteht, werden die Symptome oft als Anzeichen verschiedener somatischer Erkrankungen gedeutet, was die Angst weiter verstärkt und dann bei entsprechender Disposition (z. B. vorgeschädigtem Herz o. Ä.), etwa durch die große Belastung des Herz-Kreislauf-Systems (vergleiche die Aktivität des Sympathikus), zu ernsthaft lebensbedrohlichen Zuständen führen kann.

Spezielle Angststörungen

Generalisierte Angststörungen
Die Betroffenen leben in einem ständigen Zustand der Angst, die sich auf wechselnde Auslöser beziehen kann, in der Regel aber auch unabhängig davon als ständige Grundstimmung vorhanden ist (im Grunde genommen ein permanent pathologisch erhöhter Stresszustand). Diese generalisierte Angst hat mit der Zeit die Tendenz, sich zu Phobien zu fokussieren.

Phobien
Phobien sind spezifische pathologische Ängste vor speziellen Dingen, Situationen, Umständen. In aller Regel sind die tatsächlichen Auslöser aber nicht die gefürchteten Dinge, sondern die Psyche fokussiert eine generalisierte Angststörung auf einen bestimmten Punkt und macht den Leidenszustand erträglicher, indem sie dadurch eine gewisse Kontrollierbarkeit des Zustandes suggeriert (die Möglichkeit der Vermeidung des Angstauslösers – wer z. B. im Aufzug unerträgliche Angst verspürt, muss den Aufzug nicht benutzen und kann die Angst auf diese Weise vermeiden).

Häufige Phobien sind

- **Gruppe 1: Platzangst** (Agoraphobie), **Engenangst** (Klaustrophobie), **Kollapsphobie**
  Alles dreht sich um die Gefühle des Ausgeliefert-, Ungeschützt- und Verlassenseins, um das Empfinden, das Leben nicht mehr selbst steuern zu können
  - z. B. Vermeiden von Wartesituationen, insbesondere in geschlossenen Räumen
  - z. B. Vermeiden von U-Bahn-Fahrten (Einengung, viele Menschen, fehlende Fluchtmöglichkeit)
  - Mitfahren im Auto (fehlende Kontrolle, Hilflosigkeit)
  - fixe Termine (die Unausweichlichkeit macht Angst), die Zeit vor dem Termin wird meist belastender erlebt als das Ereignis selbst

  Der Versuch, die Angst zu vermeiden, führt als Gegenreaktion typischerweise u. a. zu verzweifeltem Klammern an Rituale, Menschen, Situationen (Zwangshandlungen, auch Gruppenzwang).
- **Gruppe 2: Angst vor Erröten, Zittern, Erbrechen, öffentlichem Urinieren oder Einkoten und ähnlichen unkontrollierbaren körperlichen Reaktionen**
  Hinter dieser Gruppe steckt i. d. R. eine massive Angst vor unaushaltbaren sozialen Herausforderungen, mithin die Angst vor öffentlicher Bloßstellung (Beschämung). diese Angst kann auch wahnhafte Züge annehmen („Ich fühle mich ständig beobachtet/verfolgt").
  - Die Betroffenen fühlen sich oft nicht gut, akzeptabel, liebenswert
  - Die Betroffenen haben meist eine geringe Toleranzgrenze für Kritik
  - Die Betroffenen können das Gefühl des „Gesehenwerdens" kaum aushalten (öffentliches Auftreten usw.)

- **Gruppe 3: Angst vor Tieren, Gegenständen, Situationen**
  (z. B. Arachnophobie, Angst vor Spinnen)
  Diese Ängste haben manchmal im Kern einen biografischen Auslöser, meist stehen die gefürchteten Objekte aber eher symbolisch für andere Angstauslöser.

Panikattacken

Panikattacken sind im medizinischen Alltag ein relativ häufiges, aber im Grunde harmloses Problem. Bei einer Panikattacke handelt es sich um eine scheinbar grundlos auftretende bzw. durch nicht eindeutig zuordenbare Auslöser evozierte plötzliche Angstüberflutung. Meist sind diese Anfälle mit starker körperlicher Symptomatik (Atemnot, Druck auf der Brust, Brustschmerzen; siehe vegetative Symptomatik) verbunden und werden von den Betroffenen auch als somatische Störung interpretiert (vgl. wiederum: vegetative Symptomatik). Meist entsteht bei den Betroffenen durch diese Interpretation ein großer Leidensdruck.

Obwohl die Panikattacke zwar unangenehm, im Grunde aber harmlos ist, sollte man im Umgang damit zum einen nie verabsäumen, einen allfälligen körperlichen Hintergrund (Herzinfarkt) abzuklären, zum anderen sollte man sich auch bewusst machen, dass die Attacke (vgl. Sympathikusaktivität) sehr wohl eine reale Belastung für Herz und Kreislauf darstellt und bei entsprechenden Voraussetzungen (Herzerkrankungen) und einer entsprechenden Eskalation („Sich-Hineinsteigern“) auch zu ernsthaften Gesundheitsproblemen führen kann.

Merke: Unterschätze nie eine Panikattacke!

Unter anderem können auch folgende schwerwiegende Gesundheitsprobleme hinter einer Panikattacke stecken:

- Angina-pectoris-Anfall/Herzinfarkt
- Andere Kreislaufbeschwerden
- Hirntumoren, Schlaganfall
- Schilddrüsenfunktionsstörungen
- Krebs

Daher ist eine ärztliche Abklärung, insbesondere bei wiederholtem Auftreten von Panikattacken, unbedingt notwendig.

Das nachhaltige Beruhigen der Betroffenen ist dringend angezeigt.

Was sagt man bei Panikattacken?

- Atmen Sie ruhig, tief und langsam in den Bauch. Die Symptome sind unangenehm, aber nicht gefährlich. Die Attacke ist eine normale Reaktion auf ein nicht normales Ereignis.
- Konzentrieren Sie sich auf Ihre Empfindungen, lauschen Sie in Ihren Körper hinein. Die Empfindungen werden dadurch nicht stärker.
- Lehnen Sie sich zurück und warten Sie entspannt ab. Die Angst flieht, wenn Sie sie ignorieren, aber sie braucht Zeit dafür.
- Sie kennen diese Situation, Sie haben sie schon mehrfach ausgestanden. Erinnern Sie sich jetzt daran, wie es das letzte Mal war.

- Achten Sie darauf, was gerade hier und jetzt passiert und kümmern Sie sich jetzt um sich. Konzentrieren Sie sich auf das Hier und Jetzt. Was fühlen (hören, sehen, riechen, schmecken) Sie? Versuchen Sie, Ihre Umgebung bewusst wahrzunehmen.
- Was wollten Sie gerade tun? Wie werden Sie diese Tätigkeit wieder aufnehmen?
- Wem werden Sie erzählen, was Sie gerade erlebt haben?

Zwangshandlungen
Betroffene tun wiederholt Dinge, die sie eigentlich nicht tun wollen. Manchmal geschieht es unbewusst, manchmal sind sich die Betroffenen aber sogar durchaus des Umstandes bewusst, dass ihr Verhalten im besten Fall unsinnig, im schlimmsten Fall sogar schädlich ist. Sie können aber nicht anders, weil das Verhalten kaum mehr willentlich beeinflussbar ist und weil das Unterlassen der Handlungen Unsicherheit und Angst bis hin zu Panik auslöst. Im Wesentlichen handelt es sich beim Zwangsverhalten um Rituale, die ein Gefühl der Kontrollierbarkeit der Umstände und damit Sicherheit suggerieren sollen und auf diese Weise der Angstbekämpfung dienen.

Das Zwangsverhalten umfasst harmlose „Tics" (alle Bleistifte müssen parallel liegen) genauso wie Wiederholungszwänge (den Teller immer dreimal spülen), Wasch- und Putzzwänge, Kontrollzwänge („Sind alle Türen zu? Na, lieber noch ein drittes Mal nachschauen!") und kann, da das Nichtbefolgen des Zwangsinhaltes unkontrollierbare Ängste auslöst, zu massiven Einschränkungen der Lebensqualität führen.

Paranoia
Die Paranoia ist eine extrem übersteigerte pathologische Form der Angst, die sich in wahnhaftem Erleben des Verfolgtseins und damit durch extreme Angstzustände manifestiert. Sie ist strenggenommen keine neurotische Angst mehr, sondern eine Psychose bzw. Begleiterscheinung psychotischer Erkrankungen und gehört damit in jedem Fall in psychiatrische Betreuung (vergleiche psychotische Zustände).

Wie kann man mit Angstpatient*innen umgehen?

Am Anfang ist in jedem Fall abzuklären, ob hinter den psychischen Symptomen somatische Ursachen stehen. Sobald diese ausgeschlossen oder beseitigt sind, gilt primär:

- **Der erste Grundsatz: entlasten und Sicherheit schaffen**
  - Sich Zeit nehmen, für äußere Ruhe sorgen
  - Kontakt zum*zur Betroffenen aufbauen („Ich bin hier, ich kümmere mich jetzt um dich, ich schütze dich")
  - Die Dinge geschehen lassen, notfalls auch unangemessene Reaktionen aushalten können
  - Sich auf die Betroffenen in all ihrem Leiden einlassen und das Leiden anerkennen
  - Das Leiden nicht wegargumentieren
  - Sich vom Leiden aber auch nicht beherrschen lassen (es ist da, aber es geht auch wieder)
- **Empfehlungen für Betroffene:**
  - Entspannungsübungen, Körperübungen, Autogenes Training
  - Musik, kreative Tätigkeiten (Ergotherapie), Spaziergänge
  - Gesundes Leben (Schlaf, Ernährung, Vermeidung von Kaffee, Alkohol, Nikotin)

Wenn Sicherheit geschaffen wurde und die erste Entlastung geglückt ist, folgt

- **Der zweite Grundsatz: Beziehung zur Realität aufnehmen**
  - Da sein und bleiben, den*die Betroffene Verlässlichkeit und Sicherheit spüren lassen
  - Zuverlässigkeit zeigen, Versprechungen halten
  - „Was auch passiert, ich bin da"
  - Die Botschaft lautet: Die Angst ist unangenehm, aber es passiert nichts
- **Empfehlungen für Betroffene**
  - Körperübungen (progressive Entspannung, Autogenes Training, bewusst gehen, sitzen)
  - Bewusstes Atmen (Bauchatmung aktiviert den Parasympathikus und wirkt dem Sympathikus entgegen)
  - Angenehme Strukturen schaffen und konsequent einhalten (z. B. fester, regelmäßiger Tagesablauf)

Think Box

Angst ist eine der essenziellen Gegebenheiten unseres Lebens. Sie schützt uns vor unüberlegten, ggf. gefährlichen Handlungen und kann daher lebensrettend sein.

Wenn Angst pathologisch wird, so bedeutet das in der Regel eine massive Einschränkung der Lebensqualität. Pathologische Angst gehört zum Formenkreis der psychiatrischen Erkrankungen und bedarf in der Regel einer kombinierten Behandlung aus medikamentösen, psychotherapeutischen und psychosozialen Interventionen.

Der Umgang mit akuter Angst erfordert vom Pflegepersonal viel Zeit, Ruhe, Geduld und ein hohes Maß an Toleranz und Belastbarkeit (die Situation aushalten können).

CAVE: Jede Art von Druck, jede Art von Bedrängen kann die Angst verstärken und unter Umständen aggressives Verhalten auslösen!

Den Selbstschutz beachten, gegebenenfalls an Medikamente denken.

Psychotische Zustände

Psychotische Zustände oder schlicht Psychosen sind „psychiatrische Erkrankungen" im engeren Sinn und das klassische Einsatzgebiet für Psychiater und Psychopharmaka. Sie können sich mit unterschiedlichen Symptomen präsentieren, typisch ist jedoch eine zunehmende Diskrepanz zwischen Selbstwahrnehmung und Wahrnehmung der Umwelt bis hin zum völligen Realitätsverlust.

Zu den bekanntesten „psychotischen Zuständen" zählen:

Schizophrenie

Fallbeispiel

Es ist drei Uhr morgens. Frau Brigitte T. sitzt im Wartesaal eines Bahnhofs. An ihrem Unterarm klaffen zwei lange Schnitte, die glücklicherweise nicht stark bluten. Nach Angaben des anwesenden Bahnhofspersonals hat sie sich diese Schnitte selbst zugefügt, der eintreffenden Polizei gegenüber erklärt sie aber, sie wäre von einer fleischfressenden Pflanze angefallen worden, die ihr diese Verletzungen zugefügt habe. Während des Transports ins Krankenhaus bittet sie den betreuenden Sanitäter, ihm etwas anvertrauen zu dürfen und gesteht ihm schließlich unter Tränen, dass die Geschichte mit der fleischfressenden Pflanze gelogen sei. Tatsächlich würde sie seit einiger Zeit von blauen Männern verfolgt, die sie schlagen, quälen und ihr schlechte Gedanken eingeben. Diese Männer hätten sie dann auch mitten in der Nacht gezwungen, zum Bahnhof zu fahren und ihr dort die Verletzungen zugefügt. Im Krankenhaus angekommen, sieht sie überall blaue Männer und versteckt sich voll panischer Angst im Rettungsauto. Erst mit viel gutem Zureden durch eine herbeigeeilte Psychiaterin und den Sanitäter lässt sie sich bewegen, ein Krankenzimmer zu betreten und dort die verordneten beruhigenden Medikamente einzunehmen. Im Verlauf der Zeit und nach wiederholter Medikamentengabe wird sie ruhiger, bis sie nach etwa zwei Stunden einschläft. Während der gesamten Zeit hält sie die Hand des Sanitäters umklammert.

Key Facts

Die Schizophrenie ist ein Syndrom, das sich durch ein andauerndes Nebeneinander gesunder und kranker Zustände, zunehmenden Realitätsverlust, Affektverflachung und ein anhaltendes Gefühl des hilflos Ausgeliefertseins umschreiben lässt.

Die Leitsymptome einer Schizophrenie sind u. a.

- Gedankenlautwerden, -eingebung, -entzug oder -ausbreitung („Ich bin nicht Herr über meine Gedanken, sie werden mir eingegeben oder weggenommen")
- Kontroll- oder Beeinflussungswahn („Jemand kontrolliert mich, ich bin eine Marionette")
- Wahnwahrnehmungen oder andere akustische Halluzinationen („Ich habe fremde Stimmen in meinem Kopf")
- Anhaltender, kulturell unangemessener oder völlig unrealistischer Wahn („Ich werde überall von blauen Männern verfolgt, die mir Übles wollen")
- Negative Symptome wie Affektverflachung (keine Freude, keine Trauer), Antriebsmangel oder sozialer Rückzug

Schizophrenie ist genaugenommen keine Erkrankung, sondern ein Syndrom, d. h. sehr viele und sehr unterschiedliche Symptome können auftreten, die alle auf eine Ursache zurückzuführen sind. Über die Entstehung der Schizophrenie, die sich meist in der Adoleszenz oder bei jungen Erwachsenen erstmals zeigt, ist verhältnismäßig wenig bekannt.

Depression und Manie (bipolare Störung)

Fallbeispiel

Herr Herbert L., 57 Jahre alt, ist Patient in einem Sanatorium zur psychischen Rehabilitation. Er hat seit dem Tod seiner Frau, die ein halbes Jahr vorher an einem Hirntumor verstorben war, an heftigen Schuldgefühlen gelitten, die ihn bis in seine Träume verfolgten. Er konnte nachts immer schlechter schlafen, fühlte sich tagsüber hilflos und ausgelaugt, konnte sich nicht mehr konzentrieren und sich nur mehr schwer dazu aufraffen, arbeiten zu gehen. Zuletzt war er mehrere Wochen im Krankenstand. Nachdem er in den letzten Wochen mehrmals

Selbstmordphantasien geäußert hatte, empfahl ihm sein Arzt psychiatrische Behandlung und Rehabilitation. Seit zehn Tagen ist er jetzt in stationärer Behandlung, ohne dass sich sein Zustand wesentlich verändert hat. Heute greift er um 3:00 Uhr morgens zum Telefon und lässt sich mit dem diensthabenden Arzt verbinden. Er erklärt diesem enthusiastisch, dass ihm sein Hund im Traum erschienen sei und ihm verkündet habe, dass er gerne Rettungshund werden würde. Deshalb möchte er nun vom diensthabenden Psychiater dringend die Adressen von ein paar guten Hotels in Tirol erfahren, denn nur in Tirol gäbe es die beste Rettungshundeausbildung. Die Sache sei dringend, weil die guten Ausbildungen immer schnell ausgebucht seien und überhaupt müsse er jetzt sofort aufbrechen. Der diensthabende Psychiater versucht, Herrn L. durch sanftes Zureden von der Irrationalität seines Vorhabens zu überzeugen. Nachdem das aber keine Früchte trägt und sich Herr L. ganz im Gegenteil immer mehr in seine phantastische Geschichte hineinsteigert, verordnet er eine Therapie mit Beruhigungsmitteln.

Key Facts Depression und Manie

Die Depression gehört zu den häufigsten psychiatrischen Erkrankungen. Ihre Leitsymptome sind gedrückte Stimmung, Freud- und Antriebslosigkeit über längere Zeit, meist verbunden mit zahlreichen körperlichen (Ruhelosigkeit, Schlaflosigkeit) und psychischen (irrationale Schuldgefühle) Begleitsymptomen bis hin zu Selbstmordgedanken. Die Manie dagegen äußert sich in Selbstüberschätzung, übersteigertem Antrieb. Wechseln sich diese Phasen regelmäßig ab, spricht man von einer bipolaren Störung.

Die Leitsymptome einer **Depression** sind

- Anhaltende **gedrückte Stimmung**
- **Interesse- und Freudlosigkeit**
- **Antriebslosigkeit**

Dazu können u. a. kommen:

- Unerklärliche Gewichtsveränderungen
- Appetitlosigkeit
- Schlafstörungen
- Psychomotorische Unruhe oder Hemmung
- Psychosomatische Beschwerden (unerklärbare körperliche Beschwerden, wie z. B. Kopf- oder Rückenschmerzen)
- Konzentrationsprobleme
- Irrationale Schuldgefühle
- Suizidgedanken (siehe Kap. Suizidalität)

Man unterscheidet je nach Symptomatik und Verlauf unterschiedliche Formen und Schweregrade einer Depression.

Die Depression ist eine Erkrankung, von der im Laufe ihres Lebens sehr viele Menschen betroffen sind, relativ häufig verschwindet die Symptomatik aber auch wieder spontan. Bei sehr vielen psychischen oder psychiatrischen Störungen treten depressive Symptome auch als Begleitsymptome auf (etwa beim Burn-out-Syndrom oder auch bei der posttraumatischen Belastungsstörung).

Die Leitsymptome einer **Manie** bestehen in jedem Fall in einer (plötzlich) **gehobenen**, übertriebenen und unter Umständen **gereizten Stimmung**, die für die Betroffenen jedenfalls ungewöhnlich ist. Dazu kommen

- Gesteigerte Aktivität, motorische Ruhelosigkeit
- Gesteigerte Gesprächigkeit bis hin zum Rededrang (Logorrhoe)
- Ideenflucht und Gedankenrasen (Betroffene springen rasant von Thema zu Thema)
- Plötzlicher Verlust sozialer Hemmungen (führt u. U. zu unangemessenem Verhalten)
- Vermindertes Schlafbedürfnis
- Überhöhte Selbsteinschätzung (bis hin zum Größenwahn)
- Ablenkbarkeit
- Leichtsinniges bis tollkühnes Verhalten (Selbstgefährdung)
- Übersteigerte Libido bis hin zu unangemessenem Sexualverhalten

Menschen mit manischem Zustandsbild neigen dazu, sich durch ihr Verhalten selbst zu gefährden, zu verletzen oder in soziale Bedrängnis zu bringen.

Wechseln manische und depressive Zustände einander über einen bestimmten Zeitraum hinweg regelmäßig ab, spricht man von **bipolarer Störung.**

Die Diagnostik psychiatrischer Erkrankungen ist ein schwieriger und langatmiger Prozess, weil viele Erkrankungen sehr ähnliche Zustandsbilder erzeugen, und manchmal ist es auch für Psychiater*innen schwierig, die einzelnen Symptome eindeutig spezifisch zuzuordnen. Daher verzichten wir hier auf die Darstellung weiterer spezifischer Krankheitsbilder und beschränken uns darauf, einzelne Symptomgruppen zu präsentieren, die für die Diagnose „psychiatrische Erkrankung" (i. e. Psychose) wichtig sind.

Think Box

Zu den bekanntesten und häufigsten psychotischen Krankheitsbildern zählen die Schizophrenie und die Depression/Manie.

Die Schizophrenie ist ein Syndrom, das meist während der Adoleszenz oder bei jungen Erwachsenen erstmals auftritt. Ihre Leitsymptome sind Wahnvorstellungen und -ideen verschiedenster Art, insbesondere Gefühle des Ausgeliefertseins und des Kontrollverlusts sowie Affektverflachung und soziale Isolation.

Die Leitsymptome einer Depression sind getrübte Stimmung, Freud- und Interesselosigkeit sowie Antriebslosigkeit über einen längeren Zeitraum hinweg. Zu diesen Leitsymptomen können zahlreiche körperliche und psychische Begleitsymptome kommen wie unerklärbare Schmerzen, motorische Unruhe, Schlaf- und Appetitlosigkeit („Krankheit der -losigkeiten) sowie Gewichtsverlust, irrationale Schuldgefühle, Konzentrationsstörungen u. a. m. bis hin zu Suizidalität.

Die Manie ist gekennzeichnet durch verstärkten Antrieb, Selbstüberschätzung und wahnhafte Betriebsamkeit. Sie kann zu riskanten und damit selbstgefährdenden Verhaltensweisen führen.

Treten Depression und Manie abwechselnd auf, spricht man von bipolarer Störung.

Störungen der Wahrnehmung, des Denkens und der Sprache

Fallbeispiel

Herr Alfred A., 47 Jahre alt, Frühpensionist, lebt alleine zu Hause und wird von mobilen Pfleger*innen betreut, die regelmäßig wechseln. Eines Morgens läutet eine neue Pflegerin. Herr A. öffnet die Tür, die Schutzkette vorgelegt. Er inspiziert die Pflegerin misstrauisch und fragt: „Sind Sie gerade bei meiner Nachbarin vorbeigegangen?“ Die Pflegerin, angesichts der Tatsache, dass das in diesem Mehrparteienhaus gar nicht anders möglich ist, bejaht, woraufhin Herr A. erklärt, er könne sie nicht in seine Wohnung lassen, seine Nachbarin würde nämlich neuerdings Gift vor ihre Wohnungstüre streuen, damit harmlose Besucher dieses Gift zu Herrn A. in die Wohnung schleppen und ihn auf diese Weise langsam töten. Auf die Versicherung der Pflegerin, dass es weit und breit kein Gift gäbe, reagiert Herr A. panisch und erklärt der verdutzten Betreuerin schreiend: „Ich habe gewusst, dass Sie das jetzt sagen! Ich habe gleich gesehen, dass Sie mit meiner Nachbarin unter einer Decke stecken!“ Daraufhin schlägt er die Türe zu und meldet sich nicht mehr.

Key Facts

Störungen der Wahrnehmung, des Denkens und der Sprache können unterschiedliche Ursachen haben, d.h. können Symptome einer psychiatrischen Erkrankung oder auch einer Vergiftung (z.B. Rauschmittel, Medikamente) sein. Sie können sich in Verwirrtheit (siehe S.153–155) oder auch in unterschiedlichen Halluzinationen bis hin zu manifesten Wahnvorstellungen äußern.

Wir unterscheiden inhaltliche Störungen (Wahnvorstellungen) von formalen Störungen (z.B. Redefluss, Verstummen) sowie Wahrnehmungsstörungen (Halluzinationen).

Anhaltspunkt für psychiatrische Störungen ist immer das Verhalten der Betroffenen. Was die Diagnostik in der Psychiatrie so schwierig macht, ist, dass das menschliche Verhalten eine enorme Bandbreite aufweist und die Grenze zwischen „normalem“ und pathologischem Verhalten nicht ohne Weiteres gezogen werden kann. Daher kommt auch der Grundsatz „Jeder Mensch hat ein Recht auf seinen Wahn“, will heißen: auf seine Persönlichkeit und seine persönliche Welt. Die Notwendigkeit für medizinisches Personal und für Betreuungspersonen, einzugreifen, besteht grundsätzlich erst dort, wo Betroffene durch ihr Verhalten sich selbst oder andere gefährden.

Inhaltliche Denkstörungen (Wahn)

Wenn wir von inhaltlichen Denkstörungen, also von Wahnvorstellungen im engeren Sinne sprechen, dann bezeichnen wir damit feste, unverrückbare Vorstellungen, die bei objektiver Betrachtung sehr unwahrscheinlich, wenn nicht unmöglich erscheinen, von denen die Betroffenen aber dennoch so fest überzeugt sind, dass sie sich durch kein Argument und keinen Augenschein davon abbringen lassen.

Diese Vorstellungen können sich u.a. in Verfolgungswahn („Wo ich hingehe, verfolgen mich blaue Männer, die mich schlagen möchten“), Vergiftungswahn („Die Nachbarin streut Gift vor die Türe“) oder auch Verarmungswahn („Ich darf kein Geld ausgeben“), in Größenwahn (vgl. Manie) oder anderen Varianten äußern.

Wahnvorstellungen sind etwa typisch für Menschen mit Schizophrenie.

Formale Denkstörungen

Formale Denkstörungen bemerkt man insbesondere in der Kommunikation mit den Betroffenen. Während – anders als beim Wahn – die Denkinhalte korrekt und realistisch sind, kommt es im Zuge des Sprechens immer wieder zu Abweichungen. Unterbrechungen des Denkflusses, wirren Gedankensprüngen, Vorbeireden, Abschweifen oder auch Stocken im Redefluss. Mitunter ist es dem*der Zuhörer*in gar nicht mehr möglich, dem hastigen Gedankenfluss zu folgen („Logorrhoe").

Formale Denkstörungen sind ein häufiges Begleitsymptom bei manischen Patient*innen.

Wahrnehmungsstörungen

Daneben kann aber auch die Wahrnehmung der Umgebung selbst gestört sein, wie etwa bei akustischen („Mir sitzt eine fremde Stimme im Ohr"), visuellen („Ich sehe tote Menschen"), olfaktorischen („Ich rieche überall Exkremente"), gustatorischen („Ich schmecke Blut") oder sensibel-taktilen („Über meinen Körper krabbeln Tausende Ameisen") Halluzinationen.

Auch sogenannte Ich-Störungen („Ich bin eine Marionette, die von fremden Mächten gesteuert wird", „Ich kann nicht mehr denken, weil mir die fremden Mächte die Gedanken stehlen", „Meine Gedanken verlassen meinen Kopf und jeder kann sie hören" oder „Fremde Mächte zwingen mir fremde Gedanken auf, ich kann sie nicht mehr steuern") können mit Wahrnehmungsstörungen einhergehen.

Ein häufiges Symptom in diesem Zusammenhang ist die „Hyperinterpretation" von (vermeintlich) beobachteten Handlungen der Pflegepersonen durch die Betroffenen („Sie haben mit der linken Augenbraue gezuckt, als Sie mir die Hand geschüttelt haben. Sie ekeln sich vor mir!").

Hier soll darauf lediglich verwiesen werden, dass hinter diesen Wahrnehmungs- und Ich-Störungen in der Regel schwere (psychotische) Erkrankungen stecken. Die Betroffenen, die Schein und Wirklichkeit nicht mehr unterscheiden können, fühlen sich hilflos und ängstlich, sind daher in ihrem Verhalten unter Umständen unberechenbar und in ihrer Angst mitunter durchaus auch gefährlich!

CAVE: Auf Selbstschutz ist immer zu achten!

Maßnahmen

- Ruhiges, überlegtes, stufenweises, vorsichtiges Vorgehen, immer auf die Reaktionen der Betroffenen achten. Zeigen die Betroffenen bei bestimmten Worten, Themen oder Handlungen Angst oder Missfallen, sollte das Thema gewechselt werden
- Ehrliche Zuwendung, Aufmerksamkeit, Konzentration und Interesse zeigen – nicht diskutieren oder erklären, keine Vorwürfe
- Den Betroffenen die Möglichkeit geben, zu reden. Wenn sie das nicht wollen, sanft und beruhigend auf die Betroffenen einreden
- Jede Form von Druck, Einschüchterung, Einengung ist zu vermeiden
- Die Betroffenen zum gegenseitigen Schutz nie aus den Augen lassen
- Bei akuten Veränderungen und/oder Aggression, Selbst- oder Fremdgefährdung unbedingt an medikamentöse Therapie und eine Einweisung ins Krankenhaus denken (siehe Unterbringungsgesetz)
- Selbstschutz

Think Box

Störungen des Wahrnehmens, des Denkens und der Sprache sind oft mit psychiatrischen Erkrankungen verknüpft und jedenfalls ein Hinweis auf psychiatrische Störungen.

Psychiatrische Erkrankungen bedürfen unbedingt einer psychiatrischen (meist medikamentösen) Therapie.

Bei der Betreuung psychiatrisch Kranker gelten die Grundsätze: Ruhe bewahren, Zeit nehmen, ehrliche Zuwendung, Interesse zeigen, Empathie.

Jede Form von Druck und Einschüchterung ist zu vermeiden. Man diskutiert nicht und argumentiert nicht.

Merke: Jeder Mensch hat ein Recht auf seinen Wahn – es ist nicht Ihre Aufgabe, ihr oder ihm diesen Wahn zu nehmen.

Selbstgefährdung/Suizidalität

Fallbeispiel

Frau Pauline O. ist 89 Jahre alt. Sie ist gehbehindert und kann sich nur innerhalb ihrer Wohnung mit Hilfsmitteln fortbewegen. Außerhalb ihrer Wohnung ist sie auf Unterstützung und einen Rollstuhl angewiesen. Die ehemalige Krankenschwester ist Witwe, ihr Mann, der vor fünf Jahren einem akuten Herzleiden erlegen ist, war ihr immer eine große Hilfe. Seit seinem Tod ist sie vom mobilen Pflegedienst abhängig, der zweimal täglich vorbeikommt. Mit ihrer erwachsenen Tochter, die in Amerika lebt, hat sie schon seit Jahren nur mehr sehr sporadisch Kontakt. Seit einigen Wochen beschäftigt sie ihren Betreuer immer wieder mit der Frage, warum sie nicht endlich sterben dürfe. Heute überrascht sie ihn mit der Frage, ob er nicht Medikamente hätte, die ihr das Sterben erleichtern könnten.

Key Facts

Suizidalität ist die Neigung zum Selbstmord. Für Selbstmord gibt es viele Gründe; zu den häufigsten gehören Einsamkeit, Verlassenheit, Hilflosigkeit, Hoffnungslosigkeit oder schwere Krankheiten. Aber auch traumatische Erlebnisse können zum Selbstmord führen.

Der Weg zum Selbstmord führt meist über mehrere Stufen (Ausnahme: traumatische Erlebnisse). Auf diesem Weg sind die Betroffenen oft sehr dankbar für Begleiter*innen, die andere Auswege aus dem Abgrund zeigen können (die Suizidalität ansprechen, da sein). Wer von Selbstmord spricht, denkt auch darüber nach, daher sind diesbezügliche Aussagen immer ernst zu nehmen

Die präsuizidale Trias nach Erwin Ringel ist ein Instrument, um die akute Dringlichkeit einer potenziellen Selbstmordsituation einzuschätzen.

Suizidalität bedeutet den Wunsch zur Selbsttötung.

Wenn man sich mit Selbsttötung befasst, so muss man sich grundsätzlich klarmachen, dass es zu diesem Thema verschiedene Zugänge gibt und dass man grundsätzlich zwischen Selbsttötung aufgrund einer psychischen Beeinträchtigung und der frei gewählten Entscheidung, sein Leben zu beenden, unterscheiden muss. Entsteht der Wunsch nach Selbsttötung aus einer psychischen Störung heraus, ist nicht von der freien Willensäußerung eines selbstbestimmten Erwachsenen auszugehen, sondern von einer krankhaften Störung bzw. von akuter Selbstgefährdung. Da hier die Behandlung und Pflege Kranker im Zentrum steht, befasst sich dieser Abschnitt ausschließlich mit Selbsttötung infolge einer psychischen Beeinträchtigung.

Mögliche **Ursachen** für den Wunsch einer Selbsttötung in diesem Sinne können sein:

- Depressive Störungen
- Schizophrene Störungen
- Persönlichkeitsstörungen mit eingeschränktem Selbstwertgefühl
- Psychogene Reaktionen (akute Belastungsrektion)
- Untragbarer seelischer Schmerz
- Einschätzung der eigenen Ressourcen als unzureichend („Das schaffe ich nie!")
- Mangelnde Bewältigungsmöglichkeiten
  (zu wenig Freizeit, Erholung, positive Erlebnisse)
- Geringe Selbstwirksamkeit
  (schlechter Zugang zu den eigenen Emotionen und Bedürfnissen)

Auch beim pathologisch determinierten Selbstmord kann die (meist unbewusste) Intention dahinter verschieden sein. So können dahinterstehen:

- Ein Hilferuf („Jetzt begreift doch endlich, wie einsam ich bin!")
- Aggression (Bestrafung, Erpressung – „Die werden schon sehen, was sie davon haben, wenn ich einmal tot bin ...")
- Flucht (Bilanz, Pause – „Eigentlich möchte ich nur schlafen, schlafen, schlafen ...")

Hinweise auf eventuelle Suizidalität

Es kann für Pflegende und Betreuende hilfreich sein, Suizidalität möglichst frühzeitig zu erkennen. Hier ein paar **Risikofaktoren** und **Frühwarnsignale** (Shneidmann, 1988):

- Unerträgliche physische Schmerzen
- Frustrierte psychische Bedürfnisse (Liebe, Erfolg, Sicherheit ...)
- Ständige Suche nach Lösungen aus dem eigenen engen Leben
  (auswandern, umziehen, flüchten ...)
- Versuche, das Bewusstsein zum Schweigen zu bringen
  (Drogen, Risikoverhalten, Schlaf, laute Musik ...)
- Hilf- und Hoffnungslosigkeit (Verletztheit, Trauer, Schuld ...)
- Einengung der Optionen („Alles oder nichts!")
- Ambivalenz („Hilf mir doch endlich – ach, lass es, ich bin es nicht wert")
- Mitteilung der Absicht (laute Äußerung von Selbstmordgedanken,
  offene oder versteckte Vorbereitungen)
- Abschied (Flucht, der Tod als endgültige Lösung für ein vorübergehendes Problem)

Eine erhöhte Gefährdung besteht für

- Menschen, die betroffen sind von Freudlosigkeit, Hoffnungslosigkeit, Leere (depressive Verstimmung)
- Traumatisierte Menschen (z. B. nach einer Vergewaltigung)
- Übererregte Menschen (z. B. Drogenmissbrauch)
- Menschen mit Wahnvorstellungen (z. B. infolge von Psychosen)
- Menschen mit präsuizidaler Trias
- Depressiv verstimmte, vereinsamte, entwurzelte Menschen
- Menschen, die einen Selbstmordversuch ankündigen oder bereits durchgeführt haben

Über Selbstmord gibt es sehr viele Mythen, die alle mit Vorsicht zu betrachten sind. Grundsätzlich gelten folgende Regeln:

Wer über Selbstmord spricht, denkt über Selbstmord nach (das eine bedingt das andere). Wer darüber nachdenkt, hat seine Gründe dafür. 80 % aller Selbstmörder*innen kündigen ihre Tat vorher an, deshalb ist **jede direkte oder indirekte Andeutung unbedingt ernst zu nehmen.**

Der Großteil aller Suizide ereignet sich im Verlauf von Krisen. Suizide sind immer ein Ausdruck großer innerer Not und Verlassenheit. Dem kann man durch rechtzeitige psychische Erste Hilfe oft wirksam entgegentreten.

Bei Verdacht auf Suizidalität spricht man diesen Verdacht offen an. Keine*n Gesunde*n kann man durch dieses Ansprechen in den Selbstmord treiben, aber für Gefährdete kann dieses offene Ansprechen eine ungeheure Erleichterung bedeuten.

Der Weg in den Selbstmord

Es gibt verschiedene Modelle, die den Weg zum Selbstmord beschreiben, die sich teilweise jedoch erheblich voneinander unterscheiden. In einem sind sich alle einig: Der Weg in den Selbstmord führt eine steile Treppe abwärts in die Dunkelheit und in den Untergang.

Der österreichische Psychiater Walter Pöldinger beschreibt die suizidale Entwicklung in drei Stufen:

1. **Erwägung** (die Selbsttötung taucht – etwa im Rahmen einer Veränderungskrise – als vage Idee in den Gedanken auf und verschwindet wieder)
2. **Abwägung** (aus der vagen Idee wird im Verlauf der Krise eine manifeste Vorstellung, die weiterverfolgt und im Zuge dessen immer konkreter wird)
3. **Entschluss** (der Plan ist fertig – Tag, Stunde und Ort sowie die Art der Tötung stehen fest; im Verhalten tritt jetzt oft eine Änderung ein: Da alle Probleme plötzlich nichtig sind, wirken die Betroffenen nach außen hin plötzlich gelöst und entspannt)

CAVE: Die plötzliche Veränderung von Gemütszuständen bei psychiatrischen Zustandsbildern ist selten ein gutes Zeichen!

Die präsuizidale Trias nach Erwin Ringel

Die präsuizidale Trias ist ein vom österreichischen Psychiater Erwin Ringel in den 1950er-Jahren entwickeltes Werkzeug zur Erkennung von akuter Suizidalität im therapeutischen Kontext. Sie besteht aus:

- **Einengung**
  Die Betroffenen erleben die Welt als Anhäufung von Problemen, als ständige Bedrohung. Man unterscheidet die situative Einengung („Alles geht schief, alles entgleitet mir") von der dynamischen (gelähmt vor Angst und Panik, bleibt nur mehr ein Ausweg offen) und der zwischenmenschlichen („Ich bin alleine, verlassen und unverstanden, niemand wird mich vermissen".
- **Aggressionsumkehr**
  Der große Zorn, der sich eigentlich gegen die ungerechte Gesellschaft richtet, wird zunehmend gegen die eigene Person gekehrt („Ich habe es nicht besser verdient, es wäre das Beste für alle, wenn ich nicht da wäre".
- **Suizidphantasien**
  Die Beschäftigung mit Sterben und Tod wird immer intensiver und konkreter. Das Redebedürfnis kann manchmal recht intensiv sein, die Phantasien können auch durchaus aggressiv sein („Die werden schon sehen, was sie davon haben – na, die werden schauen, wenn ich nicht mehr da bin!").

Das folgende Gedicht aus der Zeit des Ersten Weltkriegs illustriert die Stufen der präsuizidalen Trias.

Immer enger wird mein Denken,
Immer blinder wird mein Blick,
Mehr und mehr erfüllt sich täglich
Mein entsetzliches Geschick.

Kraftlos schlepp ich mich durchs Leben,
Jeder Lebenslust beraubt,
Habe keinen, der die Größe
Meines Elends kennt und glaubt.

Doch mein Tod wird euch beweisen,
Dass ich jahre-, jahrelang
An des Grabes Rand gewandelt,
Bis es jählings mich verschlang.

Erwin Ringel[4]

Maßnahmen

Als Laie ist es nahezu unmöglich, psychiatrische Störungen zu diagnostizieren, daher ist es wichtig, die unterschiedlichen Symptome zu kennen und situationsgerecht einzuschätzen.

Beachten Sie, dass die meisten psychiatrischen Symptome auch rein körperliche Ursachen haben können! So können etwa Verletzungen des Gehirns, Vergiftungen, Schlaganfälle, Austrocknung, Fieber, Stoffwechselstörungen oder akuter Sauerstoffmangel zu psychiatrischen Symptomen führen. Für Helfende ist es wichtig, diese Ursachen immer mitzubedenken, um gegebenenfalls die notwendigen Maßnahmen setzen zu können (siehe die jeweiligen Kapitel).

Es ist jedenfalls von entscheidender Bedeutung, die Betroffenen in ihrem Leidenszustand ernst zu nehmen. Aktives Zuhören, das Anbieten von Zeit und Geduld, von Verständnis und Einfühlungsvermögen sind die wichtigsten Werkzeuge im Umgang mit jeder Art psychischen Leidens.

4 Aus: Erwin Ringel (2001): Die österreichische Seele. Hamburg, Wien: Europa-Verlag, 13. Aufl., S. 83.

Merke: Wo alle Worte zu wenig wären, da ist jedes Wort zu viel.[5]

Betroffene sollten durch Helfer*innen niemals – weder geistig (z. B. diskutieren, argumentieren, Vorwürfe) noch körperlich (z. B. festhalten) – in die Enge getrieben werden. Enge kann Angst und Abwehrverhalten und damit unter Umständen Aggression provozieren.

Die wichtigste Aufgabe der Helfenden ist die Schaffung einer angstfreien Atmosphäre.

Darüber hinaus sollten folgende Punkte beachtet werden:

- Die Betroffenen niemals alleine lassen
- Wenn möglich, Gegenstände, die zur Waffe werden könnten, außer Reichweite bringen (Selbst- und Fremdgefährdung)
- Allfällige Verletzungen versorgen
- Ärztliche Versorgung (beruhigende Medikamente o. Ä.) andenken
- Gegebenenfalls Fachpersonen beiziehen (Notfallpsycholog*innen u. a.)
- Bei akuter Selbst- oder Fremdgefährdung wäre eine Unterbringung in einer geeigneten psychiatrischen Einrichtung anzudenken (siehe Unterbringungsgesetz)

Think Box

Selbsttötung ist die extremste Form der Selbstaggression. Grundsätzlich sollte man zwischen Selbsttötung aus freiem Entschluss und Willen (z. B. als Abkürzung einer chronischen Erkrankung) und Selbstmord aufgrund psychischer Leiden unterscheiden.

In der Regel ist Selbstmord das Ergebnis einer längeren Entwicklung (siehe die verschiedenen Stufenmodelle), kann in Ausnahmefällen aber auch sehr spontan erfolgen (**CAVE:** Traumatisierung).

Jede direkte oder indirekte Ankündigung ist ernst zu nehmen. Besondere Gefährdung besteht bei depressiven Verstimmungen, Vereinsamung, Entwurzelung, Traumatisierung, Psychosen oder auch Drogenmissbrauch.

Die Betroffenen sind ernst zu nehmen. Aktives Zuhören, das Anbieten von Zeit und Geduld, von Verständnis und Einfühlungsvermögen sind die wichtigsten Werkzeuge im Umgang damit. Die Betroffene dürfen sprechen, müssen aber nicht. Argumentieren, diskutieren, Vorwürfe sind unbedingt zu vermeiden.

Psychische Erste Hilfe

Key Facts

Der Mensch als ganzheitliches Wesen hat nicht nur körperliche (essen, trinken, schlafen), sondern auch psychische (Sicherheit, Angstfreiheit) und soziale Bedürfnisse (Wertschätzung, Wahrnehmung, Anerkennung) und soll immer als dieses ganzheitliche Wesen wahrgenommen und behandelt werden.

5 Aus: Viktor Frankl (1981): Der Mensch vor der Frage nach dem Sinn. München: Piper, 2. Aufl.

Ein respektvoller und menschenwürdiger Umgang mit Hilfsbedürftigen ist Voraussetzung dafür, dass wir in der Lage sind, Menschen in Ausnahmesituationen und Krisen hilfreich und unterstützend zur Seite zu stehen. Eigene psychische Stabilität ist die Voraussetzung dafür, dass wir anderen helfen können.

Krisen sind Wendepunkte im Leben, die zu unterschiedlichen Zeiten und aus unterschiedlichen Gründen auftreten können. In Zeiten der Krise wird sicher Geglaubtes unsicher, wichtige Stützen brechen weg – der „Untergrund“ wird unsicher.

Begleitreaktionen im Rahmen einer akuten Krise können sein: Furcht, Angst, Panik, Gefühle der Hilflosigkeit, aber auch unangemessene Reaktionsmuster (Aggressivität) und Realitätsverlust sowie heftige Coping-Reaktionen (Stressreaktionen).

Psychische Erste Hilfe bedeutet, da zu sein, eine Hand zu reichen, sich Zeit zu nehmen, Gesellschaft anzubieten, allenfalls den Versuch zu machen, gemeinsam wieder ein Stück Boden unter den Füßen zu finden (Realität zu suchen, das soziale Netz zu aktivieren).

Grundsatz: Look – Listen – Link (siehe S. 177).

Methode: BASIS (siehe S. 178).

Merke: Die folgende Grundregel gilt für den Umgang mit allen Menschen, darf aber insbesondere in der Versorgung, Pflege und Betreuung kranker, verletzter oder hilfsbedürftiger Menschen niemals vernachlässigt werden: Ein respektvoller und menschenwürdiger Umgang ist nicht nur die Grundlage dafür, dass sich diese Menschen in unserer Gegenwart wohl und geborgen fühlen, sondern auch die Voraussetzung, dass wir in der Lage sind, diesen Menschen in Ausnahmesituationen und Krisen hilfreich und unterstützend zur Seite zu stehen.

Psychosoziale Krisen

Fallbeispiel

Herr Wolfgang D., kurz vor dem 27. Geburtstag, kommt zum Arzt. Seit einigen Wochen fühlt er sich traurig, antriebslos und niedergeschlagen. Ihn quälen Gefühle der Leere und der Sinnlosigkeit. Zu seinem Leben befragt, gibt er an, er hätte gerade ein Bachelor-Studium abgeschlossen, seine Firma (Kleinunternehmen im Bereich technischer Support für Landwirte) würde gut laufen, er hätte ein gutes Verhältnis zu seiner Familie ebenso wie zu seiner festen Freundin, deswegen könne er sich seine Niedergeschlagenheit nicht erklären und vermute eine körperliche Erkrankung (Leukämie oder eine andere Krebserkrankung). Nach zahlreichen ergebnislosen Untersuchen empfiehlt der Arzt Herrn D. eine psychotherapeutische Abklärung. Dort zeigt Herr D. depressive Symptome und erklärt, er würde unter einer schweren Psychose leiden. In der zweiten Sitzung kommt er darauf zu sprechen, dass die Beziehung zur Freundin nicht ganz rund laufe, er würde gerne heiraten, sie lehne das aber dezidiert ab. Der Wunsch, zu heiraten, wird in weiterer Folge zum beherrschenden Thema. Es stellt sich heraus, dass die Freundin nicht nur die Heirat ablehnt, sondern die Verbindung auch sonst, trotz Herrn D.s fortgesetzten enormen Einsatzes, als eher unverbindlich betrachtet, sodass die Beziehung eigentlich auf sehr wackeligen Beinen steht. Die depressiven Symptome verstärken sich.

In der nächsten Stunde kommt das Gespräch auf die Familie. Herr D. bewundert seinen Vater. Er sei nicht nur sein bester Freund, sondern in der Art, wie er sein Leben gemeistert habe, auch sein großes Vorbild. Er hätte mit 27 sein eigenes Haus gehabt, wäre beruflich gesichert und verheiratet gewesen. Er wäre auch gern so erfolgreich wie sein Vater, und eigentlich würde ihm da nur mehr die Hochzeit fehlen. Der Zusammenhang zwischen seinem verzweifelten Kampf um eine offensichtlich aussichtlose Beziehung und seiner Angst, beim bevorstehenden 27. Geburtstag als Versager dazustehen, wird Herrn D. in diesem Moment bewusst. Zur nächsten Sitzung erscheint er mit der Botschaft, er und seine Freundin hätten sich zur beiderseitigen Erleichterung einvernehmlich getrennt, seither wären alle quälenden Symptome verschwunden und er würde sich jetzt sogar auf seinen 27. Geburtstag freuen, denn genau genommen hätte er auch ohne Hochzeit durch seine beruflichen Erfolge den Vater ja bereits überflügelt. Dieser hätte ihm erst zuletzt bestätigt, wie stolz er auf seine Erfolge sei. Die Erleichterung hält auch über die nächsten Wochen an.

Was sind Krisen und wie entstehen sie?

Im Laufe des Lebens treten immer wieder Situationen ein, die außergewöhnlich und unerwartet sind, den gewohnten Alltag und liebgewordene Abläufe unterbrechen oder auch völlig auf den Kopf stellen können. Solche Ereignisse können äußere Katastrophen sein, sehr oft sind es aber physische (Unfälle), psychische (Verlust des Sicherheitsgefühls) oder soziale (Tod von Angehörigen) Veränderungen. Der durch diese Krisen hervorgerufene Stress (subjektives Erleben von Bedrohungen durch Neues, Unbekanntes, Unsicheres) kann zu sogenannten psychosozialen Krisen führen.

Welche psychosozialen Krisen unterscheiden wir?

Je nach Situation und Anlass unterscheiden wir verschieden Arten psychosozialer Krisen.

- **Entwicklungs- oder Veränderungskrisen**
  Eine neue Situation stellt das bisher Gewohnte auf den Kopf
  (Schuleintritt, Heirat, Umzug, Pensionierung ...)
- **Soziale Krisen**
  Bisher gewohnte Beziehungen zerbrechen, der soziale Status geht verloren
  (Jobverlust, Verlust einer Vertrauensstellung, Beziehungsabbrüche ...)
- **Traumatische Krisen**
  Äußere Ereignisse bedrohen die eigene Sicherheit, sicher geglaubter Lebensboden geht verloren (Tod und Krankheit, Lebensbedrohung ...)

Alle diese Ereignisse können tiefe Einschnitte in das Leben uns anvertrauter Personen bedeuten, zu massiven Einschränkungen im täglichen Leben und zum Verlust der Lebensfreude bis hin zur Suizidalität führen. Da wir oftmals die erste Anlaufstelle für diese Personen sind, wenn sie Schutz und Hilfe benötigen, ist es sinnvoll, sich mit den Grundlagen der psychischen Ersten Hilfe auseinanderzusetzen.

Was bedeutet psychische Erste Hilfe?

Psychische Erste Hilfe oder psychische Unterstützung ganz allgemein ist nicht die Anwendung eines verstandesmäßig erfassten Maßnahmenkatalogs, sondern ehrliches Mitempfinden für die seelische Not der uns Anvertrauten sowie innere Bereitschaft und Fähigkeit, der Situation entsprechend intuitiv zu handeln.

CAVE: Psychische Erste Hilfe ist ein Abfedern der ersten, mitunter recht heftigen Reaktionen und dient der Verhinderung weiterer Eskalation. Keinesfalls ist psychische Erste Hilfe Psychotherapie oder klinisch-psychologische Beratung oder kann eine solche ersetzen!

Im Zweifelsfall sind die Betroffenen immer einer professionellen Betreuung zuzuführen.

Mit welchen Reaktionen müssen Helfende gegebenenfalls rechnen?

Menschen, die unvermittelt in eine psychische Krise geraten, können so unterschiedlich reagieren, wie Menschen eben unterschiedlich sind. Trotzdem folgt auch hier das Verhalten gewissen psychischen Gesetzen. Daher lohnt es sich, sich mit diesen auseinanderzusetzen.

Begleitreaktionen im Rahmen einer akuten Krise:

- Furcht
- Angst, Panik
- Gefühl der Hilflosigkeit
- Unangemessene Reaktionsmuster
- Realitätsverlust

Stressreaktionen (Coping-Reaktionen)

Menschen, die unvermittelt in eine Krise geraten, weil sie etwa mit einer schrecklichen Krankheitsdiagnose oder einer unerwarteten Todesnachricht konfrontiert werden, geraten dadurch in eine Stresssituation und können entsprechendes, von außen irrational anmutendes Verhalten zeigen:

- Weinendes Zusammenbrechen, Verzweiflung, Hilflosigkeit
- Aggressionen (gegen die Überbringer*innen der Nachricht oder auch gegen die Welt im Allgemeinen, das Schicksal, Gott ...)
- Versinken in Starre (psychischer Schock)
- Aktionismus (muss jetzt sofort dringende Aufgaben erledigen wie Staubsaugen oder Geschirrabwaschen)

Phasen der Trauer[6]

Nach diesem Modell verläuft ein Trauer-, Abschieds- oder Sterbeprozess in fünf Phasen, die einzeln, nacheinander oder in wiederkehrenden Schleifen ablaufen können:

- Leugnen
- Ankämpfen
- Verhandeln
- Traurigkeit
- Akzeptanz

Auch diese Reaktionen können gemeinsam mit den oben genannten Stressreaktionen auftreten.

---

6 Nach Doreen Oelmann (2008): Das Fünf-Phasen-Modell. Zum Sterbeprozess nach Kübler-Ross. München: Grin.

Was dürfen Hilfsbedürftige von uns erwarten?

- Nähe, Wärme, ehrliche Anteilnahme: Es interessiert mich, wie es dir geht; ich nehme mir Zeit für dich, ich höre dir zu, ich sehe und erfülle nach Kräften deine Bedürfnisse.
- Achtung aufgrund von Würde, Individualität und Selbstwert: Mit dem Namen ansprechen; Blickkontakt; sich Zeit nehmen; Zulassen und Akzeptieren von Sonderwünschen und „religiösen" Bedürfnissen – z. B. die alte Dame, die sich vor einem Transport ins Krankenhaus von ihren Zimmerpflanzen verabschiedet: Sie tut das aus einem tiefen Bedürfnis heraus; sie hat ein Recht darauf, das man ihr nicht verweigern sollte.

CAVE: Körperkontakt wie Hand halten, die Schulter berühren – möglichst nicht darüber hinaus – kann in manchen Fällen hilfreich und beruhigend sein, in manchen Fällen aber auch kontraproduktiv. Hier ist Fingerspitzengefühl gefragt.

Wie kann man ein Unterstützungsgespräch gestalten?

In seinem Buch „Der Mensch auf der Suche nach dem Sinn" (Frankl, 1985) prägte der österreichische Psychiater Viktor Frankl den Ausspruch: „Wo jedes Wort zu wenig ist, da ist auch jedes Wort zu viel." Was er damit sagen wollte, ist, dass es im Leben Situationen gibt, in denen es besser ist, nichts zu sagen, weil durch Worte im Augenblick nichts zu erreichen ist. In Situationen, in denen man sich einem schlimmen Schicksal ungeschützt ausgeliefert fühlt, können Worte die Situation nur schlimmer machen, weil vorschneller Trost oder noch so gut gemeinte Ratschläge das Gefühl der Hilflosigkeit und der seelischen Einsamkeit vergrößern, statt sie zu beseitigen.

Was Betroffene in dieser Situation fühlen, ist Hilflosigkeit, Verlassenheit und abgrundtiefe Verzweiflung. Was sie brauchen, ist das Gefühl, nicht ganz alleine zu sein. Was sie benötigen, ist die **Nähe** einfühlsam Helfender, die willens und in der Lage sind, alle möglichen Reaktionen **auszuhalten**, die willig und mit offenem Ohr **zuhören** und, **wenn nötig**, auch in der Lage sind, gemeinsam zu **schweigen**. Folgende Gestaltungsmodelle empfiehlt dazu die Literatur.

Look – Listen – Link
Das sind die Grundprinzipien der psychischen Ersten Hilfe, also: hinschauen, zuhören und Hilfe vermitteln.

- **Hinschauen**: Stress- bzw. Krisensituation als solche wahrnehmen und erkennen.
- **Zuhören und beobachten**: Worin genau besteht das Problem, was genau braucht die Person?
- **Hilfe vermitteln, Sicherstellen eines sozialen Netzes**: Erst jetzt kann man notfalls darangehen, an das Erarbeiten einer Lösung zu denken. Auch die Weitervermittlung an andere Stellen kann hier überlegt werden.

Aktives Zuhören
Aktives Zuhören ist eine vom Psychotherapeuten Carl Rogers entwickelte Technik, die ein **völliges Einlassen** des Zuhörers*der Zuhörerin auf sein*ihr Gegenüber und das Wahrnehmen dieses Gegenübers in allen Nuancen seiner*ihrer verbalen und nonverbalen Kommunikation voraussetzt. Dies erfordert von der helfenden Person Übung, Konzentration, Zeit und natürlich den **ernsthaften Willen**, sich auf die Bedürfnisse des Gegenübers einzulassen.

Als **Voraussetzungen** definiert die Personzentrierte Psychotherapie:

- Eine empathische und offene Grundhaltung
- Ein authentisches und kongruentes Auftreten
- Die hundertprozentige Akzeptanz und positive Beachtung der anderen Person

Folgendes **Vorgehen** prägt das aktive Zuhören:

- Sich auf das Gegenüber einlassen, konzentrieren und dies durch die eigene Körperhaltung ausdrücken
- Mit der eigenen Meinung zurückhaltend umgehen
- Nachfragen bei Unklarheiten
- Zuhören heißt nicht automatisch gutheißen
- Pausen aushalten – sie können ein Zeichen für Unklarheiten, Angst oder Ratlosigkeit sein
- Auf die eigenen Gefühle achten, sie spiegeln die Gefühle des Gegenübers wider
- Die Gefühle des Gegenübers erkennen und ansprechen
- Bestätigende kurze Äußerungen („Ja", „Aha", „Hmm" ...)
- Geduld haben und den*die Sprecher*in nicht unterbrechen, ausreden lassen
- Blickkontakt halten
- Sich durch Vorwürfe und Kritik nicht aus der Ruhe bringen lassen
- Empathie üben und sich innerlich in die Situation des Gegenübers versetzen

Das BASIS-Modell

Das BASIS Modell ist ein Gesprächsmodell aus der Krisenintervention. Es kann aber auch für die Gesprächsführung in der psychischen Ersten Hilfe sehr hilfreich sein.

BASIS ist ein Akronym und steht für **B**eziehung schaffen – **A**bschätzen der Bedürftigkeit – **S**truktur geben – **I**nformieren – **S**icherstellen des Auffangnetzes

- **Beziehung schaffen**
  - Vorstellen (Austausch der Namen)
  - Vertrauen schaffen (Verschwiegenheit)
  - Umfeld gestalten (sich Zeit nehmen, Ruhe und Sicherheit vermitteln)
  - Schweigen aushalten
- **Abschätzen der Bedürftigkeit**
  - Bei Überwältigung: Verarbeitung (im ersten Anlauf ist mein Gegenüber unter Umständen noch gar nicht in der Lage, Zeit, Ort und Situation richtig wahrzunehmen, von gesprochenen Worten gar nicht zu reden)
  - Rede-/Schweigebedürfnis wahrnehmen und aushalten
  - Kontakt halten („Ich bin da, ich interessiere mich für dich")
  - Nicht „agieren", sondern kommen lassen: Mein Gegenüber bestimmt das Tempo
- **Struktur geben**
  - Reaktivieren („Könnte ich bitte ein Glas Wasser haben?" – Erstes sanftes Wiederandocken an die Realität)
  - Nächste Maßnahmen („Wie tun wir weiter?")
  - Unklarheiten klären
- **Informieren**
  - Fragen ehrlich beantworten
  - Reaktionen erläutern, normalisieren („Warum reagiere ich so komisch?")

- **Sicherstellen des Auffangnetzes**
  - Soziales Netz aktivieren („Wen möchten Sie sehen, sprechen?“, „Wer kann weiter für Sie da sein?“)
  - Sicherstellen des Auffangnetzes (Verwandte, Bekannte, Pflege- und Betreuungspersonen aktivieren)

Think Box

Psychische Erste Hilfe dient dem Auffangen und Abmildern erster Emotionen in einer akut auftretenden Krise. Sie ist wichtig zur Deeskalation und auch zur Suizidverhütung.

Psychische Erste Hilfe ist keine Psychotherapie und kann eine solche auch nicht ersetzen, sie dient der Überbrückung der Akutphase, bis das soziale Netz der Betroffenen wieder greift oder die Betroffenen an psychosoziale Fachkräfte weiterverwiesen werden können.

Psychische Erste Hilfe ist nicht das Befolgen eines technischen Maßnahmenkatalogs, sondern erfordert ein hohes Maß an Einfühlungsvermögen, Authentizität und Fingerspitzengefühl sowie die Bereitschaft, sich auf sein Gegenüber mit allen Aspekten des menschlichen Seins einzulassen.

Helfende müssen in der Lage sein, sowohl mit unangemessenen oder überschießenden Emotionen des Gegenübers als auch mit Vorwürfen oder minutenlangem Schweigen zurechtzukommen.

Hilfsmittel zur Gestaltung eines Erste-Hilfe-Gesprächs sind das Look-Listen-Link-Modell, das aktive Zuhören und das BASIS-Modell.

Fragen zur Überprüfung des Wissens

1. Was bedeutet Bewusstsein und warum ist sein Fehlen lebensgefährlich?
2. Was versteht man unter quantitativen Bewusstseinsstörungen?
3. Welche häufigen Ursachen führen zu quantitativen Bewusstseinsstörungen?
4. Was versteht man unter qualitativen Bewusstseinsstörungen?
5. Welche häufigen Ursachen führen zu qualitativen Bewusstseinsstörungen?
6. Welche Formen von Denkstörungen können wir unterscheiden?
7. Was sind die wichtigsten Punkte im Umgang mit psychiatrischen Patient*innen?
8. Was sind die häufigsten Ursachen für Verwirrtheit, Delir oder ähnliche psychomotorische Erregungszustände?
9. Welche Maßnahmen treffen wir bei Patient*innen mit psychomotorischen Erregungszuständen?
10. Welche Formen von Angststörungen können wir unterscheiden?
11. Was unternehmen wir, wenn Patient*innen Angst zeigen, wie gehen wir damit um, wie können wir Patient*innen unterstützen?
12. Was sind die Schlüsselsätze bei Panikattacken?
13. Was verstehen wir unter Suizidalität?
14. Welche Faktoren können Suizidalität fördern?
15. Was können Hinweise auf Suizidalität sein?
16. Wie können wir den Weg in die Suizidalität beschreiben?
17. Was verstehen wir unter präsuizidaler Trias?

18. Was sind die wichtigsten Punkte im Umgang mit Suizidalen?
19. Welche Dinge sind im Umgang mit Suizidalen unbedingt zu vermeiden?
20. Was bedeutet psychische Erste Hilfe, was kann sie leisten und was nicht?
21. Was ist eine „psychosoziale Krise“?
22. Welche psychosozialen Krisen können wir unterscheiden?
23. Mit welchen Verhaltensmustern und Reaktionen müssen Helfende gegebenenfalls rechnen?
24. Welche sind die „Fünf Phasen der Trauer“ nach Kübler-Ross?
25. Was dürfen Hilfsbedürftige von uns erwarten?
26. Wie kann man ein Unterstützungsgespräch gestalten?
27. Was bedeutet das Konzept „Look – Listen – Link“?
28. Was bedeutet das Konzept „BASIS“?
29. Was bedeutet „aktives Zuhören“?

14. Kapitel: Psychohygiene für Helfer*innen

Walter Zell

Was ist und warum beschäftigen wir uns mit Psychohygiene?

Key Facts

Arbeit im medizinischen Bereich verlangt von allen Betroffenen großen körperlichen und geistigen Einsatz und kann uns schnell einmal an die Grenzen unserer Belastbarkeit bringen. Weil aber gerade Menschen, die im medizinischen Bereich arbeiten, meistens auch großes Engagement, viel Liebe zur Sache und eine hohe Bereitschaft mitbringen, sich einzusetzen und zu bemühen, kann es recht rasch passieren, dass wir uns übernehmen und unsere Kräfte überstrapazieren – dass wir uns, um das Kind beim Namen zu nennen, mehr Stress aussetzen, als uns guttut.

Da die ständige Überlastung des Systems aber zu ernsthaften gesundheitlichen Folgen führen kann – das Burn-out-Syndrom ist nur eine der vielen Möglichkeiten –, soll das folgende Kapitel ein wenig das Bewusstsein dafür schärfen, wo wir damit aufhören, unser Bestes zu tun, und damit beginnen, uns selbst Schaden zuzufügen – und wie wir uns vor diesem Schaden schützen können.

Hygiene ist die Wissenschaft von der Erhaltung der Gesundheit und der Vermeidung von Krankheiten. Psychohygiene soll uns darauf hinweisen, dass Krankheit nicht nur den Körper (die Physis) betreffen kann, sondern auch die Psyche. Weil Körper und Psyche aber eine Einheit bilden und einander ununterbrochen gegenseitig beeinflussen, gibt es die Gesundheit des einen nicht ohne die Gesundheit des anderen. Darum ist es wichtig, sich nicht nur mit der Gesunderhaltung des Körpers, sondern auch mit der der Gesunderhaltung der Psyche auseinanderzusetzen. Und die Frage, was unsere Psyche krank machen kann, führt uns unmittelbar zum Thema Stress.

Stress und Stressbewältigung

Fallbeispiel

Frau Katrin R., 21 Jahre alt, steht kurz vor einer größeren Prüfung. Sie ist so nervös wie immer bei Prüfungen und hat – auch so wie immer – das Gefühl, noch Zeit zu brauchen. Aber der Termin ist da und sie entschließt sich, trotz schlechten Gefühls zur Prüfung zu gehen. Vor dem Prüfungslokal trifft sie ein paar Kolleginnen und Kollegen, die alle ähnlich nervös sind wie Frau R. Von einer der Kolleginnen wird sie gebeten, ihr rasch noch eine der Prüfungsfragen zu erklären, und tatsächlich – Frau R. kann weiterhelfen und fühlt sich ein bisschen gestärkt. Endlich aufgerufen, wird sie vom Prüfer ziemlich unfreundlich in Empfang genommen, offensichtlich hat er sich gerade geärgert. Frau R. fühlt, wie die Nervosität wieder steigt. Der Prüfer, immer noch gereizt, formuliert die erste Frage. Frau R. denkt noch: „Super, das habe ich draußen gerade erklärt!" Dann sitzt sie da, starrt den Prüfer mit schreckgeweiteten Augen an und bringt kein Wort über ihre Lippen. Irgendwie fällt ihr nichts mehr ein. Die leise Antwort: „Vor fünf Minuten hab ich das noch gewusst" quittiert der Prüfer mit einem höhnischen Lächeln und einem „Danke, nicht genügend". Frau R. verlässt traurig und verwirrt den Raum. Kaum draußen, fällt ihr die Antwort wieder ein.

Key Facts Stress

Stress ist ein lebenswichtiger Mechanismus in unserem Körper, der unser Überleben sichern soll. Es ist im Wesentlichen eine vom Gehirn (siehe vegetatives Nervensystem) vermittelte hormonelle Reaktion, die uns u. a. die Energie, die Kraft und die Konzentrationsfähigkeit gibt, die mehr oder weniger bedrohlichen Herausforderungen des Lebens zu bewältigen. Stress kann auch als Aktivität des Sympathikus übersetzt werden, die wichtigsten Bestandteile dabei sind die Hormone der Nebenniere, die Katecholamine (Adrenalin und Noradrenalin) und die Corticosteroide (Cortisol).

Da es in bedrohlichen Situationen lebenswichtig sein kann, schnell zu reagieren, werden durch die Hormone im Gehirn gespeicherte automatische Reaktionen ausgelöst (vgl. Fight – Flight – Freeze), gleichzeitig wird bei zunehmender Bedrohung das freie Denken mehr und mehr blockiert (im Sinne von: Keine Zeit zum Nachdenken! Lauf!). Gelingt es uns, eine stressige Situation erfolgreich zu bewältigen, die ausgeschütteten Hormone auszunutzen, belohnt uns das Gehirn mit Glücksgefühlen (Eustress). Gelingt uns das nicht, sind wir in der Bewältigung gehemmt oder von der Menge überwältigt, treten negative Gefühle wie Frustration und Niedergeschlagenheit auf (Distress).

Wir unterscheiden den situativen Stress (eine Situation, die gut oder schlecht ausgehen kann) vom kumulativen oder chronischen Stress (eine Stresssituation folgt auf die nächste, die erfolgreiche Bewältigung ist gehemmt) und vom traumatischen Stress (eine Situation ist so überwältigend, dass der Organismus einige Zeit und unter Umständen Unterstützung von außen braucht, um wieder ins Geleichgewicht zu kommen). Es ist wichtig, um Entstehung und Auswirkung von Stress Bescheid zu wissen, da Stresssituationen nicht zu vermeiden sind und daher ein vernünftiger Umgang damit (davor, währenddessen und danach) zur dauerhaften Erhaltung der Gesundheit unerlässlich ist.

Die Arbeit mit leidenden und bedürftigen Personen ist mit viel Verantwortung verbunden und erfordert von den Helfenden einen hohen körperlichen und seelischen Einsatz. Hoher Einsatz bedeutet aber auch ein hohes Stressniveau, und ein dauerhaft hohes Stressniveau kann sich negativ auf unsere Gesundheit auswirken. Deshalb ist es sinnvoll, sich mit den Fragen zu beschäftigen, was Stress ist, wie er entsteht, wie man Stress bei sich selbst und jenen Personen, die einem anvertraut sind, erkennt und wie man mit spezifischen Stressbelastungen umgeht.

Was ist denn Stress überhaupt?

Stress ist ein biologischer Mechanismus, der allen Lebewesen zur Verfügung steht und sie befähigen soll, mit den Herausforderungen des Lebens fertig zu werden – oder, kurz gesagt: Stress soll uns helfen, aus gefährlichen Situationen heil herauszukommen. Er ist ein biologischer Mechanismus, der uns u. a. Energie, Kraft und Konzentrationsfähigkeit ermöglicht. Stress ist also ein wichtiger Mechanismus, der unser Überleben sichert.

Was passiert bei Stress?

Bei Stress werden verschiedene Hormone (v. a. Katecholamine und Glucocorticoide) freigesetzt, die uns stärker und leistungsfähiger machen. Wenn wir diesen Hormonschub und die damit verbundene Kraft und Energie ausnützen können, um die Gefahr zu besiegen, die Prüfung zu bestehen oder die Herausforderung zu bewältigen, normalisiert sich der Hormonspiegel wieder, unser Gehirn belohnt uns mit Glückgefühlen, wir fühlen uns gut, stark und glücklich. Diese Situation bezeichnen wir als **Eustress** oder auch „guten Stress".

Können wir die freigesetzten Kräfte nicht nutzen, um die Situation zu bewältigen, weil wir keine Lösung finden, die Gegenkräfte zu groß sind oder uns die Gesamtsituation keine Chance lässt, muss der Körper viel Energie aufwenden, um das Hormonsystem wieder ins Gleichgewicht zu bringen. Wir fühlen uns schwach, erschöpft und verspüren andere depressive Symptome. Diese Situation bezeichnet man als **Disstress** oder auch als „schlechten Stress".

Warum kann Stress uns krank machen?

Bei Stress werden durch die freigesetzten Hormone folgende automatische Reaktionen ausgelöst: **flüchten – kämpfen – totstellen**.

Um eine Antwort auf die Frage zu finden, warum Stress uns krank machen kann, müssen wir uns bewusst machen, dass Stress ein schon sehr alter Mechanismus ist, der bei allen tierischen Lebewesen und (in modifizierter Form) sogar bei Pflanzen vorkommt und bei Gefahren bestimmte Reaktionen auslöst, die in der Literatur als Flucht-Kampf-Reaktion (engl. fight – flight – freeze) bezeichnet werden. Wenn ein Höhlenmensch auf freier Wildbahn einem wilden Tier begegnete, gab ihm der Stress das Gefühl der Angst und den Antrieb, sofort davonzulaufen und sich zu verstecken. War Davonlaufen nicht mehr möglich, dann steigerte sich die Angst zu Aggression und zum Antrieb, anzugreifen, um das Raubtier dadurch abzuschrecken, zu vertreiben oder sogar unschädlich zu machen.

Etwas schwieriger nachzuvollziehen ist die Sinnhaftigkeit des Totstellens. Beobachten kann man diese Reaktion als „natürlichen Vorgang" bei Kleinkindern, wenn sie bei Gefahr die Augen schließen, oder auch bei Jungtieren. Wenn sich etwa einem Reh, das mit seinem frischgeborenen Jungen im hohen Gras liegt, eine Gefahr (Raubtier, Mensch) nähert, springt die Mutter auf und läuft davon, während das Jungtier stocksteif liegen bleibt und Augen, Schweißdrüsen, Tränendrüsen usw. verschließt (um keinen Geruch mehr auszuströmen) und auf diese Weise unbemerkt bleibt – also ein durchaus sinnvoller Vorgang.

Beim erwachsenen Menschen greift der Organismus auf diese Reaktion zurück, wenn einerseits das zuständige Alarmzentrum im Gehirn die Gefahr als enorm groß empfindet und sich andererseits hilflos fühlt, weil sowohl Flüchten als auch Angreifen unmöglich scheinen. Ein typisches Beispiel ist das sogenannte „Blackout“ bei einer Prüfung, wenn einem Dinge, die man kurz zuvor noch sicher gewusst hat, plötzlich nicht mehr einfallen, Hier fühlt sich unser Gehirn in einer Situation, die als absolut bedrohlich erlebt wird, während gleichzeitig Flüchten oder Kämpfen nicht mehr möglich sind. Das Gehirn reagiert dann mit Abschalten und so tun, als wäre man nicht da.

Im Beispiel mit der Prüfung liegt auch die Antwort auf die Frage: „Warum macht uns Stress krank“? Der Urmensch konnte in Lebensgefahr geraten und sich dieser Lebensgefahr durch Flucht oder Kampf entziehen. Leider hat jedoch unser Alarmsystem mit der technischen und sozialen Entwicklung nicht Schritt gehalten. Es reagiert auf alltägliche Herausforderungen des Lebens immer noch so, als wären wir in Lebensgefahr, und löst durch Angst oder Aggression Flucht oder Kampfverhalten aus. Leider aber können wir in vielen Situationen, denen wir heutzutage ausgesetzt sind, weder zielgerichtet kämpfen noch flüchten. Das führt zu **Fehlreaktionen**. Wenn wir eine Prüfung zu absolvieren haben, dann kann uns die Angst lähmen, und wenn wir unter Zeitdruck im Stau stehen, dann führt die gesteigerte Aggressivität oft zu lebensgefährlichem Verhalten. Dazu kommt, dass eine große Gefahr schnelles Handeln erfordert und keine Zeit lässt für langes Nachdenken. Deshalb blockiert Stress das Denken und lässt nur mehr gespeicherte Automatismen zu – je größer die Bedrohung erscheint, desto mehr. Auch das ist bei einer Prüfung, einer Rede vor Publikum oder bei der Versorgung Hilfsbedürftiger eher hinderlich. Daraus ergibt sich aber, dass wir wichtige Handlungen und Abläufe, wie etwa die Handgriffe bei einer Reanimation oder generell bei Erste-Hilfe-Leistungen, so intensiv trainieren müssen – damit sie auch in herausfordernden Stresssituationen automatisch ablaufen können. Oder, wie der Volksmund sagt: Wir müssen alle diese Dinge „im kleinen Finger haben“.

Welche Arten von Stress können wir unterscheiden?

Grundsätzlich unterscheiden wir **situativen Stress**, jenen Stress also, der uns aus einer konkreten Situation heraushelfen soll, von **chronischem und kumulativem Stress**, der besteht, wenn wir in einer dauernden Stresssituation gefangen sind und kaum mehr Möglichkeiten zur Unterbrechung der Dauerschleife finden (etwa Arbeit im medizinischen Bereich) bzw. wenn sich der aktuelle Stress laufend zum bereits bestehenden hinzuaddiert. Vom **traumatischen Stress** sprechen wir, wo eine erlebte Situation das System derart überlastet, dass das, was sich beim chronischen Stress über Wochen, Monate, manchmal Jahre kontinuierlich aufbaut, innerhalb weniger Minuten geschieht.

Führt der kumulative Stress uns in Richtung **Burn-out-Syndrom**, so ist die unangenehmste Komplikation beim traumatischen Stress die **akute Belastungsreaktion**, während der uns Schuldgefühle, Grübeln und Albträume, Vermeidungsverhalten und psychische Übererregbarkeit, Schlaf-, Appetit- und Freudlosigkeit unter Umständen mehrere Tage lang zeigen, dass sich unsere Psyche mit dem Problem noch auseinandersetzen, es bewältigen muss, um sich diesem Problem in Zukunft nicht mehr hilflos ausgeliefert zu fühlen. Wenn die Bewältigung nicht gelingt, kann die sogenannte **posttraumatische Belastungsstörung** eintreten.

Situativer Stress beschreibt den Zustand, in den wir geraten, wenn wir uns vor eine Herausforderung gestellt sehen, die wir zu bewältigen haben und deren Ausgang unsicher ist. Bemerkenswert dabei ist, dass in vielen Fällen nicht so sehr die objektive Gefahr für die Stärke der Stressreaktion ausschlaggebend ist, sondern vielmehr die subjektive Wahrnehmung der Situation. Das heißt, nicht die tatsächliche Größe der Gefahr ist dafür ausschlaggebend, wie groß der Stress ist, sondern das, was unser Gehirn daraus macht. Das ist auch der Grund, warum Menschen in derselben Situation oft völlig unterschiedlich reagieren.

Diese **subjektive Wahrnehmung** ist das Ergebnis der Dinge, die wir im Laufe unseres Lebens gelernt haben – unserer **Lebenserfahrung**, Weil wir als Menschen aber in der Lage sind, ständig dazuzulernen, müssen wir nicht auf dem momentanen Stand stehen bleiben. Wir können unsere Lebenserfahrung erweitern und verändern. Manche Menschen behaupten, dass man sich Stress immer selbst macht. Das ist zwar eine grobe Verallgemeinerung, aber ein Körnchen Wahrheit steckt schon darin. Wir können durch einen entsprechenden Umgang mit einzelnen Situationen, durch Lernen und Üben die Stärke unserer Stressreaktionen selbst beeinflussen.

Beispiel Prüfungsangst: Viele Menschen geraten in Stress, wenn sie eine Prüfung ablegen sollen. Das ist grundsätzlich gut, weil es uns hilft, uns zu konzentrieren und die volle Leistungsfähigkeit unseres Organismus für die Prüfung zu mobilisieren.

Merke: Eine gewisse Anspannung ist wichtig für die Leistungsfähigkeit.

Nimmt der Stress zu, merkt man, dass die Angst größer wird. Das Kampf-Flucht-System wird aktiviert, man kann nicht mehr richtig schlafen, fühlt sich erschöpft und müde, kann sich nicht mehr konzentrieren, ist gereizt und genervt und zittert dem Tag der Prüfung entgegen. In dieser Situation wird es mit dem Vorbereiten und Lernen immer schwieriger, weil das Gehirn sich darauf konzentriert, zu flüchten.

Im Extremfall kann sich der Stress so weit steigern, dass es bei der Prüfung zum „Blackout" kommt und dem Prüfling nicht einmal mehr die Dinge einfallen, die er*sie gerade noch gewusst hat (vgl. „Totstellen").

Stressprävention

Merke: Wenn ich aufgrund privater Sorgen und Probleme nicht mehr aus noch ein weiß, nicht mehr schlafen oder essen kann, unkonzentriert, gereizt und empfindlich bin, dann bin ich mit ziemlicher Sicherheit nicht mehr in der Lage, die mir Anvertrauten so zu behandeln und zu pflegen, wie sie es verdienen. Dann bin ich nicht mehr in der Lage, in Ausnahmesituationen gezielt zu handeln, ohne die eigene Gesundheit oder die Gesundheit der mir Anvertrauten zu gefährden.

Wenn eine belastende Situation entsteht und damit Stress im Körper ausgelöst wird, dann addiert sich dieser Stress zu jenem Grundstress dazu, der ohnehin schon im Körper vorhanden ist. Wir werden diesem Phänomen beim „chronischen Stress" noch einmal begegnen. Je höher dieser **Grundstress** ist, desto größer die Gefahr, dass durch den zusätzlichen situativen Stress das **System außer Kontrolle** gerät und versagt. Darum ist es wichtig – v. a., wenn man aus beruflichen Gründen vielen Stresssituationen ausgesetzt ist –, den Alltagsstress unter Kontrolle zu halten.

Wie reduziert man sein Alltagsstressniveau?

Wenn wir von Stressprävention und Verkleinerung unseres Alltagsstress' reden, dann muss man vorausschicken, dass die Menschen verschieden sind und in verschiedenen Situationen sehr unterschiedlich reagieren. Das gilt nicht nur im Hinblick auf Stressauslöser, sondern auch auf **Stressprävention**. Hier können nur ein paar Ideen vorgestellt werden, die in vielen Fällen wirksam sind. Wichtig ist, sich genau anzusehen, was einem persönlich guttut.

Wir sind seit den Zeiten der ersten „Höhlenmenschen" darauf trainiert, die unangenehmen, gefährlichen Dinge, die uns begegnen, besonders intensiv wahrzunehmen. Das war damals ein Schutzmechanismus, der unser Überleben gesichert hat. Er führt aber heute oft dazu, dass wir uns auf die negativen Dinge konzentrieren und die positiven Dinge übersehen. Vor allem führt es dazu, dass unser Gehirn in unsicheren, neuen, unbekannten Situationen sicherheitshalber einmal annimmt, dass es schlecht ausgeht. Das alles vergrößert den Alltagsstress.

Wie kann man mit Alltagsstress umgehen?

Die „guten Dinge des Lebens"

Eine Möglichkeit, einzuüben, das Positive zu sehen, ist z. B. das Führen eines „Freudentagebuchs". Das heißt, jeden Tag vor dem Einschlafen notiere ich mir drei Punkte, die an diesem aktuellen Tag gut waren. Vielen von uns wird das am Anfang unter Umständen schwerfallen, aber auch, wenn dort steht: „Heute ist die Sonne aufgegangen" oder „Heute hatte ich genug zu essen", sind das positive Dinge. Wenn ich diese Übung aber lange genug konsequent durchhalte, werde ich bemerken, dass es von Tag zu Tag leichter wird, Positives zu finden.

„Positive Erlebnisse"

Das klingt ein bisschen abstrakt, ist aber eigentlich das universale Mittel zur Stressreduktion sowohl in der Prävention als auch in der Nachsorge.

Für diese Übung ist es wichtig, dass ich mir erst einmal darüber klar werde, was positive Erlebnisse für mich sind. Was macht mir Freude, was gibt mir ein positives Lebensgefühl, was hilft mir, die Sorgen des Alltags ein bisschen zu vergessen? Wichtig bei dieser Übung ist, dass ich mich – v. a. anfangs – nicht überfordere. Ein Theaterbesuch, der Besuch eines Konzerts oder einer Sportveranstaltung oder auch eine Urlaubsreise können natürlich solche positiven Erlebnisse sein, sind aber im Alltag oft schwierig unterzubringen. Wichtig ist es, dass ich Dinge habe, die ich auch umsetzen kann, wenn ich spät und todmüde von der Arbeit nach Hause komme. Das kann ein kurzer Spaziergang sein, ein paar Sportübungen, ein heißes Bad oder eine warme Dusche, Musikmachen, Singen, Musikhören, ein Buch lesen. Ich kann meine Katze streicheln, vielleicht sogar meinen Lieblingsbaum umarmen, jedenfalls irgendetwas tun, das mir Kraft gibt und Freude bereitet. Wichtig ist, dass ich mir die paar Minuten, die dafür nötig sind, tatsächlich und wirklich nur für mich nehme.

Im Grunde sollte es so sein, dass ich, wenn ich morgens aufwache, nicht daran denke, was mich heute alles Unangenehmes erwartet, sondern dass ich mir sage: Heute, wenn ich nach Hause komme, gehe ich in den Garten und streichle meinen Baum, und darauf freue ich mich. Alles andere, was der Tag so bringt, ist nur der Weg zu diesem glücklichen Moment.

Rituale

Manchmal ist es schwierig, private und berufliche Belastungen auseinanderzuhalten. Private Probleme, die ich ins berufliche Umfeld mitschleppe (siehe oben), können sich auf meine berufliche Tätigkeit ebenso negativ auswirken wie Berufliches, das ich ins Private mitnehme. Für den Umgang mit solchen Situationen haben sich „Rituale" als eher hilfreich erwiesen.

Ein Ritual ist ein Vorgang, der immer in derselben Situation auf dieselbe Art durchgeführt wird, um bei den Beteiligten bestimmte Erinnerungen, Gedanken oder Gefühle hervorzurufen. In unserem Fall geht es darum, dem Körper durch ein Ritual zu signalisieren: Jetzt ist eine Situation (z. B. Arbeit, Belastung etc.) zu Ende und eine neue Situation (z. B. Freizeit) beginnt. So ein Ritual kann etwa eine warme Dusche sein, das Wechseln der Kleidung oder ein Verabschiedungs- oder Begrüßungsritual – auch hier sind der Phantasie keine Grenzen gesetzt, Wichtig ist, dass ich mein Ritual in der jeweiligen Situation konsequent und regelmäßig umsetze, damit der Körper das Signal lernt und speichert.

Bewusste körperliche Entspannung
Übermäßiger Stress belastet nicht nur die Seele, sondern auch den Körper. Der Körper steht die ganze Zeit unter Spannung, und diese Spannung muss abgebaut werden, die Stresshormone müssen wieder ins Gleichgewicht kommen. Bewährt haben sich hier

- **Sport**
  Jede Sportart – genaugenommen müsste man sagen: jede körperliche Betätigung – ist grundsätzlich zum Stressabbau geeignet. Die einzige Bedingung: Es muss mir Freude bereiten und soll keine zusätzliche Belastung bringen, weil ich mich dazu zwingen muss oder weil ich mich damit in eine Wettbewerbssituation bringe, in der ich mich beweisen muss. Weniger geeignet zum Stressabbau nach einem anstrengenden Tag sind alle Arten geistiger Betätigung (Buch lesen, lernen, passives Konsumieren etc.), weil dazu meistens die Konzentration fehlt. Hier gilt es, durch Bewegung erst den Körper ins Gleichgewicht zu bringen, dann den Geist zu entspannen.
- **Entspannungstechniken**
  Wer Körper und Geist gleichzeitig versorgen möchte, dem seien Entspannungstechniken ans Herz gelegt. Der Nachteil ist: Ich muss sie erlernen. Der Vorteil ist: Wenn ich sie einmal beherrsche, habe ich ein umfassendes Werkzeug zur Hand, das mir vor, während und nach Stresssituationen hilft, Körper und Geist nachhaltig in den Griff zu bekommen. Von Autogenem Training über Progressive Entspannung nach Jacobson bis hin zu Yoga oder Tai Chi gibt es ein umfangreiches Angebot an solchen Techniken. Auch hier gilt wieder: Schauen, was mir am besten tut.
- **Atmen**
  Ein universelles Beruhigungsmittel, das immer und überall anwendbar ist und das wir alle von klein auf beherrschen, ist das Atmen. So einfach es klingt, so effizient ist es. Ein paar entspannte Atemzüge – bewusst, langsam, tief in den Bauch hinein (**CAVE**: Hektisches Brustatmen hat den gegenteiligen Effekt!) – können tatsächlich Wunder wirken. Und diese Technik können wir nicht nur für uns selbst anwenden, sondern auch für Personen, denen wir Hilfe leisten.

Vorbereitung ist alles
Wie schon oben erwähnt, gehören zu den ultimativen Stressfaktoren Unbekanntes, Unsicherheit. Ungewissheit und Hilflosigkeit. Wenn es um Stressprävention geht, dann ist es wichtig, diesen Faktoren durch optimale Vorbereitung möglichst gezielt entgegenzuwirken.

1. **Was droht mir ganz konkret?**
   Ein gutes Beispiel ist auch hier die Prüfungsangst. Was kann im Falle einer Prüfung tatsächlich passieren?

   Ich kann die Prüfung nicht bestehen. Das ist unangenehm, aber – von Ausnahmen natürlich immer abgesehen – es passiert in den meisten Fällen konkret einmal gar nichts. Vielleicht muss ich die Prüfung wiederholen, vielleicht bekomme ich einen

Job, einen Ausbildungsplatz nicht oder nicht gleich oder Ähnliches, aber das alles ist grundsätzlich nicht lebensgefährlich und passiert auch, wenn ich – als mögliche Alternative – die Prüfung nicht mache. Das heißt, die Prüfung ist nicht die Gefahr, diese Dinge zu verlieren, sondern meine Chance, die ich nutzen darf, um sie zu bekommen, indem ich zeige, was ich kann.

Oft lösen unsichere Situationen diffuse Angstgefühle aus, die das Gehirn irgendwo aus seinem Erfahrungsschatz schöpft und die eigentlich in der jeweiligen Situation übertrieben oder unangebracht sind. Daher ist der erste Schritt, sich klarzumachen: Was ist das Schlimmste, das tatsächlich (nicht vielleicht, wenn ...) passieren kann? Erst wenn ich weiß, was konkret passieren kann, kann ich mir überlegen, was ich mache, wenn das Schlimmste passiert.

2. **Sich auf die Situation einstellen**

Für unser Beispiel mit der Prüfungsangst heißt das: Ich schaue mir tunlichst vorher die Prüfungsräumlichkeiten an (oder versuche zumindest, sie mir konkret vorzustellen). Ich informiere mich über die Prüfenden – vielleicht ist es ja sogar möglich, sie vorher kennenzulernen. Welche Fragen werden gestellt, welche Antworten werden erwartet, wie bereite ich mich am besten vor, welche Unterlagen verwende ich, wie lange brauche ich, um mich ausreichend vorzubereiten? Aber auch: Wann werde ich am Prüfungstag aufstehen, was werde ich anziehen, wie werde ich an den Prüfungsort kommen? Und natürlich heißt es: Lernen, lernen, lernen, denn auch die beste psychische Vorbereitung wird nichts nutzen, wenn ich den Lernstoff nicht beherrsche.

Wenn ich mir über die konkreten Folgen klar geworden bin und sie mir überlegt habe, kann ich mir als nächstes die Frage stellen: Was erwartet mich in der Situation, die mir bevorsteht? Wie wird es dort aussehen, was werde ich dort sehen, hören, riechen etc.? Mit welchen Personen werde ich es zu tun haben, was bereite ich dafür vor, was nehme ich mit, wie werden sich die Personen verhalten, wie werde ich auf die jeweiligen Situationen reagieren usw. Je öfter ich mir die Gesamtsituation bewusst angeschaut oder vorgestellt habe, je konkreter ich all diese Fragen für mich beantwortet habe, desto mehr schalte ich Unsicherheiten und Ungewissheiten und damit Stressfaktoren aus.

3. **Körperliche Verfassung**

Ein Aspekt, der bei der Stressprävention, aber auch bei der Nachsorge gerne übersehen wird, ist die körperliche Verfassung. Krankheiten, Schmerzen oder auch andere körperliche Gebrechen sind Faktoren, die den alltäglichen Stresspegel enorm anheben und damit schnell zu einer Überlastung führen können. Aber auch viel alltäglichere Dinge wie schlechter Schlaf, Schlafmangel, unregelmäßige oder auch schlechte oder mangelhafte Ernährung ebenso wie unfreiwillige, erzwungene sexuelle Enthaltsamkeit sind Stressfaktoren, die zu einem schlechten Gesamtzustand beitragen können und im Umfeld von großen Herausforderungen unbedingt vermieden werden sollten.

Think Box

Stress ist eine Notwendigkeit des Lebens. Er beflügelt uns zu großen Leistungen und hilft uns, viele Herausforderungen des täglichen Lebens zu bewältigen. Wird der Stress zu groß, können uns seine Auswirkungen aber auch behindern, blockieren oder krank machen. Daher ist es notwendig – insbesondere, wenn man in einem Umfeld tätig ist, in dem man immer wieder in belastende Situationen gerät –, sich mit Stress, seinen Folgen und dem eigenen Umgang damit auseinanderzusetzen.

?

Fragen zur Überprüfung des Wissens

1. Was ist und warum beschäftigen wir uns mit Psychohygiene?
2. Welche Arten von Stress können wir unterscheiden?
3. Nennen Sie drei für Sie wirksame Methoden zur Stressprävention.
4. Nennen Sie drei für Sie wirksame Methoden zur Stressnachsorge.
5. Nennen Sie Symptome einer akuten Belastungsreaktion.
6. Nennen Sie Möglichkeiten zur bewussten körperlichen Entspannung.

Stichwortverzeichnis

Abbildungsverzeichnis

Bildnachweis

Adobe Stock: Abb. 3, 28–30, 32, 36–39, 45, 47, 50–54
European Resuscitation Council: Abb. 24
Firma Bode: Abb. 2
GRC: Abb. 62
Haider-Strutz, I. (2023): Anatomie – Biologie – Physiologie für Gesundheitsberufe. Wien: facultas: Abb. 26, 27, 44
Rotes Kreuz: Abb. 1, 4–23, 25, 31, 33–35, 40–43, 46, 48, 49, 55–61, 63–66

Tabellenverzeichnis

Literaturverzeichnis

Aigner, A. et al. (2023): Handbuch Medizinrecht für die Praxis (Losebl. 36, Erg.Lief., Dez 2023). Wien: Manz.

Aktionsbündnis Patientensicherheit (Hg.) (2018): APS Weißbuch Patientensicherheit. Berlin: Medizinisch Wissenschaftliche Verlagsgesellschaft.

American Academy of Pediatrics (AAP) (2013): Pediatric Education for Prehospital Professionals (PEPP). Boston: Jones & Bartlett, 3. Auflage.

Arastéh, K. et al. (2012): Duale Reihe Innere Medizin. München: Thieme.

AWMF 015/063 (2022): Peripartale Blutungen, Diagnostik und Therapie. https://register.awmf.org/assets/guidelines/015-063l_S2k_Peripartale_Blutungen_Diagnostik_Therapie_PPH_2022-09_2.pdf; (30.5.2023).

Bae, W. et al. (2020): Distribution of Pediatric Vital Signs in the Emergency Department: A Nationwide Study. Children (Basel) 7/8, 89. doi: 10.3390/children7080089. PMID: 32764263; PMCID: PMC7465456.

Bengel, J. (Hg.) (2004): Psychologie in Notfallmedizin und Rettungsdienst. Berlin: Springer, 2. Auflage.

Berzewski, H./Nickel, B. (Hg.) (2002): Neurologische und Psychiatrische Notfälle. München: Urban & Fischer.

Claßen, M. et al. (2020): Klinikleitfaden Pädiatrie. München: Urban & Fischer, 11. Auflage.

Deutscher Rat für Wiederbelebung – German Resuscitation Council e.V. (2021): ERC-Kompakt Reanimation 2021 – Leitlinien kompakt. Überarbeitete Version 2021.

Dietel et al. (2005): Harrisons Innere Medizin, 2 Bde. Berlin: ABW Wissenschaftsverlagsgesellschaft, 16. Auflage.

Dorrmann, W. (2006): Suizid. Stuttgart: Klett-Cotta, 5. Auflage.

Edmondson, A.C. (2020): Die angstfreie Organisation: Wie Sie psychologische Sicherheit am Arbeitsplatz für mehr Entwicklung, Lernen und Innovation schaffen. München: Franz Vahlen.

Enke, K. et al. (2019): Lehrbuch für präklinische Notfallmedizin. LPN Classic. Edewecht: Stumpf + Kossendey, 6. Auflage.

Fabrizy, E. E./Michel-Kwapinski, A./Oshidari, B. (2022): StGB – Strafgesetzbuch und ausgewählte Nebengesetze. Wien: Manz, 14. Aufl.

Fleming, S. et al. (2011): Normal ranges of heart rate and respiratory rate in children from birth to 18 years of age: a systematic review of observational studies. The Lancet 377/9770,1011–1018 (https://doi.org/10.1016/S0140-6736(10)62226-X).

Frankl, V. (2007): Ärztliche Seelsorge. Grundlagen der Logotherapie und Existenzanalyse. München: dtv, 12. Auflage.

Frei, F. et al. (2009): Kinderanästhesie. Berlin: Springer, 4. Auflage.

Globaler Aktionsplan für Patientensicherheit 2021–2030 (2021): Bundesministerium für Gesundheit 2021, dt. Übersetzung.

Grawe, K. (2004): Neuropsychotherapie. Göttingen: Hogrefe.

Hahn, J.-M. (2010): Checkliste Innere Medizin. Stuttgart: Thieme, 6. Auflage.

Halmich, M. (2022): Recht für Pflegeassistenten. Educa: Wien, 3. Auflage.

Halmich, M. (2022): Sterbeverfügungsgesetz. Educa: Wien.

Hansak, P. et al. (2018): LPN-Notfall-San Österreich. Lehrbuch für Notfallsanitäter, Notfallsanitäter mit Notfallkompetenzen und Lehrsanitäter. Edewecht: Stumpf + Kossendey, 3., überarbeitete Auflage.

Hellwagner, K. (2022): Selbstbestimmung am Lebensende. In: ÖGERN (Hg.): Selbstbestimmung in Grenzsituationen: Reanimation, Unterbringung, Suizidassistenz. Tagungsband IX. Wien, S. 36 ff.

Herold, G. et al. (2016): Innere Medizin 2017. Köln: Herold-Verlag.

Herold, G. et al. (2021): Innere Medizin 2021. Köln: Herold-Verlag.

Hollnagel, E. (2018): Safety-II in Practice: Developing the Resilience Potentials. Abingdon: Routledge.

Jöhr, M. (2019): Kinderanästhesie. Elsevier, 9. Auflage.

Kainer, F. et al. (2021): Facharztwissen Geburtsmedizin. Elsevier.

Kainer, F./Hasbargen, U. (2008): Emergencies associated with pregnancy and delivery: peripartum hemorrhage. Deutsches Ärzteblatt international 105/37, 629–637 (30.5.2023).

KDIGO (2012): Clinical Practice Guideline for the Evaluation and Management of Chronic Kidney Disease. Stand: 2013 (7.11.2017).

Kerbl, R. et al. (2007): Checkliste Pädiatrie. Stuttgart: Thieme.

Kitamura, T. (2010): Implementation working group for All-Japan Utstein Registry of the Fire and Disaster Management Agency. Conventional and chest-compression-only cardiopulmonary resuscitation by bystanders for children who have out-of-hospital cardiac arrests: a prospective, nationwide, population-based cohort study. Lancet 17, 375 (9723), 1347–1354. doi: 10.1016/S0140-6736(10)60064-5.

Kletečka-Pulker, M. et al. (2019): Grundzüge des Medizinrechts. Wien: Manz.

Koziol, H./Bydlinski, P./Bollenberger, R. (2002): ABGB. Wien: Verlag Österreich, 6. Auflage 2020.

Kretz, F.-J. (2019): Kinder Notfall-Intensiv: lebensrettendes Know-how. Elsevier, 4. Auflage

Landsleitner, B. (2021): Zusammenfassung der Leitlinie „Polytrauma im Kindesalter“. Notarzt 37/6, 311–312. DOI: 10.1055/a-1487-3963.

Landsleitner, B./Jung, P./Lehner, M. (2022): Das kindliche Polytrauma – neue Leitlinie. Anästh. Intensivmed 63, 307–319. DOI: 10.19224/ai2022.307.

Längle, A./Bürgi, D. (Hg). (2016): Wenn das Leben pflügt. Göttingen: Vandenhoeck & Ruprecht.

Längle, A./Holzhey-Kunz, A. (2007): Existenzanalyse und Daseinsanalyse. Stuttgart: UTB.

Larsen, R. (2016): Akutes Koronarsyndrom (ACS) und akuter Myokardinfarkt. Anästhesie und Intensivmedizin für die Fachpflege. doi: 10.1007/978-3-662-50444-4_50.

Leitlinie zu Akuttherapie und Management der Anaphylaxie – Update (2021): Allergo Journal 1/2021: https://doi.org/10.1007/s15007-020-4750-0.

Lütgendorf, Ph. et al. (2011): Das Handbuch für Notfall- und Rettungssanitäter: Patientenbetreuung nach Leitsymptomen. Wien: Braumüller.

Management of Acute Kidney Injury: Core Curriculum 2018.

Manavi, M. (2012): Gynäkologie & Geburtshilfe. Methodik bei Untersuchungen und Eingriffen. Wien: Facultas.

Millikan G. A. (1942): The Oximeter, an Instrument for Measuring Continuously the Oxygen Saturation of Arterial Blood in Man. Review of Scientific Instruments 13/10, 434: https://doi-org.ez.srv.meduniwien.ac.at/10.1063/1.1769941. Published online: 27. Dezember 2004.

Moecke, H./Marung, H./Oppermann, S. (Hg.) (2013): Praxishandbuch Qualitäts- und Risikomanagement im Rettungsdienst. Berlin: MWV Medizinisch Wissenschaftliche Verlagsgesellschaft.

Mörtl, M./Fries, D./Schlembach, D. (2012): Die postpartale Blutung. Gynäkologe 45, 178–183. https://doi-org.ez.srv.meduniwien.ac.at/10.1007/s00129-011-2871-y; https://link-springer-com.ez.srv.meduniwien.ac.at/article/10.1007/s00129-011-2871-y#citeas (30.5.2023)

NAEMT (Hg.) (2016): Präklinisches Traumamanagement: Prehospital Trauma Life Support (PHTLS). Deutsche Bearbeitung durch PHTLS Deutschland und Schweiz. München: Urban & Schwarzenberg.

Nicolai, Th. (2014): Pädiatrische Notfall- & Intensivmedizin. Heidelberg: Springer, 5. Auflage.

Nicolai, Th. et al. (2021): Pädiatrische Notfall- und Intensivmedizin. Berlin: Springer, 6. Auflage.

Österreichisches Rotes Kreuz (2022): Sanitäter_Innen Ausbildung Band 1 und 2.

Pape, H.-Ch./Kurtz, A./Silbernagl, St. (2019): Thieme-Physiologie. Stuttgart: Thieme, 9. Auflage.

Pürstl, G. (2023): StVO – Straßenverkehrsordnung. Wien: Manz, 15. Auflage.

Rall, M./Lackner, C.K. (2010): Crisis Resource Management (CRM). Der Faktor Mensch in der Akutmedizin. Notfall + Rettungsmedizin 5, 349–356.

Ring, J. et al. (2014): Guideline for acute therapy and management of anaphylaxis. Allergo J Int 23, 96–112: https://doi-org.ez.srv.meduniwien.ac.at/10.1007/s40629-014-0009-1.

Ringel, E. (2014): Die österreichische Seele. Wien: Kremayr und Scheriau.

Robert-Koch-Institut (2013): Beiträge zur Gesundheitsberichterstattung des Bundes: https://www.rki.de/DE/Content/Gesundheitsmonitoring/Gesundheitsberichterstattung/GBEDownloadsB/KiGGS_Referenzperzentile.pdf?__blob=publicationFile (12.4.2023).

Robert-Koch-Institut (2013): Referenzperzentile für anthropometrische Maßzahlen und Blutdruck aus der Studie zur Gesundheit von Kindern und Jugendlichen in Deutschland (KiGGS). Berlin, 2., erweiterte Auflage.

Schneider, H./Husslein, P./Schneider, K.-Th. (2019): Die Geburtshilfe. Berlin: Springer.

Schneider, H./Husslein, P.-W. (2016): Die Geburtshilfe. Berlin: Springer. https://link-springer-com.ez.srv.meduniwien.ac.at/content/pdf/10.1007/978-3-662-45064-2.pdf (30.5.2023).

Schrappe, M. (2018): APS-Weißbuch Patientensicherheit. Berlin: MWV.

Singh, M./Kissoon, N. (2016): Normal hemodynamic and respiratory values in children. Pediatric Critical Care Medicine 17/8, Suppl 1, 111–116.

Sjoding, M. et al. (2020): Racial Bias in Pulse Oximetry Measurement. New England Journal of Medicine 383(25), 2477–2478. AID – 10.1056/NEJMc2029240 [doi]; PMID – 33326721 4100 – https://www.nejm.org/doi/full/10.1056/NEJMc2029240.

Soar, J. (2021): European Resuscitation Council Guidelines 2021: Adult advanced life support. Resuscitation.

St. Pierre, M./Hofinger, G./Buerschaper, C. (2005): Notfallmanagement Human Factors in der Akutmedizin. Heidelberg: Springer Medizin.

Stiftung Patientensicherheit Schweiz (2021): Never-Event-Liste Schweiz, Version 18. November 2021.

Suttorp et al. (2020): Harrisons Innere Medizin. Stuttgart: Thieme, 20. Auflage.

Tebartz van Elst, L./Schramm, E./Berger, M. (2024): Psychiatrie und Psychotherapie. München: Urban & Fischer, 7. Auflage.

Thieme (Hg.) (2019): I care Krankheitslehre. Stuttgart: Thieme.

Van de Voorde, P. et al. (2021): European Resuscitation Council Guidelines 2021: Paediatric Life Support. Resuscitation 161, 327–387. doi: 10.1016/j.resuscitation.2021.02.015. https://www.cprguidelines.eu/assets/guidelines/European-Resuscitation-Council-Guidelines-2021-Pa.pdf (14.4.2023).

Vilz, T.O. et al. (2017): Ileus in Adults: https://dx.doi.org/10.3238/arztebl.2017.0508). Deutsches Aerzteblatt online, doi: 10.3238/arztebl.2017.0508, https://dx.doi.org/10.3238/arztebl.2017.0508.

Vorderholzer, U./Hohagen, F. (Hg.) (2016): Therapie psychischer Erkrankungen. München: Urban & Fischer, 12. Auflage.

Weiss, S./Lust, A. (2021): GuKG – Gesundheits- und Krankenpflegegesetz. Wien: Manz, 9. Auflage.

Weyerstahl, T./Stauber, M. (Hg.) (2013): Duale Reihe Gynäkologie und Geburtshilfe. Stuttgart: Thieme, 4., vollst. überarb. Auflage. doi: 10.1055/b-002-94109.

WHO (2012): Recommendations for the Prevention and Treatment of Postpartum Haemorrhage. WHO Guidelines, Geneva. https://apps.who.int/iris/bitstream/handle/10665/75411/9789241548502_eng.pdf;jsessionid=C8A73C513CC899CF655791F44236FBDB?sequence=1 (30.5.2023).

Zeuzem, S. (2018): Ileus. In: Duale Reihe Innere Medizin. 4. Auflage. Stuttgart: Thieme.

Internet-Links

Akutes Abdomen auf Amboss.com: https://next.amboss.com/de/article/N50-4g?q=akutesabdomen#Z65fa78006dffd500e2e8d5d58969a49e (23.5.2023).

Akutes Abdomen: https://next.amboss.com/de/article/N50-4g?q=akutesabdomen#Z65fa78006dffd500e2e8d5d58969a49e (23.5.2023).

ERC-Guidelines (2021): https://www.cprguidelines.eu/assets/guidelines/European-Resuscitation-Council-Guidelines-2021-Pa.pdf (14.4.2023).

Gastroduodenale Ulkuskrankheit auf Amboss.com: https://next.amboss.com/de/article/zg0rB2#Zd28f88477c79919bf80d984d5995d640 (23.5.2023).

https://next.amboss.com/de/article/fO0k7T?q=eug#Z6083c122556b931d52257a6367b63c6c (22.5.2023).

https://next.amboss.com/de/article/fO0k7T?q=eug#Z6083c122556b931d52257a6367b63c6c (22.5.2023).

https://register.awmf.org/de/leitlinien/detail/088-011 (22.5.2023).

https://www.ai-online.info/images/ai-ausgabe/2022/0708-2022/AI_07-08-2022_CME_Landsleitner.pdf (30.5.2023).

https://www.cprguidelines.eu/assets/guidelines/European-Resuscitation-Council-Guidelines-2021-Pa.pdf (14.4.2023).

https://www.rki.de/DE/Content/Gesundheitsmonitoring/Gesundheitsberichterstattung/GBEDownloadsB/KiGGS_Referenzperzentile.pdf?__blob=publicationFile (12.4.2023).

Ileus auf Amboss.com: https://next.amboss.com/de/article/230T3f#Zf248546dd6fad22cb9a442f7b88a1a70 (23.5.2023).

InPass Patientensicherheit: https://inpass.de/de-de/crew-resource-management-crm/ (10.1.2024).

S1-Leitlinie Empfehlung zur Therapie der akuten Appendizitis bei Erwachsenen: https://register.awmf.org/de/leitlinien/detail/088-011 (23.5.2023).

S3-Leitlinie – Polytraumaversorgung im Kindesalter: https://register.awmf.org/assets/guidelines/006-120l_S2k_Polytraumaversorgung-im-Kindesalter_2021-02.pdf (30.5.2023).

Vaginale Geburt am Termin: S3-Leitlinie: https://register.awmf.org/assets/guidelines/015-083l_S3_Vaginale-Geburt-am-Termin_2021-03.pdf (30.5.2023).

Kurzbiografien der Herausgeber*innen und Autor*innen

Alexander Aigner, MBA

Geboren 1983 in Wien, Ausbildung zum Operationsfachgehilfen und in weiterer Folge seit 2000 beim Österreichischen Roten Kreuz als ehrenamtlicher Mitarbeiter tätig. Ausbildungen bis zum Notfallsanitäter NKV sowie Ausbildung zum Lehrbeauftragten für Erste Hilfe sowie Lehrsanitäter. Postgraduale Studien in Gesundheits- und Sozialmanagement. Akademischer Psychosozialer Gesundheitstrainer. Lehrgänge in Risikomanagement und Case & Care Management. Derzeit postgraduales Master-Studium für Gesundheitsmanagement und Digital Health. Lehrbeauftragter bei Pflegeassistent*innen und Pflegefachassistent*innen für das Fach Erste Hilfe und Notfallmanagement in der Pflege an der Gesundheits- und Krankenpflegeschule im Ausbildungszentrum des Wiener Roten Kreuzes. Fachbereichsleiter Ausbildung beim Roten Kreuz Niederösterreich, Bezirksstelle Schwechat.

Alexander Hoffelner, cand. med.

1999 in Wien geboren, Beginn des Medizinstudiums im Jahr 2018 und parallel dazu präklinisch im Rettungsdienst des Wiener Roten Kreuzes sowie an der Bezirksstelle Mödling tätig. Ausgebildeter Notfallsanitäter mit Notfallkompetenz, Venenzugang und Infusion (NFS-NKV), Zertifizierter Emergency Pediatric Care Provider (EPC, BVRD/NAEMT) und Lehrsanitäter für Notfallsanitäter für das Österreichische Rote Kreuz. Engagierter Mitarbeiter des Kernteams für pädiatrische Simulation und Patientensicherheit an der Universitätsklinik für Kinder- und Jugendheilkunde, Abteilung für Neonatologie, pädiatrische Intensivmedizin und Neuropädiatrie sowie Wissenschafts- und Studienkoordinator in der Arbeitsgruppe Pre.paired Vienna („**P**ediatric **re**search [center] for **p**recision training, **a**daptive **i**nnovation [technology] and **re**alistic **d**eployment“). Assistant National Coordinator der 1. Vienna Pediatric Simulation Summer School 2022.

Sophie-Theres Wanka, cand. med.

Geboren 1999 in Wien, Studentin der Humanmedizin an der Medizinischen Universität Wien, seit 2016 freiwillig als Rettungssanitäterin beim Wiener Roten Kreuz tätig, Lehrbeauftragte für Erste Hilfe und Kinder- und Säuglingsnotfälle, 2019 Ausbildung zur Notfallsanitäterin mit Notfallkompetenz, Venenzugang und Infusion (NFS-NKV) sowie Lehrsanitäterin für das Wiener und Niederösterreichische Rote Kreuz, Lehrbeauftragte für Pflegeassistent*innen für Erste Hilfe und Notfallmanagement an der Gesundheits- und Krankenpflegeschule des Wiener Roten Kreuzes, Tutorin für Reanimationsübungen und Sonographie an der Medizinischen Universität Wien und Leiterin für interventionelle Sonographie bei Sono4you.

Walter Zell, BSc

Geboren 1966. Nach Ablegen der Matura an einem neusprachlichen Gymnasium Offizier beim Österreichischen Bundesheer, Tätigkeitsbereiche Sanitätswesen und internationaler Katastrophenschutz; diverse Einsätze im In- und Ausland. Zuletzt für das Bundesheer fachlich-organisatorischer Leiter der Sanitätsausbildung für die Bereiche Burgenland und Niederösterreich-Süd. Daneben Studium der Humanmedizin, im dritten Abschnitt abgebrochen. Seit 2002 ehrenamtlich beim Österreichischen Roten Kreuz, tätig als Notfallsanitäter und Lehrbeauftragter sowie in der Stressnachsorge für Mitarbeiter*innen nach belastenden Einsätzen. Studium der Psychotherapie und Beratungswissenschaften, Ausbildung zum Psychotherapeuten in Existenzanalyse; Beratung mit Schwerpunkt Trauma, Stress, Sucht. 2010 beruflicher Wechsel zum Österreichischen Roten Kreuz Niederösterreich/Bereich Ausbildung.

Co-Autoren

Andrej Grieb, Mag.

Seit 1981 bis heute Tätigkeit als freiwilliger Lehr- und Notfallsanitäter NKI, Provider PHTLS und GEMS, Einsatzfahrer und Einsatzleiter beim Wiener Roten Kreuz, Landesrettungs-Kdt-Stv. seit 1999. Nach dem Studium der Rechtswissenschaften seit 1990 in der Justiz, ab als 1994 Richter, seit 2007 am Landesgericht für Zivilrechtssachen Wien tätig, teils in einem Rechtsmittelsenat, teils in erster Instanz (u.a. auch zu behaupteten Behandlungsfehlern). Seit 2008 im Vorstand der Fachgruppe Wohn- und Mietrecht der Vereinigung Österr. Richterinnen und Richter. Jahrzehntelange Vortrags- und Prüfungstätigkeit in Sanitätshilfe, Notfallmedizin und Gesundheitsrecht für Sanitäter, Pflege- und ärztliches Personal. Zahlreiche Seminare und Vorträge, u.a. bei Kongressen zu wohnrechtlichen Themen in ganz Österreich. Seit 2017 Universitätslektor an der Universität Wien (LL.M. Immobilienrecht) und der TU Wien (International MBA in Facility Management auf Englisch) sowie Beiträge in diversen Fachpublikationen zu Rechtsfragen der Medizin, des Wohn- und Zivilprozessrechts. Mitglied des Beirats der Österr. Gesellschaft für Recht und Ethik in der Notfallmedizin.

Manfred Zottl, MSc MSc

Diplomierter Gesundheits- und Krankenpfleger. Qualitätsmanager, klinischer Risikomanager, Senior Process Manager, EFQM-Assessor und ISO-9001-Auditor. Seit 2005 als Patientensicherheitsbeauftragter im Krankenhaus tätig. Masterstudien „Patientensicherheit und Qualität im Gesundheitssystem" sowie „Supervision, Coaching und Organisationsentwicklung". Entwicklung und Leitung von Ausbildungsformaten zur Patientensicherheit. Universitäre Lehrtätigkeit zu Patientensicherheit, Qualitätsmanagement, Change- und Projektmanagement. Seit 2022 Vorstandsmitglied der Österreichischen Plattform für Patientensicherheit (ANetPAS-Austrian Network for Patient Safety).